药事管理学（第2版）

主编　张立明　罗　臻

U0227686

清华大学出版社
北京

内 容 简 介

药事管理学是现代药学的一门分支学科，是药学的重要组成部分，也是医药卫生事业管理学的一个重要分支。本书共 15 章，主要内容包括绪论，药学、药师与药学职业道德，药事管理体制与组织机构，国家药物政策与相关制度，药品监督管理，药品管理立法与《药品管理法》，药物研究开发与药品注册管理，药品不良反应监测与药品上市后再评价，药品生产管理，药品经营管理，医疗机构药事管理，特殊管理药品的管理，中药管理，药品检查管理，药品信息管理等。本教材增补了我国药事管理领域最新的法规、知识和进展。各章节穿插安排了"思政元素""相关案例""知识拓展"栏目，帮助学生理解教学内容。

本教材可供全国高等院校药学类各专业学生使用，也可作为相关专业人员从事药学科研、教学、生产、经营、管理等工作的参考书。

图书在版编目（CIP）数据

药事管理学 / 张立明，罗臻主编 . —2 版 . —北京：清华大学出版社，2021.11（2023.9 重印）
ISBN 978-7-302-59165-8

Ⅰ . ①药… Ⅱ . ①张… ②罗… Ⅲ . ①药政管理 – 管理学 – 医学院校 – 教材 Ⅳ . ① R95

中国版本图书馆 CIP 数据核字（2021）第 181672 号

责任编辑：罗　健
封面设计：刘艳芝
责任校对：李建庄
责任印制：沈　露

出版发行：清华大学出版社
　　　网　　　址：http://www.tup.com.cn, http://www.wqbook.com
　　　地　　　址：北京清华大学学研大厦A座　　　邮　　编：100084
　　　社　总　机：010-83470000　　　　　　　　邮　　购：010-62786544
　　　投稿与读者服务：010-62776969，c-service@tup.tsinghua.edu.cn
　　　质量反馈：010-62772015，zhiliang@tup.tsinghua.edu.cn

印　装　者：三河市龙大印装有限公司
经　　销：全国新华书店
开　　本：185mm×260mm　　印　张：20.25　插页：1　字　数：482千字
版　　次：2011年8月第1版　2021年11月第2版　　印　次：2023年9月第2次印刷
定　　价：69.80元

产品编号：066171–01

《药事管理学》编委会

前　言

　　药事管理学教学的根本任务是使学生掌握从事药品研发、生产、经营、使用及监督管理等工作所必需的基本知识、基本理论和基本技能；掌握药事管理法律、法规体系，熟悉药学实践中常用的药事法律、法规和规章，了解药事活动的基本规律和基本程序；引导学生自觉学法、知法、守法，依法办事，并能综合运用药事管理理论指导药学实践。

　　本教材以习近平新时代中国特色社会主义思想为指导，全面贯彻落实习近平总书记对药品监管工作的一系列重要指示精神，以《药品管理法》（2019年修订）为核心，以药品质量监督管理为重点，以药品研发、生产、经营、使用及监督管理为主线，力求全面反映药事管理法律、法规体系和理论知识体系。本书共15章，主要内容包括绪论、药师与药学职业道德、药事管理体制与组织机构、国家药物政策与制度、药品监督管理、药品管理立法和《药品管理法》、药物研究开发与药品注册管理、药品不良反应监测与药品上市后再评价、药品生产管理、药品经营管理、医疗机构药事管理、中药管理、特殊管理药品的管理、药品检查管理、药品信息管理等。

　　本教材具有"新、实、精"的特点。"新"是指本教材体现了近年来我国药事管理领域的新法规、新知识和新进展。如2019年8月26日颁布的《药品管理法》、2020年1月15日颁布的《药品生产监督管理办法》和《药品注册管理办法》、2020年4月27日颁布的《药物临床试验质量管理规范》等新内容都写进了教材。另外，涉及医药行业的资料和数据也尽量采用最新数据。"实"是指本教材体现了贴近教学、贴近学生、贴近实践、贴近时代的特色，实现了理论与实践的结合，有较强的实用性、时代性。如各章节穿插安排了"思政元素""案例阅读""知识拓展"栏目，帮助学生理解教学内容，了解药事实践活动，提高学生思想政治水平。"精"是指本教材内容力求精练、精简。由于本课程教学时数一般为36～54学时，教材不可能包罗万象，贵在于精。

　　本教材可供全国高等院校药学类各专业学生使用，也可作为相关专业人员从事药学科研、教学、生产、经营、管理等工作的参考书。

　　经过全体编委的辛勤劳动和协作，终于圆满完成了本教材的编写与审定任务。在此，向所有参编院校的领导及老师的大力支持表示衷心的感谢！

　　不妥之处，恳请广大师生和读者批评指正。

张立明　罗　臻

2021年8月

目　录

第一章　绪论 …………………………………………………………………………… 1
　　第一节　药事管理概述 …………………………………………………………… 1
　　第二节　药事管理学科 …………………………………………………………… 3
　　第三节　药事管理研究 …………………………………………………………… 7
第二章　药学、药师与药学职业道德 …………………………………………………… 14
　　第一节　药学 ……………………………………………………………………… 14
　　第二节　药师 ……………………………………………………………………… 18
　　第三节　药师法与执业药师管理制度 …………………………………………… 22
　　第四节　药学职业道德 …………………………………………………………… 27
第三章　药事管理体制与组织机构 ……………………………………………………… 32
　　第一节　我国药事管理体制概述 ………………………………………………… 32
　　第二节　我国药事管理组织机构 ………………………………………………… 35
　　第三节　国外药事管理体制 ……………………………………………………… 43
第四章　国家药物政策与相关制度 ……………………………………………………… 46
　　第一节　国家药物政策 …………………………………………………………… 46
　　第二节　国家基本药物制度 ……………………………………………………… 49
　　第三节　医疗保障制度与基本医疗保险用药政策 ……………………………… 51
　　第四节　药品分类管理制度 ……………………………………………………… 55
　　第五节　国家药品储备制度 ……………………………………………………… 56
第五章　药品监督管理 …………………………………………………………………… 62
　　第一节　药品 ……………………………………………………………………… 62
　　第二节　药品监督管理 …………………………………………………………… 65
　　第三节　药品标准与药品质量监督检验 ………………………………………… 69
第六章　药品管理立法和《药品管理法》 ……………………………………………… 73
　　第一节　药品管理立法概述 ……………………………………………………… 73
　　第二节　《药品管理法》的内容 ………………………………………………… 81
第七章　药物研究开发与药品注册管理 ………………………………………………… 101
　　第一节　药物研究开发概述 ……………………………………………………… 101
　　第二节　药品注册管理概述 ……………………………………………………… 106
　　第三节　我国药品注册管理 ……………………………………………………… 110
　　第四节　药物临床前研究 ………………………………………………………… 118

第五节　药物临床研究 ……………………………………………………………… 122

第六节　药品注册的审评审批 ……………………………………………………… 125

第七节　药品知识产权保护 ………………………………………………………… 134

第八章　药品不良反应监测与药品上市后再评价 ……………………………………… 141

第一节　药品不良反应概述 ………………………………………………………… 141

第二节　药物警戒与药品不良反应监测管理 ……………………………………… 143

第三节　药品上市后再评价 ………………………………………………………… 154

第四节　药品召回管理 ……………………………………………………………… 158

第九章　药品生产管理 ………………………………………………………………… 163

第一节　药品生产管理概述 ………………………………………………………… 163

第二节　药品生产监督管理办法 …………………………………………………… 166

第三节　药品生产质量管理规范 …………………………………………………… 173

第四节　国际标准化组织及 ISO9000 标准 ……………………………………… 188

第十章　药品经营管理 ………………………………………………………………… 190

第一节　药品经营管理概述 ………………………………………………………… 190

第二节　药品经营企业的管理 ……………………………………………………… 194

第三节　药品经营质量管理规范 …………………………………………………… 202

第十一章　医疗机构药事管理 ………………………………………………………… 208

第一节　医疗机构药事管理概述 …………………………………………………… 208

第二节　药事管理组织和药学部门 ………………………………………………… 210

第三节　药剂管理 …………………………………………………………………… 215

第四节　药物临床应用管理 ………………………………………………………… 226

第十二章　特殊管理药品的管理 ……………………………………………………… 237

第一节　麻醉药品和精神药品的管理 ……………………………………………… 237

第二节　医疗用毒性药品的管理 …………………………………………………… 252

第三节　放射性药品管理 …………………………………………………………… 253

第十三章　中药管理 …………………………………………………………………… 260

第一节　中药及其行业发展概述 …………………………………………………… 260

第二节　中药管理法律、法规及相关规定 ………………………………………… 261

第三节　中药材生产质量管理 ……………………………………………………… 265

第四节　中药品种保护 ……………………………………………………………… 268

第五节　野生药材资源保护管理 …………………………………………………… 272

第六节　中药创新与中药产业发展 ………………………………………………… 274

第十四章　药品检查管理 ……………………………………………………………… 281

第一节　药品检查概述 ……………………………………………………………… 281

第二节　药品检查程序 ……………………………………………………………… 283

第三节　药品检查方式 ……………………………………………………………… 287

　　第四节　药品检查管理概述 ……………………………………………………… 290

第十五章　药品信息管理 ………………………………………………………………… 294

　　第一节　药品信息管理概述 ……………………………………………………… 294

　　第二节　药品说明书和标签管理 ………………………………………………… 297

　　第三节　药品广告管理 …………………………………………………………… 304

　　第四节　互联网药品信息服务管理 ……………………………………………… 309

参考文献 ……………………………………………………………………………………… 313

第一章 绪 论

药事管理学科是药学科学的分支学科，是药学与社会学、法学、经济学、管理学及行为科学相互渗透形成的交叉学科，是药学教育课程体系中的一门主干课程。本章主要介绍药事、药事管理、药事管理学科的含义，药事管理学科的性质、内容，药事管理学科的研究等内容。

第一节 药事管理概述

我国的药事管理历史悠久，"药事"最早源于我国古代医药管理用语，19世纪成为日本药品管理法律用语。20世纪80年代，"药事管理"成为我国高等药学教育课程和专业名称，是药学学科的重要组成部分，中华人民共和国教育部将其列为药学专业的专业核心课程，并用于机构名称、药学社团名称、药学期刊名称等，"药事管理"在高等药学教育、医药卫生行政管理、法规文件、司法活动中广泛使用。

一、药事管理的相关概念

（一）药事

"药事"一词早在我国古代就已使用，据《册府元龟》记载："北齐门下省尚药局，有典御药二人，侍御药二人，尚药监四人，总御药之事。"我国古代使用的药事，主要是指政府尚药局主管的与皇帝用药有关的事项。

目前，药事虽不是法律用语，但在药学界（医药行政领域）已是常用词，药事是指与药品有关的事务。根据《药品管理法》的适用范围、管理对象和内容，本书对药事的定义为："药事"是指与药品的研制、生产、流通、使用、价格、广告及监督管理等活动有关的事项。根据国家政策内容，药事活动包括药物研究、药品生产、药品经营、药品使用、药品检验、药品广告、药品质量监督管理、药学教育等内容，涉及药物研究机构、药学教育单位、药品生产经营企业、医疗机构药房、药品检验机构、药品监督管理部门等。

（二）药事管理

药事管理（pharmacy administration）是指对药学事业的综合管理，是运用管理学、法学、社会学、经济学的原理和方法对药事活动进行研究，总结其规律，并用以指导药事工作健康发展的社会活动。药事管理有狭义和广义之分。

狭义的药事管理（drug administration或pharmaceutical affair administration）又称药政管理，是指国家对药品及药事的监督管理，以保证药品质量，保障人体用药安全，维护人民的身体健康和用药的合法权益。

广义的药事管理（pharmacy administration）泛指国家对药品的监督管理、药事机构自身的经营管理（management），以及对药学服务的管理。

药事管理包括药事公共行政和药事私部门管理。药事公共行政是国家对药学事业的管理。主要内容为：制定和落实国家药物政策与药事法律、法规、规章；建立健全药事管理体制与药品监督管理机构；国家为实现制定的医药卫生工作社会目标，对药事进行有效治理的管理活动等。

药事私部门管理是指药学事业中各部门、各行业内部的管理，包括药品生产企业管理、药品经营企业管理、医疗机构药房等部门的人事管理、财务管理、质量管理、资产管理、技术管理、经济管理、信息管理等。

二、加强药事管理的重要意义

药品是预防、治疗、诊断人的疾病，维护人的生命与健康的物质，对人类的生存繁衍有重大作用。加强药事管理是各级政府和公众都很重视的事。药事管理是药品研发、生产、经营、使用等过程中不可缺少的环节。

（一）加强药事管理是人们用药安全、有效的保证

药品质量关系着每一个人的身心健康和生命安危，涉及社会的稳定和发展。药品作用具有二重性的特点，有防治疾病的作用，也有不同程度的毒副作用。如管理不当，就可能会造成不良后果，甚至引起社会问题。同时，药品使用具有很强的专业性，其真伪优劣，一般消费者难以辨识，只有专门技术人员和机构才能识别、鉴定和评价。

另一方面，由于药品和人们的健康有重要关系，在生产和销售过程中形成价格，不法分子将药品生产和销售作为牟利的对象，他们为了牟取暴利，进行以假充真、以劣充优等违法犯罪活动，对人们的生命健康造成严重威胁。各国政府通过加强行政管理和法律监督管理的方式，对药品研发、生产、经营、使用、广告、价格等环节进行严格管理，以保障人们用药的安全、有效。

（二）加强药事管理有助于建立健全国家医药卫生体制

中华人民共和国成立以后，特别是改革开放以来，我国医药卫生事业取得了显著成就，覆盖城乡的医药卫生服务体系基本形成，疾病防治能力不断增强，医疗保障覆盖人口逐步扩大，卫生科技水平迅速提高，人民群众健康水平明显改善。国家医疗改革的总体目标是建立健全覆盖城乡居民的基本医疗卫生制度，使人人享有基本医疗卫生服务。药品供应保障体系是基本医疗卫生制度的组成部分，建立健全药品供应保障体系，总体要求是加快建立以国家基本药物制度为基础的药品供应保障体系，规范药品生产流通，保障人民群众用药安全。

（三）加强药事管理是药事组织协调发展的需要

药事组织及其内部各部门具有各自不同的功能和任务，它们各自发挥各自职能的同时，又密切联系、互为条件、相互制约，只有加强管理，才能保证各部门团结协作，相互促进，协调发展，推动整个药学事业健康发展。

（四）加强药事管理是增强我国医药经济核心竞争力的需要

随着全球经济一体化，世界药业的竞争越来越激烈，其竞争焦点主要集中在药品质量和新药创制两方面：药品质量的竞争体现为质量管理的竞争、药学服务的竞争、药业道德秩序的竞争；新药创制的竞争体现为科技创新的竞争。这是企业之间的竞争，也是国家之间的竞争。

目前国际公认的药物研究、生产、经营规范体系，成为各国药事管理的主要方面和有力措施。在《宪法》的基础上，我国制定了《药品管理法》，并相继制定了《药品注册管理办法》、《药品生产质量管理规范》（GMP）、《药品经营质量管理规范》（GSP）、《药物非临床研究质量管理规范》（GLP）、《药物临床实验质量管理规范》（GCP）、《中药材生产质量管理规范》（GAP）等一系列药事管理法规。我国已于1998年强制推行GMP制度，并陆续推行GLP、GCP、GSP等制度。这一系列药品质量管理规范在我国的推行，标志着我国已经建立了初步完善的药事管理体系，我国的药事行政与医药行业管理已经融合了现代管理的特征，有力地保证了药品从研发到销售各个环节的质量，也为我国的药品进入国际市场提供了前提，为提高我国医药经济的全球竞争力奠定了基础。

思政元素

健康中国

2017年10月18日，习近平总书记在十九大报告中指出，中国政府将实施健康中国战略。要完善国民健康政策，为人民群众提供全方位、全周期健康服务。深化医药卫生体制改革，全面建立中国特色基本医疗卫生制度、医疗保障制度和优质高效的医疗卫生服务体系，健全现代医院管理制度。加强基层医疗卫生服务体系和全科医生队伍建设。全面取消以药养医，健全药品供应保障制度。坚持预防为主，深入开展爱国卫生运动，倡导健康文明的生活方式，预防控制重大疾病。坚持中西医并重，传承发展中医药事业。

第二节 药事管理学科

一、药事管理学科形成

19世纪至20世纪初，随着西方发达国家制药工业新药研发能力和生产能力的提高，药品的种类、数量大幅度增长，药品日益受到经济、社会、管理等因素的影响，药学实践也逐渐和社会、经济、法律、管理、教育、公众心理等因素相互融合，药学学科也从纯粹的自然科学发展成一门与社会科学相互交叉的复合型科学。各国政府制定相应的法律、法规、药品标准、质量规范来加强对药品研制、生产、经营、使用等活动的管理，其中包括药学教育。药事管理学科（the discipline of pharmacy administration）作为药学科学的分支学科，在此背景下应运而生。它运用管理学、法学、社会学、经济学等社会科学的知识和方法专门研究药学事业管理活动中出现的各种问题，探索药事管理活动的规律和方法，研究如何优化药物资源的配置，指导药物研发、药品生产流通和药品使用等药事活动，提高药事活动的效率。

药事管理学科在我国形成较晚，20世纪后期，药品的研发有了较大的进步，药品生产和经营企业迅速壮大。如何规范药品的研究开发、生产、经营、使用等药事活动，保证药品质量，指导人们合理用药，关系药品行业和药学事业的健康发展。长期实践经验和教学、科研工作成果的积累逐渐形成较为系统的管理理论，即早期的药事管理学科。20世纪20～40年代，我国有少数学校开设了药房管理、药物管理法及药学伦理等课程，成立了药事组织学教研室，高教部颁布的药学教育教学计划中也将"药事组织"列为高等药学院（系）药学专业学生的必修课程和生产实习内容。

二、国外药事管理学科发展

（一）美国药事管理学科的发展

1. 以商业与法律药学为主的阶段（20世纪初至30年代）

20世纪初，美国的药师也是药商，他们在药房制备的药品可以直接卖给顾客和医师。在1910年美国教育理事会（American Council on Education，ACE）公布的第1版《药学专业教学大纲》中，除专业课以外，还开设商业药学（commercial pharmacy）和法学（jurisprudence）课程，教学生如何做生意、如何经营药店。

2. 以药物经济学为主的阶段（20世纪30～50年代）

20世纪30年代，制药工业、医药经济的发展对零售药房和药师的任务有较大的影响，经济学、市场学不断与过去的商业和法律药学相互交叉和渗透。1932年，ACE公布的药事管理学课程增加了经济学、会计学、商品学、广告学和推销学的内容。

3. 药事管理学科阶段（20世纪50～90年代）

1952年版《药学专业教学大纲》将商品学、广告学和推销学改为药品市场营销学，并增加了零售药店管理的课程，至此，药事管理学课程已达到144学时。1950年，美国药学教师学会（American Conference of Pharmaceutical Faculties，ACPF）将所有专业认可文件中有关药物经济学和药物管理学的称谓统一改为药事管理学。药事管理学科已经从药店经营向药学实践活动管理转变，并得到社会的认可和支持。20世纪80年代，各高校药事管理学科的教学、科研重点，从药房的经营管理向卫生保健系统药事管理转变，从教学生如何做生意向教学生如何保证病人安全、有效用药转变。

4．社会和管理药学阶段（20世纪90年代至今）

1993年美国药学院协会（American Association of Colleges of Pharmacy，AACP）同意将药事管理学科改名为社会与管理科学（Social and Administrative Sciences，SAdS）。该学科领域包括社会的、行为的、经济的和管理的科学。20世纪90年代末，该学科研究生开设的课程除统计学和研究方法外，属于该学科专业课的还有经济学、公共卫生政策、管理学、市场学、商业管理、药学保健、信息学、交流沟通、卫生法等。

（二）苏联的药事组织学

20世纪20～90年代，苏联药学分支学科药事组织学的教学研究主要内容是药事的公共管理，是国家对药事的行政管理活动。药事组织的教学内容包括药学史，药事行政体系和机构，药事机关和企业的管理原则、组织原则和管理方法，药房管理和药物制剂质量检查。苏联设立有中央和地方各级药事组织研究所（室），主要研究国家对药事的管理活动。当时各社会主义国家的药学教育均设立了药事组织学科，开展了药事组织学的教学和研究活动。

（三）日本的社会药学

在1982年日本教育委员会制定的《药学教育有关标准及实施办法》中，药学学科领域划分为有机化学、物理化学、生物学、制药学、医疗药学、卫生药学、应用药学7个学科。每个学科领域包括多门课程，药事管理学科课程分散在各学科中。应用药学学科有药事关系法律、药学概论、医药情报科学、医药品总论等。制药学科中有品质管理学。医疗药学学科中有医院药学概论、药品管理学等。日本官方文件中的应用药学实际是药事管理学，日本药学界称之为社会药学，并办有社会药学杂志。

三、中国药事管理学科的发展

（一）孕育阶段

20世纪30～60年代是药事管理学科在我国的诞生期，主要是间接引进英国、美国和苏联的课程，但以实际问题作为研究对象，属于以实践为先导的类型。20世纪30年代初，我国部分高等药学专业开设了药物管理及药学伦理、药房管理等课程。中华人民共和国成立后，1954年国家高教部颁布的药学教学计划将"药事组织"列为必修课和生产实习内容（表1-1）。

表1-1 药事管理学科孕育阶段

时间	事项
20世纪30年代	我国部分高等药学院校开设药房管理、药物管理法和药学伦理
1954年	国家高教部颁布的药学教学计划将"药事组织"列为必修课和生产实习内容
1955年	开设药材供应管理学
1956年	各药学院校成立药事组织学教研室
1964—1983年	各药学院校停开此类课程

（二）发展阶段

20世纪80年代至今，中国政府从我国药事管理实际出发，借鉴外国经验，建立了符合我国药业在全球化发展中所需的药事管理学科体系，各类医药院校分别设置了相关课程。1984年《药品管理法》颁布后，我国药事管理学科开始受到教育、医药卫生行政主管部门的重视。1985年秋季，华西医科大学药学院率先给药学类本、专科学生开设药事管理学课程，随后北京医科大学药学院、西安医科大学药学院、第二军医大学药学院等先后将药事管理学列为必修课程。1986年，中国药学会成立的药事管理专业委员会，是我国第一个药事管理学二级全国学术机构。1987年，国家教育委员会决定将药事管理学列入药学专业必修课。1993年，人民卫生出版社出版发行了我国第一部《药事管理学》规划教材。部分高校招收了药事管理学硕士生和博士生，药事管理学科师资队伍不断壮大，师资结构不断优化，理论与实践逐步结合。药事管理学已成为我国高等药学教育的重要组成部分，其发展历程如表1-2所示。

表1-2　药事管理学科发展阶段

时间	事项
1984 年	卫生部在原华西医科大学、原浙江医科大学和大连市建立药事管理干部培训中心
1985 年	各医科大学将药事管理列为部分药学专业必修课
1987 年	国家教育委员会将药事管理学列为药学专业必修课，创办《中国药事》杂志
1993 年	吴蓬教授主编的《药事管理学》出版
1994 年至今	国家医药管理局将药事管理与法规列入执业药师资格考试必考科目
2018 年	教育部将药事管理学列为药学专业的专业核心课程

四、药事管理学科的性质、定义与内容

药事管理学（the discipline of pharmacy administration）是一门正在发展的学科，美国学者玛纳塞（Manasse）和拉克（Rucker）认为："药事管理学是药学科学的分支学科，它主要应用社会科学、行为科学、管理学和法学研究药学实践中完成专业服务的环境性质与影响"。这一定义包括以下含义：①药事管理学是药学科学的组成部分，它与药剂学、药理学、药物化学等学科同样重要；②药事管理学是应用性很强的学科，其理论基础来自社会学、心理学、经济学、管理学和法学，这与药理学、药物分析学等其他分支学科不同；③药事管理学基本原理的应用性取决于实践自身的要素和性质以及与药学实践相关的各种变化形式；④药师在社会药房、医疗机构药房、制药企业、药品经营企业、药物研究机构等部门的职能不同，但药事管理学研究的是药学专业毕业生工作的所有领域中有关药品和药事管理方面的共性问题，它不受工作性质的限制。

药事管理学科以药事活动和管理为研究对象，运用现代管理科学的基本原理以及社会学、法学、经济学、行为科学等学科的理论与方法对药学事业各部分的管理活动进行研究，它是一门整合的交叉学科，是以解决公众用药问题为导向的应用学科。药事管理学具

有自然科学和社会科学交叉的鲜明特点，具有较强的边缘性和渗透性，它既是药学等自然科学的分支学科，更是药学实践的重要组成部分，是药学专业学生必修的专业课程。

第三节　药事管理研究

一、药事管理研究的性质

药事管理研究属于应用性、实践性很强的社会科学性质，主要研究的是与药事有关的人们的行为和社会现象的系统知识，是以药事活动的整个系统作为研究对象，以药学实践活动作为研究的基础，用现代科学技术对药事活动进行综合分析，其研究具有自然科学研究的客观性、系统性、重复性等特征，但因其研究的对象以"人"和"社会"为主，与其他以"自然"为主的自然科学研究相比，其影响因素更复杂。

二、药事管理研究的特点

（一）政策性

药品是特殊的商品，关系人类的生命健康，国家在药品的研制、生产、使用、经营等方面均制定了相应的法律、法规、行政规章。药事管理按照法律、法规、规章对药学事业进行管理。

（二）综合性

药事管理学是一门自然科学和社会科学交叉的学科，药事管理的对象既包括药品，也包括人，其研究的范围有自然科学的药学内容，也有以管理学为主的社会科学内容。为此，研究者必须具有药学和相关社会科学理论知识和技术基础，药事管理研究要以全生命周期药学服务为出发点，利用药学专业知识和技能，向社会公众（包括医护人员、病人及其家属）提供与药物使用相关的各类服务，包括看病、购药、疾病预防、日常保健等，最终达到改善病人生活质量的目的。

（三）规范性

药事管理研究的目的在于探索药事活动规律，为制定社会规范提供理论依据，包括法律的、伦理的、管理的规范，并关注实施效果。当规范随时间推移而改变时，研究者可以观察并解释这些变化，预测变化方向、方式，提出修改意见。

（四）实践性

药事管理离不开实践活动，药事管理研究的结果又服务于实践活动，通过研究提出政策建议、标准和规范的方案、可行性报告、市场调查报告、现状分析等，加强药事管理，推动药事活动健康发展。

（五）开放性

药事管理研究内容具有多样性，从研究对象来看，有人和物；从研究领域来看，有自然科学和社会学科；研究人员的学术背景也颇为复杂，有药学、经济学、管理学等专业人员，涉及药学事业各系统的各个方面。药事管理研究的开放性有利于促进药事管理学的全面发展。

三、药事管理的研究内容

药事管理学研究的内容与各国药学事业发展的整体水平密切相关，在一定程度上受各国社会经济发展状况、医药卫生体制等多方面因素的影响。药事管理学的研究内容主要包括以下几个方面。

（一）药事体制与药事组织

药事管理学从宏观和微观两个方面研究药事工作的组织方式、管理模式、管理制度、管理方法，研究国家权力机关关于药事组织机构设置、职能划分及运行机制等方面的制度。药事体制与药事组织是药事管理学研究的主要内容，包括国家各级药事组织机构设置及制度、职责的建立；药学研究和药学教育组织的建立；药品生产经营组织的建立、运营、管理等。它应用社会科学理论，分析、比较、设计和建立完善的药事组织机构和制度，优化职能配置，减少部门设置的重叠，协调药事组织内外关系，提高药事管理水平。

（二）药事法规体系研究

药事管理法制化是现代国家发展药学事业的主要途径和方法，是现代药学发展的重要特征，世界各国都非常重视通过立法、执法和司法等法律手段加强药品和药事活动的管理。以国家药事管理法律为主要内容的各类药事工作相关法律、法规已经逐步完善，药事法律体系已经初步形成。国家需要根据社会和药学事业的发展，逐步完善药事管理法规体系，适时修订不适应社会形势的或过时的法律、法规、规章。药事法规是从事药学实践工作的基础，掌握运用药事管理法规的基本理论知识，分析和解决药品生产、经营、使用以及管理等环节的实际问题。

（三）药品监督管理研究

加强药品监督管理的目的是保证用药安全、有效、合理，维护人民身体健康。研究国家药品监督管理部门以及被授权组织的权限划分关系，药品的特殊性及其管理的方法，制定药品质量标准，制定影响药品质量标准的工作标准、制度，实施药品分类管理制度、药品不良反应监测报告制度、药品质量公报制度，对上市药品进行再评价，提出整顿与淘汰的药品品种，并对药品质量监督、检验进行研究等。

（四）药品质量管理研究

药品质量管理从过去的质量检验阶段、统计质量管理阶段进入到全面质量管理阶段。药品质量管理的目的已从保证药品符合质量标准，发展成为保证药品使用的安全有效和合理用药等方面，以达到有效诊断和防治人的疾病的目的。

药品质量管理的内容包括制定药品质量标准、执行药品质量标准、制定质量管理规范（如GLP、GCP、GMP、GAP、GSP）等。

药品质量管理关系到全医药行业的质量管理水平，它需要综合运用药学、统计学、管理学等学科的知识和方法。

（五）药品生产、经营管理研究

药品生产、经营管理是药事管理的重要组成部分。运用管理科学的原理和方法，研究国家对药品生产、经营企业的管理，包括国家或行业对医药企业的管理和医药企业自身的科学管理两大部分，二者都是运用管理科学的原理、方法研究国家和企业自身的药事管理活动过程，以保证国家药品管理法律、政策的实施和企业的健康发展。

（六）药房管理研究

药房（pharmacy）通常分为社会药房（community pharmacy）和医院药房（hospital pharmacy），社会药房又称作零售药店。药房是药学中直接为患者服务的部门，专门负责调配和发售药品。其主要研究内容包括：现代药房的作用与地位；门诊药房的发展；药房的业务运转等。其核心问题是向患者提供优质服务，保证合理用药，提高医疗质量。随着社会的发展进步，药房管理研究的内容已由过去单纯的调配、供应、分发药品向提供全面的药学服务过渡。

我国已开始实施药品分类管理制度，非处方药（over the counter，OTC）在社会药房中具有广阔的市场前景，社会药房在公众医疗保健中将发挥更大的作用。医疗保险制度的改革将推动社会药房的发展。因此，医院药房和社会药房的发展和壮大，也是药事管理学研究的重点。

（七）药品市场研究

药品市场即医药商品交换的领域和药品流通的中间环节，与医药经济发展密切相关。药品市场研究是通过市场调查与预测等科学方法对药品市场的现状、未来的发展趋势进行分析，为经营决策提供依据，是医药企业经营管理的一项十分重要的工作。药品市场研究的主要内容包括药品市场特点、社会对产品的需求、消费者用药行为、药品广告宣传、产品设计等。如某地区药品市场特点分析、消费者自我药疗行为研究、某药品的促销策略、药品市场销售额的预测等。随着市场经济的发展、医药卫生体制改革，我国药品市场正在发生深刻的变化。未来的药品市场研究，应结合中国国情特点，以国内市场为主，同时积极研究开拓国际药品市场的策略。

（八）中药管理研究

中医药是中华民族优秀的传统文化，是我国卫生事业的重要组成部分，独具特色和优势。我国传统医药与现代医药互相补充，共同承担着保护和增进人民健康的任务。中药管理有其独特的管理措施。中药的种植栽培、生产管理、研究、使用、保护、科技与教育管理等方面已经形成独特的领域，受到普遍重视。加强中药管理，保护药材资源和合理利用，提高中药质量，积极发展中药产业，推进中药现代化已成为我国医药产业和科技进步的重要任务。研究中药管理，对加速中医药事业发展，提高中医药整体管理水平具有重要意义。

（九）药品知识产权保护研究

药物创新研究周期长，投入大，风险高，但一旦开发成功，在知识产权保护期内，可获丰厚的回报。如在世界医药市场年销售额突破30亿美元的药品中，绝大多数药品是尚处于专利保护期内的药品。药品知识产权保护研究主要包括知识产权的性质、特征，专利制度与专利法，运用法律手段对药品知识产权进行保护，涉及药品的商标保护、专利保护、行政保护（国内行政保护和涉外行政保护）等内容。2001年，我国加入世界贸易组织并签署《与贸易有关的知识产权协议》。该协议要求我国在药品知识产权保护方面遵守国际惯例和公约，维护知识所有者的权益。因此，建立药品知识产权保护法律体系，制定药品知识产权保护策略是我国药事管理学科研究的新领域。

（十）药学信息管理研究

药学信息管理在药事管理学科中已成为重要的研究内容之一，它运用研究和评价的原理方法以及现代电子计算机信息技术，对如何评价、管理、使用药学情报进行研究；对药品信息的接受、处理、正确运用和有效性进行研究。药品信息管理主要包括药品介绍、药品不良反应、合理用药、新药介绍、药学论坛等基本内容，不仅为医院药学部门提供收集、整理和分类药学资料的工具，也为临床医生、护士和药师等提供适时、快速的咨询和相互交流医院药学信息的手段。

（十一）药品价格与广告管理研究

运用经济学、管理学、行为科学的原理和方法研究药品定价原则、定价方法，建立合理的药品广告审批制度；研究处方药、非处方药广告内容的管理；制定、实施药品价格、广告管理的法律、法规；加大对违法事件的处罚力度，消除药品虚高定价、夸大药品疗效宣传的现象。

（十二）药物研究与药品注册管理研究

主要对新药研究管理进行探讨，对新药的分类、药物临床前研究质量管理、临床试验研究质量管理进行研究，对药品注册过程的申报、审批进行规范化、科学化的管理。国家在鼓励研究开发新药的同时，对新药实施严格的审批程序和质量标准，建立公平、合理、高效的评审机制。

四、药事管理研究方法

与药剂学、药物化学、药理学和药物分析学等其他药学自然科学分支的主要基础理论学科相比，药事管理学有较大差异，研究方法也不相同。药事管理学的研究对象以"人"和"社会"为主，其研究环境与条件、研究结果的表现形式等均与以"物"为研究对象的自然科学研究有差别。常用的研究方法很多，概括归纳为现场调研、实验研究、定性与定量分析相结合等几类。

（一）现场调研

现场调研又称统计调查研究（survey research）或社会调查（social survey），是人们深入现场进行考察，以探求客观事物的真相、性质和发展规律的活动。它是人们认识社会、改造社会的一种科学方法。现场调研以特定群体为对象，应用问卷访问或其他工具，向研究对象询问问题，收集有关群体的资料及信息，以研究样本回答问题的数据为基础，了解该群体的普遍特征。问卷是收集调查数据的重要方法，包括自填式问卷、访问调查问卷。问卷格式、答案格式、后续性问题、问题矩阵、提问顺序、问答指南等是设计问卷时应充分考虑的几个方面。邮寄的自填式问卷的回收率对样本的代表性有直接影响，一般来说，50%的回收率是可以用来分析和报告的最低比例。

调查研究有两种基本类型，即普查和样本调查。药事管理研究常用的是样本调查。在样本调查中，抽样方法是其基本步骤，抽样设计对研究结果影响很大。样本大小、抽样方式和判断标准，是样本设计的关键环节。药事管理现场调查可分为确定主题、查阅文献、形成研究假设、确定研究变量、选取研究对象、选择研究方法、现场收集资料、分析资料、撰写研究报告等步骤。其中研究报告内容包括调查目的、调查对象及其一般情况、调查方式、调查时间、调查内容、调查结果等。

（二）实验研究

实验研究法是研究者从某种理论或假设出发，为突出研究的实验因子（自变量），有意识地控制某些条件，促使一定的现象产生，并对其结果（因变量）进行分析，从而得出有关实验因子科学结论的一种科学研究方法。

实验研究的目的是研究原因和结果的关系，即研究分析"为什么"。它通过比较、分析实验组与对照组来研究因果关系。实验研究的过程就是对各种变量操纵、控制、观察和比较的过程。

实验研究的优点是研究者可以按照自己提出的假设来决定研究变量，通过实验设计排除自然状态下的干扰因素，从而使实验结果清晰、可靠，具有一定的可验证性和可重复性。

（三）定性与定量研究相结合

1. 定性研究

定性研究是指根据社会现象或事物所具有的属性和在运动中的矛盾变化，从事物的内在规定性来研究事物的一种方法或角度。进行定性研究，要根据一定的理论与经验，直接抓住事物特征的主要方面，将同质性在数量上的差异暂时略去。定性研究具有探索性、诊断性和预测性等特点，它并不追求精确的结论，而只是了解问题之所在，摸清情况，得出感性认识。

定性研究的特点：

（1）定性研究注重事物的过程，而不是事物的结果；

（2）定性研究是对少数特殊人群的研究，其结果不能外推；

（3）定性研究需要与研究对象保持较长时间的密切接触。

进行定性研究，一般遵循以下基本程序：提出科学问题，形成定性概念，做出科学判断并进行论证和检验。

药事管理定性研究就是"说明事物是什么"，即不对不同单位的特征作数量上的比较和统计分析，它主要是对观察资料进行归纳、分类、比较，进而对某个或某类现象的性质和特征进行概括。药事管理学中的定性研究，主要包括对各种药事现象的"属性认定""类别归并""价值判断"等基本方面。

2. 定量研究

定量研究一般是为了对特定研究对象的总体得出统计结果而进行的。在定量研究中，信息都是用某种数字来表示的。通常采用数据的形式对社会现象进行说明，通过演绎的方法来预见理论，然后通过收集资料和证据来评估或验证在研究之前预想的模型、假设或理论。

药事管理学研究的定量方法，主要是指从社会事务的数量方面去研究药事活动的方法，是"说明事物在数量方面的特征"，具有普遍性、客观性、可检验性等优点。

药事管理定量研究之初，优先选择处理观察数据的统计方法作为定量化研究的手段，主要是重点调查。重点调查可以是直接调查，也可以间接调查，如电话调查、通讯调查、网络调查、登记表调查等。重点调查的优点在于调查单位不多，付出代价较小，却能掌握对全局具有决定性影响的情况。因此，重点调查是一种具有广泛用途的调查类型。

在进行调查之后，需要进行统计分析，这是定量研究的重要环节。统计分析主要对统计调查所获得的资料进行整理、加工、说明和阐释。有了充分的必要材料，能否得出科学的结论，取决于统计分析和统计推论的科学性和合理性。统计分析将这些分散的、零碎的材料中所蕴含的社会意义抽取和分析出来，并将它们综合为一个整体，按照它的本来面目再现出来，从而得出合理的解释。

药事管理学研究中的定量研究和定性研究应该是统一的、相互补充的。定性研究是定量研究的基础和前提，定量研究必须在定性研究的基础上开展，没有定性的定量研究是盲目的、无价值的定量研究。定量研究使定性研究更加科学、准确，它可以促使定性分析得出广泛而深入的结论。

复习思考题

1. 什么是药事？什么是药事管理？
2. 什么是药事管理学科？药事管理研究包括哪些内容？
3. 简述加强药事管理的重要意义。
4. 概述美国药事管理学科的发展。
5. 概述中国药事管理学科的发展。
6. 简述药事管理学研究方法。

（张立明　高　华）

药学、药师及药学职业道德是药事管理的重要内容之一。在人类不断与疾病做斗争的过程中，人们发现了药品，并逐渐形成了药学科学，培育了药师，药师应该遵循药学职业道德准则。本章主要介绍药学、药师、执业药师的概念以及药学的作用、药师的工作职责、药学职业道德以及管理政策。

第一节　药　　学

一、药学的概念

药学包括药学科学与药学职业两种含义。

（一）药学科学

药学科学是研究防治疾病所用药物的科学，主要研究药物的来源（基源）、加工炮制、生产制造、作用、用途、分析鉴定、质量控制、调配分发及其管理的科学，包括生药学，中药学，中药鉴定学，中药化学，中药炮制学，药剂学（含中药药剂学、生物药剂学、物理药剂学、药代动力学、工业药剂学等），药物化学（含天然药物化学、无机药物化学、生物药物化学、物理药物化学等），药理学（含中药药理学、毒理学），药物分析学，药事管理学（药事法、药事组织、药学经济、社会与行为药学、药房管理、药物市场学），临床药学（药物治疗学、临床药理学、临床药动学、药品信息）等。

（二）药学职业

药学职业是指在经过系统学习药学科学并掌握其基本理论知识的基础上，掌握药学专业技术，具备药学工作能力，并经考核合格，运用其知识、技术和能力，遵循药学职业准则，为人类健康事业服务，并依靠这种服务的收入为生的工作，此外，还包括从事这种工作的人的群体。

二、药学形成与发展

与其他学科一样，药学有其形成和发展的历史过程。总的来说，它经历了以下四个发展阶段。

（一）原始社会的医药——巫医结合

原始社会时，人兽杂处，生存环境极为险恶，我们的祖先在长期与自然灾害、猛兽、疾病做斗争的生活实践中，逐渐发现许多原始的治疗疾病的方法和药物，并经不断积累，形成原始的医疗方式。但在当时，人类还不能认识自己，人类的命运还主要掌握在自然手中，人们对疾病和死亡感到非常恐惧和神秘，往往盲目崇拜大自然，把自己的生死存亡寄托于大自然的动物、神灵、祖先身上，将木头、骨头等做成动物的模样并佩戴在病人身上，祈求它们保佑病人以防治疾患，于是就产生以祷祝为职业的巫人。巫人一方面以掌握民间的经验药方为手段，一方面以能和鬼神相通的姿态给病人心理暗示，以此给人治病。原始人视疾病为鬼神、祖先作祟的认识极为浓厚。人们相信巫医是沟通神灵和人之间的使者，原始朴素的医药知识因而蒙上一层迷信的色彩。我国有相当长的一段时期是"巫医并存"或"巫盛于医"。"巫医结合"是我国医学发展的一个必然过程。随着医事制度的建立和专职医生的出现，人们对巫医的信赖日益动摇，医学逐渐摆脱了宗教神学的束缚，从巫中分离出来，走上独立发展的道路。

（二）古代社会的医药——医药合一

随着语言文字的不断发展，人类把伤残、疾病和治疗疾病的物质记载下来，传给后人，逐渐形成了医药学书籍，如我国的《黄帝内经》《伤寒论》《本草纲目》，古印度的《生命经》，古希腊的《医典》，古埃及的《伊伯氏纸草本》等。古罗马的格林写了131本医药书籍。在数千年的古代社会里，医药业和医药理论紧密结合，统称为医学，从事医药职业的人统称为医生或医师。实际上医和药不分，医学就是药学，药学也是医学，医生也是药师，药师就是医生。我国的中医药在世界上有相当大的影响，中药学的伟大贡献至今仍备受医药学界的重视。

（三）医药分业——药学独立

医药分业（separation of dispensing from prescription，SDP）泛指药学从医学中分离出来，成为一种独立的社会职业。从世界历史来看，1240年，意大利西西里腓特立二世（Fridrich Ⅱ）颁布的一系列卫生法令，法定地将药学从医学中分离出来，成为卫生事业的独立分支。法令规定：药学职业从医学职业中完全分开，政府直接监督药学实践，药师用誓言保证制备的药品是可靠的，是按照熟练的技艺制备，质量均匀一致的。这些法令对欧洲国家的医药分业产生了不同程度的影响，在西方国家药学史上被称为"药学大宪章"。

西方国家的医药分业主要表现为：颁布《药师法》（或《药房法》），明确药师与医师有平等的法律地位；药师必须受过高等药学教育，并通过资格考试和注册，才能执业；有一定数量高等药学院校，有药师、药学的行业组织，如药师协会、药学会等；门诊患者的医师处方，主要在社会药房由执业药师调配。我国的医药分业是将发药调配与开处方分开，即医疗机构的医师掌握处方权，由药房的药师负责药品的调配管理。医药分业是医师和药师业务工作的分工，以此明确各自的专业范围，即医师有处方权，药师有审核和调配处方权。

医药分业经历了艰难曲折的过程，20世纪30年代以后，药学作为一种独立的职业已被世界公认，但药学不像医学那么成熟，某些具体执业范围还未和医学划清界线，有些国家的医药分业尚在继续深化。我国的医药分业较晚，到目前为止，还没有真正意义上的医药分业。

（四）现代药学——药学职业的形成

我国在20世纪60年代初期开始了临床药学工作，20世纪90年代提出了药学服务的理念，这标志着我国药学进入了现代药学时代。

临床药学（clinical pharmacy）是一门以患者为中心，以提供安全、有效、价格合理的药物治疗为目的的药学学科，是医院药学的重要内容，也是医院药学发展的方向。目前，我国各级管理机构对临床药学工作非常重视，特别是随着基本医疗保险工作的进一步开展，对临床药学工作有了迫切需要，目前正处在发展的关键时期。

药学服务是指药师在医疗卫生保健全过程中的任何场所，在预防保健、药物治疗之前和过程中以及术后恢复等任何时期，围绕提高患者生活质量这一既定目标，直接为公众提供有责任的、与药物相关的服务。

药学服务的主要内容包括：①把医疗、药学、护理有机地结合在一起，让医师、药师、护师齐心协力，共同承担医疗责任；②既为患者个人服务，又为整个社会的国民健康教育服务；③积极参与疾病的预防、治疗和保健；④指导、帮助患者合理地使用药物；⑤协助医护人员制定和实施药物治疗方案；⑥定期对药物的使用和管理进行科学评估。

三、药学的社会功能和任务

药学的社会功能和任务是指药学科学和药学职业能给人类社会所做的贡献。药品是构成药学社会功能和任务的物质基础，是不同于一般产品的特殊商品，其功能和任务主要包括以下内容。

（一）研制新药

为人类的健康事业、为世界制药工业持续发展开发研制新药、提供更新换代的新产品是社会对药学的厚望。随着人类疾病谱的不断改变，新型疾病不断涌现，防治疾病的药物也需要紧跟时代的步伐，不断更新换代，才能满足国家医药卫生事业的发展需要，才能促进制药工业的发展；新药研发的发展促进了药学科学和世界制药工业的发展，并产生巨大的经济效益。

（二）生产供应药品

为世界人类的健康和长寿，生产和供应合格药品是药学最基本的社会功能和任务。由于防治疾病的需要，药品具有规格种类繁多、更新换代快、专业技术密集与质量要求严格等特点。药品购销、运输、储存、分装和广告各个环节都有特殊严格的政策管理，以确保人们及时、安全、有效、合理地使用药品。

（三）促进合理用药

20世纪30年代以来，由于世界制药工业的发展，药品品种急剧增加，导致世界范围内药害事件层出不穷，特别是近年来，由于不合理用药，导致"超级细菌"的产生，给人类的身体健康造成巨大威胁。因此，合理用药备受公众、医药专家及相关管理部门的关注，成为人们对药学的期望。20世纪60年代，随着药学的不断发展，药学的范围不断扩大，增加了新领域——临床药学，并在药学职业中新增加了一支新生队伍——临床药师，相应地在药学教育体系中新增设了临床药学专业，这都不同程度地反映了药学发展的社会任务。

（四）培养药学人才

药学教育是培养大批药师、药学家、药物企业家和各级药物技术管理专家的有力保证。药学教育保证了药学的学科地位，发展了药学科学。20世纪以来，药学教育发展较快。据有关资料统计，20世纪80年代，全世界已有92个国家和地区开办600余所高等药学院校，许多国家还设立了中等药学技术学校。高等药学教育设有学士学位（B. S）、硕士学位（M. S）和博士学位（Ph. D），另外还设有药学博士（Pharm. D）学位。中、高等药学教育设有药学、中药学、药物制剂、制药工程、市场营销等多个专业，培养了大批的药学技术人员。药学教育还承担着继续教育的任务。许多国家已将药师的继续教育列入《药师法》或《药房法》，药师必须接受继续教育培训。

（五）组织药学力量

在药学事业发展进程中，药学工作者按照工作性质和任务的不同，自觉地形成了若干社会群体，如医院药房的药师、社会药房的药师、制药企业的药师（工程师）、药品监督管理和检验的药师、药品销售的药师（医药代表）、药学教育领域的药师（药学教师）等。这些社会群体又组成若干社团、学术或行业协会，遵循共同制定的规范，共同为药学的社会目标奋斗。随着药学事业的进一步发展，逐渐形成各种药政管理机构、制药集团、医药批发和零售公司、各种类型的药房。这些组织机构和社团构成药学的子系统，各子系统相互依存，成为持久存在的集合体。药学工作者被组织起来，以更好地发挥药学的整体作用。

相关案例

医师、药师共同制定和实施合理用药方案

患者，男，71岁，因"近两周活动后胸闷、气短、伴头晕、黑矇、站立不稳"而入院。患者有高血压病史30余年，平素血压控制不佳；有颈椎病史30余年；有痛风病史7年；且患者存在慢性肾功能不全。患者入院后予以控制血压、改善微循环等治疗，血压控制良好，心功能尚稳定。但是患者头部、颈部及下颌部疼痛反复发作，疼痛难忍，有自杀倾向，观察发现患者疼痛发作与血压水平无明显关系，因而请相关科室专家会诊讨论疼痛性质及治疗方案。

　　各专科医生诊查分析认为：首先考虑为神经痛，可给予卡马西平诊断性治疗，若疼痛明显好转，则考虑为三叉神经痛。药师结合患者病情建议：卡马西平虽为治疗三叉神经痛的首选药物，但临床不良反应较多，可引起肝、肾功能损害，而患者存在慢性肾功能不全；可用奥卡西平代替卡马西平，不仅提高了药物的吸收速度和生物利用度，而且还降低了药物不良反应；并加用度洛西汀（欣百达）改善患者的抑郁症状，减轻疼痛（度洛西汀有直接的抗阵痛作用，对抑郁伴发的疼痛症状有较好的效果）。医生采纳了药师建议，经治疗，患者疼痛好转，情绪稳定。

第二节　药　　师

　　为了人类的健康，保证人民用药安全、有效、合理，药师在医疗、保健体系中发挥着重要作用。随着人类社会的进步、经济的发展、疾病谱的改变和人们防治疾病观念的转变，药师的社会职能正面临着新的转变，药师职业的重要性已逐渐为民众所认可，我国相关法规对配备药学技术人员也做出了明确规定。

一、药师的概念

　　"药师"的概念比较宽泛，它既是一种职业，又是一种专业技术职称。在古代，"药师"最早是人们对专门从事调配、售卖药品的人员的一种称谓。这种称谓一直沿用下来，但随着药学的发展，已逐渐演变成为现代药学职业技术人员。

　　1. 药师（pharmacist）

　　美国的《韦氏字典》定义药师为"从事药房工作的人"；美国《药房法》定义药师为"州药房理事会正式发给执照并准予从事药房工作的人"；我国《辞海》定义药师为"受过高等药学教育或在医疗预防机构、药事机构和制药企业从事药品调剂、制备、检定和生产等工作并经卫生部门审查合格的高级药学人员。"广义的药师泛指受过高等药学专业教育，从事药学专业技术工作的个人。

　　2. 执业药师（licensed pharmacist）

　　《执业药师职业资格制度规定》明确规定：执业药师是指经全国统一考试合格，取得中华人民共和国执业药师职业资格证书（以下简称执业药师职业资格证书）并经注册，在药品生产、经营、使用和其他需要提供药学服务的单位中执业的药学技术人员。执业药师具体分为执业中药师和执业药师（执业西药师）。

　　取得药师专业技术资格（职称）和"执业药师"资格，在生产、经营、使用单位专业技术工作岗位的人员，均属《药品管理法》规定的"依法经过资格认定的药学技术人员"。

3. 临床药师

临床药师是指以系统药学专业知识为基础，并具有一定医学和相关专业基础知识与技能，直接参与临床用药，促进药物合理应用和保护患者用药安全的药学专业技术人员。

二、药师的类别

1. 根据所学专业划分

药师可分为西药师、中药师、临床药师。

2. 根据专业技术职称划分

药学类药师可分为药师、主管药师、副主任药师、主任药师；

中药学类药师可分为中药师、主管中药师、副主任中药师、主任中药师。

3. 根据工作单位划分

药师可分为药品监督管理、药品检验、药物科研单位、制药企业、医药经营企业、药房等部门的药师。

三、药师的职责

无论处于何种药学工作岗位，药师的根本职责都是一样的，即保证所提供药品和药学服务的质量。分布于不同领域的药师，通过发挥不同的岗位功能履行药师的根本职责。

（一）医疗机构药师的职责

（1）负责药品采购供应、处方或者用药医嘱审核、药品调剂、静脉用药集中调配和医院制剂配制，指导病房（区）护士领取、使用与管理药品；

（2）参与临床药物治疗，进行个体化药物治疗方案的设计与实施，开展药学查房，为患者提供药学专业技术服务；

（3）参加查房、会诊、病例讨论和疑难、危重患者的医疗救治，协同医师做好药物使用遴选，对临床药物治疗提出意见或调整建议，与医师共同对药物治疗负责；

（4）开展抗菌药物临床应用监测，实施处方点评与超常预警，促进药物合理使用；

（5）开展药品质量监测、药品严重不良反应和药品损害的收集、整理、报告等工作；

（6）掌握与临床用药相关的药物信息，提供用药信息与药学咨询服务，向公众宣传合理用药知识；

（7）结合临床药物治疗实践，进行药学临床应用研究；开展药物利用评价和药物临床应用研究；参与新药临床试验和新药上市后安全性与有效性监测；

（8）其他与医院药学相关的专业技术工作。

（二）社会药房药师的职责

（1）提供用药咨询服务，对药品的购买和使用进行指导；

（2）负责处方的审核和监督调配处方药；

（3）负责本单位药品分类管理的实施；

（4）从事药品检验、验收、保管、养护工作；

（5）制定企业质量管理制度，推行 GSP 管理；

（6）对单位职工进行药品知识、药事法规的宣传教育，负责职工培训等工作。

（三）药品生产企业药师的职责

（1）制定生产计划，保证药品供应；

（2）制定药品生产工艺规程、岗位操作法、标准操作规程等生产管理文件并严格实施，保证生产出合格的药品，推行 GMP 管理；

（3）依据药品标准，承担药品检验和质量控制工作，出具检验报告；

（4）负责药品质量稳定性考察，确立物料贮存期、药品有效期；

（5）从事新产品的研制、质量标准制定及申报工作；

（6）销售药品；

（7）负责药品不良反应的监测和报告等工作。

（四）药品流通领域药师的职责

流通领域药师包括药品生产企业市场和销售部门的药师以及在药品经营公司从事药品批发工作的药师。流通领域药师的主要职责包括：

（1）制定并监督实施企业质量登记制度，推行 GSP 管理；

（2）参与编制购货计划，负责进货企业的资格审定；

（3）负责首营企业和首营品种的审核、验收；

（4）指导药品保管人员和养护人员对药品进行合理储存和养护；

（5）建立企业所经营药品的质量档案；

（6）对单位职工进行药品知识、药事法规的宣传教育，承担培训等工作。

（五）药物研究机构药师职责

药物研究机构药师主要是指医药科研机构、高等医药院校以及药品生产企业新药研发部门中从事新产品、新工艺研究开发工作的药师。其主要职责有：

（1）确定药品的物理化学性质和剂型；

（2）根据新药管理要求研究处方和生产工艺；

（3）在科学调查研究的基础上，在质量或成本方面，改进现有处方和生产过程；

（4）评价新原料，如赋形剂、溶剂、防腐剂等在药物剂型中潜在的价值；

（5）进行临床试验新药的制备、包装和质量控制；

（6）开展所有新药的稳定性研究，并提出贮藏的条件要求；

（7）对常规生产中初次使用的新设备的优缺点等进行科学研究；

（8）对提出的包装材料和容器的稳定性进行调查研究；

（9）开展新药质量标准研究。

（六）执业药师的职责

（1）管理药品质量和药学服务质量，依法组织制定、修订并监督实施能够有效保证药品质量和药学服务质量的管理规章和制度；

（2）审核、监督医师处方，管理处方药调配、销售或供应过程，保证处方药调配、销售或供应工作的质量；

（3）指导甲类非处方药的购买、销售和使用，保证安全、有效、经济、合理用药；

（4）与医师合作，为特殊病人制定安全、有效、经济、合理的临床用药方案，监测药物使用情况；

（5）管理麻醉药品、精神药品、医疗用毒性药品等特殊管理的药品及抗生素等处方药的使用，保证此类药品安全、有效、合理使用；

（6）向病人及医护人员提供用药咨询和保健咨询，指导其安全、有效、经济、合理地使用药品；

（7）决定购进药品的品种及渠道，管理药品储存过程，保证购进、储藏药品的质量；

（8）与医师合作，收集并依法及时报告新的药物不良反应情况；

（9）指导、监督其技术助理的药学技术工作，保证药学技术业务工作质量；

（10）宣传药品、保健知识和有关法律知识；

（11）开展用药调查及药品利用评价工作；

（12）参与慢性病的治疗及用药工作；

（13）依法签署有关药学业务文件；

（14）开展社区药学保健服务；

（15）指导药学实习生实习。

（七）临床药师的主要职责

（1）深入临床了解药物应用情况，直接参与临床药物治疗工作，审核用药医嘱或处方，与临床医师共同进行药物治疗方案设计、实施与监护；

（2）参与日常性医疗查房和会诊，参加危重患者的救治和病案讨论，协助临床医师做好药物鉴别遴选工作。在用药实践中发现、解决、预防潜在的或实际存在的用药问题。对用药难度大的患者，应实施药学监护、查房和书写药历；

（3）根据临床药物治疗的需要进行治疗药物的监测，并依据其临床诊断和药动学、药效学的特点设计个体化给药方案；

（4）指导护士做好药品领取、保管和正确使用工作；

（5）掌握与临床用药有关的药物信息，为医务人员和患者提供及时、准确、完整的用药信息及咨询服务；开展合理用药教育，宣传用药知识，指导患者安全用药；

（6）协助临床医师共同做好各类药物临床观察，特别是新药上市后的安全性和有效性监测，并进行相关资料的收集、整理、分析、评估和反馈工作；

（7）结合临床药物治疗实践，进行用药调查，开展合理用药、药物评价和药物利用的研究。

思政元素

敬业精神

　　敬业精神是一种基于热爱基础上的对工作、对事业全身心忘我投入的精神境界，其本质就是奉献精神。具体地说，敬业精神是指在职业活动领域，树立主人翁精神，追求崇高的职业理想；培养认真踏实、恪尽职守、精益求精的工作态度；力求干一行、爱一行、钻一行，努力成为本行业的行家里手；摆脱单纯追求个人和小集团利益的狭隘境界，具有积极向上的艰苦奋斗精神；保持高昂的工作热情和务实苦干精神，把对社会的奉献和付出看作无上光荣；自觉抵制腐朽思想的侵蚀，以正确的人生观和价值观指导和调控职业行为。

　　爱岗敬业是药师的职责，是药师的基本要求。正如习近平总书记2016年在知识分子、劳动模范、青年代表座谈会上的讲话中所说，无论从事什么劳动，都要干一行、爱一行、钻一行。在全面建成小康社会的时代背景下，爱岗敬业是国家的迫切需要，是建成小康社会的力量源泉。

第三节　药师法与执业药师管理制度

一、药师法概述

　　药师的职业活动直接关系到人们的健康和社会的安全，很多国家通过立法对药师的准入资格、知识技能、职责权利、继续教育等进行严格的规定，由此形成药师法。

（一）药师法的由来和发展

　　医药分业前，药品的调配、使用和指导权主要在医师手里，药师（药商、调剂师）地位低下，作用较小，因此没有单独针对药师的法规。公元1224年，欧洲药学通过法律形式从医学中分离出来，为药师职业的独立奠定了基础。随着药学技术的发展和药品数量的增多，药师地位和重要性日渐提高，对药师的要求也越来越高，如13世纪法国Parisian法规中提出，药剂师必须通过考试才能开业。

　　1407年，意大利修订颁布《热那亚药师法》(*The Pharmacist Code of Genoa*)，规定药师必须获得管理当局的执业许可证才能从事药房工作，并对药房、药师工作提出要求。这是近代以来最完整的药师法，也是现代药师法的雏形。

　　1725年，德国提出了药师考试的学科标准，当时的普鲁士政府规定药师必须通过正规的专业学术考试。随后德国、法国、英国等相继建立高等药学院校。药师的学历条件逐渐成为《药师法》对药师资格规定的主要内容之一。

　　19世纪以后，欧美国家相继建立药事管理体制。在各国药事管理当局和药学各领域专业人员的共同努力下，逐渐形成了以《药品法》《药师法》(《药房法》)为核心的药事法规体系。

　　目前世界上各国的《药师法》主要有三种形式：

（1）由国家最高立法机关颁布的《药师法》，如日本的《药剂师法》；

（2）由国家或州立法机关制定颁布的《药房法》，如英国的《药房法》和美国各州的《州药房法》；

（3）主要以行政法规、规章的形式出现，如我国目前实施的《执业药师资格制度暂行规定》。大多数国家《药师法》的管理对象是药品使用领域的药师，即医疗机构药师和社会药房药师。

（二）美国、日本《药师法》

1. 美国的《药房法》

早在19世纪70～80年代，美国各州就相继颁布了州药房法。由于美国实行联邦制，州药房法只在本州范围内有效。为便于对药师在不同州的流动和就业的管理，美国药房理事会协会（National Association of Boards of Pharmacy，NABP）制定了《标准州药房法》（Model State Pharmacy Act，MSPA），统一全国药师执业的基本要求，各州以《标准州药房法》为蓝本制定和修订本州的药房法。

《标准州药房法》共分为六个部分：

（1）法的名称、目的和意义；

（2）药房委员会；

（3）许可证颁发；

（4）惩罚；

（5）药事单位注册；

（6）其他。

2. 日本的《药剂师法》

日本最早的《药剂师法》于1898年颁布实施。1960年，日本国会修订颁布了新的《药剂师法》，并制定了相应的《药剂师法施行令》和《药剂师法施行规则》。此后近四十年间，《药剂师法》及相关法规又经过七次修订。1999年12月27日，日本国会颁布现行《药剂师法》；2000年6月，日本内阁颁布《药剂师法施行令》（修正）；2000年10月，厚生省颁布《药剂师法施行规则》（修正）。

日本现行的《药剂师法》共五章三十三条，分别为总则、许可、考试、业务和罚则，另有附则。

（三）我国药师法立法工作的发展

我国医药分业较晚。20世纪以前，有关药品的事务属于医务管理范畴，没有独立的药事法令。19世纪末，随着西方科学技术、社会文化在我国的逐渐渗入，药师作为一个独立的职业才崭露头角。1911年辛亥革命后，中华民国政府采用欧美和日本管理体制，制定了一些药政管理法规。1929年，中华民国政府颁布了《药师暂行条例》。1944年，中华民国政府颁布了《药师法》。1951年，中华人民共和国卫生部颁布了《药师暂行条例》和《医生、药剂士、助产士、护士、牙科技士暂行条例》。20世纪60年代后，我国借鉴苏联等国经验，结合我国情况制定和颁布了一系列有关医药卫生人员的行政法规和规章，如《综合医院药剂科工作制度和各级人员职责》《医院工作制度与工作人员职责》《卫生技术人员职称及晋升条例（试行）》《医院工作人员职责》等。2002年，卫生部颁布了《医疗机构药事管理暂行规定》，2011年3月1日又颁布实施了《医疗机构药事管理规定》，对药学人员，尤其是医疗卫生系统的药学人员的资格、职称、职责等做了具体规定。1984年，《药品管理法》首次颁布，其中明确规定药品生产、经营、使用部门必须配备药学人员，并对药学人员条件做了规定。1994年，原国家人事部和原国家医药管理局联合颁布了《执业药师资格制度暂行规定》。1999年，人事部和国家药品监督管理局颁布了修订的《执业药师资格制度暂行规定》，进一步扩大了执业药师的管理范围。以此为基础，相继修订颁布了《执业药师资格考试实施办法》《执业药师注册管理暂行办法》《执业药师继续教育管理暂行办法》。2019年3月20日，根据《药品管理法》《国家职业资格目录》等有关规定，国家药品监督管理局、人力资源和社会保障部在原执业药师资格制度基础上，制定了《执业药师职业资格制度规定》和《执业药师职业资格考试实施办法》，进一步加强了对药学技术人员的职业准入管理，规范执业药师的管理权责，促进了执业药师队伍的建设和发展。

二、我国《执业药师职业资格制度规定》和《执业药师职业资格考试实施办法》的主要内容

2019年3月20日，国家药品监督管理局、人力资源和社会保障部印发了"关于《执业药师职业资格制度规定》和《执业药师职业资格考试实施办法》的通知"。《执业药师职业资格制度规定》中明确规定：执业药师是指经全国统一考试合格，取得中华人民共和国执业药师职业资格证书（以下简称执业药师职业资格证书）并经注册，在药品生产、经营、使用和其他需要提供药学服务的单位中执业的药学技术人员。执业药师英文译为：Licensed Pharmacist。同时对执业药师考试、职责以及执业药师职业资格制度的实施与监督管理做了统一规定，规定了执业药师的执业范围。

（一）考试管理

1. 考试性质

执业药师职业资格考试合格者，由各省、自治区、直辖市人力资源和社会保障部门颁发执业药师职业资格证书。该证书由人力资源和社会保障部统一印制，国家药品监督管理局与人力资源和社会保障部用印，在全国范围内有效。

2. 报考条件

（1）参加考试必须具备的条件：中华人民共和国公民和获准在我国境内就业的外籍人员。

（2）专业要求：①药学、中药学专业毕业；②相关专业毕业：包括化学、化工、医学、生物、中医学。

（3）工作年限要求：①取得药学类、中药学类专业大专学历，在药学或中药学岗位工作满5年；②取得药学类、中药学类专业大学本科学历或学士学位，在药学或中药学岗位工作满3年；③取得药学类、中药学类专业第二学士学位、研究生班毕业或硕士学位，在药学或中药学岗位工作满1年；④取得药学类、中药学类专业博士学位；⑤取得药学类、中

药学类相关专业相应学历或学位的人员，在药学或中药学岗位工作的年限相应增加1年。

（4）考试科目（共4个科目）

药学类考试科目为：药学专业知识（一）、药学专业知识（二）、药事管理与法规、药学综合知识与技能四个科目。

中药学类考试科目为：中药学专业知识（一）、中药学专业知识（二）、药事管理与法规、中药学综合知识与技能四个科目。

3. 考试周期

考试以四年为一个周期，参加全部科目考试的人员须在连续四个考试年度内通过全部科目的考试。

（二）注册管理

取得执业药师职业资格证书者，应当通过全国执业药师注册管理信息系统向所在地注册管理机构申请注册。经注册后，方可从事相应的执业活动。未经注册者，不得以执业药师身份执业。

1. 注册管理机构和注册机构

国家药品监督管理局负责执业药师注册的政策制定和组织实施，指导全国执业药师注册管理工作。各省、自治区、直辖市药品监督管理部门负责本行政区域内的执业药师注册管理工作。

2. 申请注册

（1）申请注册者，必须同时具备下列条件：①取得执业药师职业资格证书；②遵纪守法，遵守执业药师职业道德，无不良信息记录；③身体健康，能坚持在执业药师岗位工作；④经所在单位考核同意。

（2）再次注册

执业药师注册有效期为五年。需要延续的，应当在有效期届满三十日前，向所在地注册管理机构提出延续注册申请。

（3）变更注册

需变更执业地区和执业单位的，应填写执业药师再次注册申请表，并提交执业药师资格证书和执业药师注册证、执业药师继续教育登记证书、县级以上（含县）疾病预防控制机构出具的健康证明原件及复印件一份、加盖公章的新执业单位合法开业证明复印件一份。注册机构工作人员核对原件和复印件无误后，应当场将原件返还申请人。注册机构受理执业药师变更注册手续，做出变更注册许可决定后，不需要再通知原注册机构，网络系统将自动进行变更注册信息提示。

（三）监督管理

（1）负责药品监督管理的部门按照有关法律、法规和规章的规定，对执业药师配备情况及其执业活动实施监督检查。

监督检查时应当查验执业药师注册证、处方审核记录、执业药师挂牌明示、执业药师在岗服务等事项。

执业单位和执业药师应当对负责药品监督管理的部门的监督检查予以协助、配合，不得拒绝、阻挠。

（2）执业药师有下列情形之一的，县级以上人力资源和社会保障部门与负责药品监督管理的部门按规定对其给予表彰和奖励：

① 在执业活动中，职业道德高尚、事迹突出的；

② 对药学工作做出显著贡献的；

③ 向患者提供药学服务表现突出的；

④ 长期在边远贫困地区基层单位工作且表现突出的。

（3）建立执业药师个人诚信记录，对其执业活动实行信用管理。执业药师的违法违规行为、接受表彰奖励及处分等，作为个人诚信信息由负责药品监督管理的部门及时记入全国执业药师注册管理信息系统；执业药师的继续教育学分，由继续教育管理机构及时记入全国执业药师注册管理信息系统。

（4）对未按规定配备执业药师的单位，由所在地县级以上负责药品监督管理的部门责令限期配备，并按照相关法律、法规给予处罚。

（5）以欺骗、贿赂等不正当手段取得执业药师注册证的，由发证部门撤销执业药师注册证，三年内不予执业药师注册；构成犯罪的，依法追究刑事责任。

严禁执业药师注册证挂靠，持证人注册单位与实际工作单位不符的，由发证部门撤销执业药师注册证，并作为个人不良信息由负责药品监督管理的部门记入全国执业药师注册管理信息系统。买卖、租借执业药师注册证的单位，按照相关法律、法规给予处罚。

（6）执业药师违反本规定有关条款的，所在单位应当如实上报，由负责药品监督管理的部门根据情况予以处理。

（7）执业药师在执业期间违反《药品管理法》及其他法律、法规构成犯罪的，由司法机关依法追究责任。

（四）职责

（1）执业药师应当遵守执业标准和业务规范，以保障和促进公众用药安全、有效为基本准则。

（2）执业药师必须严格遵守《药品管理法》及国家有关药品研制、生产、经营、使用的各项法规及政策。执业药师对违反《药品管理法》及有关法规、规章的行为或决定，有责任提出劝告、制止、拒绝执行，并向当地负责药品监督管理的部门报告。

（3）执业药师在执业范围内负责对药品质量的监督和管理，参与制定和实施药品全面质量管理制度，参与单位对内部违反规定行为的处理工作。

（4）执业药师负责处方的审核及调配，提供用药咨询与信息，指导合理用药，开展治疗药物监测及药品疗效评价等临床药学工作。

（5）药品零售企业应当在醒目位置公示执业药师注册证，并对在岗执业的执业药师挂牌明示。执业药师不在岗时，应当以醒目方式公示，并停止销售处方药和甲类非处方药。执业药师执业时应当按照有关规定佩戴工作牌。

（6）执业药师应当按照国家专业技术人员继续教育的有关规定接受继续教育，更新专业知识，提高业务水平。国家鼓励执业药师参加实训培养。

第四节　药学职业道德

药师所从事的是与人类健康和生命安全息息相关的职业，作为药师，一方面需要遵循各种药事法规对其执业行为的规定；另一方面，也需要遵守药师职业道德规范。药师法与药师职业长期发展过程中形成的药师职业道德规范，发挥着保障人们用药安全、有效，保障公众和药师本人的合法权益，维护药师职业荣誉的重要作用。

一、药学职业道德的意义和特点

（一）药学职业道德的定义

药学职业道德是调整药学工作者与患者，药学工作者与社会和药学工作者之间关系的行为准则、规范的总和。

药学职业道德是一般社会道德在药学实践领域的特殊表现，是从事药品科研、生产、经营、使用、教育等药学工作人员必须恪守的职业道德。

（二）药学职业道德的意义

药学职业道德是药学领域中各种道德关系的集中反映，它可以调整药学职业领域中人和人的关系，促进药学工作者更好地为人民服务。药学职业道德涉及人的生命、疾病和健康等最切身的利益，药学工作者的工作质量和服务质量与患者的健康和生命息息相关。因此，只有建立良好的药学职业道德，才能做好本职工作，保障人民群众的健康，为国家的医药卫生事业做贡献。

（三）药学职业道德的特点

药学职业道德除具有一般职业道德的特点之外，还具有其他职业道德所不同的特点。药品是关系人民身体健康和生命安全的特殊商品，药学服务更是在患者用药的全过程提供耐心、周到的药学专业服务。因此，药学职业道德要求药学工作者必须具有扎实的药学知识与技能，在药学实践领域全心全意为患者服务，容不得半点马虎，否则，就会出差错，轻则增加患者的痛苦，重则危害患者生命。同时，药学工作者还应该具备对社会、对公众、对人类健康的高度责任感和献身精神。关心患者，热忱服务；一视同仁，平等对待；语言亲切，态度和蔼；尊重人格，保护隐私。

二、药学职业道德的基本原则

药学职业道德的基本原则是调整药学工作者与患者，药学工作者与社会和药学工作者之间关系的根本指导原则。药学职业道德的基本原则可概括为"提高药品质量，保证药品安全、有效，实行社会主义人道主义，全心全意为人民服务"。

（一）提高药品质量，保证药品安全、有效

提高药品质量，保证药品安全、有效是维护人民身体健康的前提，是医药事业的根本目的。所以，药学人员的各项工作必须一切以病人为出发点，一切围绕治愈疾病和提高病人生活质量开展工作。树立药品质量第一的理念，对人民生命健康负责，这是药学工作者神圣的使命，也是必须遵守的药学职业道德原则。

（二）实行社会主义人道主义

人道主义的核心是尊重人的生命，一视同仁治愈人的疾病，保障其身心健康。我国倡导社会主义人道主义，主张将对个人的尊重、对大众健康的关怀贯穿于整个药学事业之中。

（三）全心全意为人民服务

全心全意为人民健康服务，是药学职业道德的根本宗旨。药学人员在其职业生涯中，应把为救死扶伤、防病治病提供优质、高效的药学服务作为一生的理想追求，应为自己从事这个神圣职业而自豪。药学工作者应当以患者为中心，确保合理用药，努力用自己所学专业知识为患者、社会服务。在工作中积极主动，任劳任怨，不计较个人得失，对业务技术精益求精，刻苦钻研，以饱满的热情为病人提供良好的药学服务。

三、药学职业道德的基本内容

（1）遵守社会公德；
（2）对工作、对事业极端负责；
（3）对技术精益求精；
（4）团结协作，共同为人民健康服务；
（5）慎言守密；
（6）坚持社会效益和经济效益并重；
（7）文明礼貌；
（8）遵纪守法，廉洁奉公。

四、药学职业道德规范

职业道德规范是从业人员处理职业活动中各种关系、矛盾的行为准则，是从业人员在职业活动中必须遵守的道德规范。《中共中央关于加强社会主义精神文明建设若干问题的决议》规定，各行各业都应共同遵守的职业道德的五项基本规范为爱岗敬业，诚实守信，办事公道，服务群众，奉献社会。

药学道德规范是社会根据其道德原则提出的，是人们处理个人与他人、个人与社会关

系时必须普遍遵循的行为准则。药学人员的最终服务对象是患者，其职业道德行为对病人的身心康复有直接影响。因此，在药学教育中，应以培养药师的职业道德规范作为一项重要任务，贯穿于每门课程的教学之中。药师职业道德规范主要包括以下几部分内容。

（一）药师与病人的关系

（1）药师必须把病人的健康和安全放在首位；

（2）药师应向病人提供专业的、真实、全面的信息。绝不能调配、推销不符合法定药品标准、疗效差的药品和保健品给病人；

（3）在病人利益和商业利益之间要做到充分考虑病人利益，药师不能利用专业服务性质在费用和价值方面欺骗病人；

（4）药师要为病人保密，必须严守病历中的个人秘密，除非法律要求，不得将病人的病情和治疗情况泄露给第三者；

（5）药师对病人应一视同仁，尊重人们的生命和尊严；

（6）药师应不断更新和拓宽自己的专业知识，提供更好的药学服务。

（二）药师与社会的关系

（1）承担社会责任，维护人类健康。药学工作人员在实践中运用自己掌握的知识和技能为病人、服务对象工作的同时，还肩负着维护社会公共利益的责任。药学工作人员应坚持做到对服务对象负责与对社会负责的高度统一。

（2）药师应维护其职业的高尚品质和荣誉。药师绝不能从事任何可能败坏职业荣誉的活动，不容许他人将药师的名字、资格、地址或照片用于任何面向公众的药品广告或相关陈述，同时敢于揭露本行业中非法的、不道德的行为。

（三）药师与同事的关系

（1）药师应与共事的药师及医务人员合作，保持良好的业务关系，通力合作，以提供完善的药学服务。

（2）药师应尊重同事，不应以错误方式与病人或他人讨论处方的治疗作用，以免有损开方者威信。

（3）药师绝不能利用职业上的便利进行私下的钱财交易。除非是公众提出请求，药师不应主动推荐医生或医疗服务项目。

相关案例

药师与病人的关系处理

病人：嘿，你这个药质量有问题，怎么按都按不出来！

药师：您好，您先别急，让我看一下。哦，这个鼻喷剂要先震摇一下，然后再往下按。

病人：我摇过了，就是压不下去。

药师：我来试试看。您看，药喷出来了，可能是您压的时候遇到阻力就没敢大力往下压，您再试试。其实这个鼻喷剂质量没问题的，如果有质量问题，我们一定会给您更换的，您放心好了。

病人：噢，不好意思，是我没搞清楚。

药师：没关系，这种情况我们经常遇到，因为这种药是进口药，病人接触不多，所以不会用很常见。如果还有其他问题，请随时跟我们联系。

病人：谢谢你，再见！

分析：从这个例子看到，药师接触到急躁的病人，首先要以礼相待，摆正自己是一个服务人员的角色，然后耐心解释问题所在，当问题迎刃而解的时候，还要给病人台阶下，不要使病人难堪。

五、执业药师职业道德准则

中国执业药师协会在其章程中明确规定：制定执业药师职业道德准则，规范执业行为，加强执业药师职业道德建设是本协会的主要职能之一。2006年10月18日，中国执业药师协会颁布了《中国执业药师职业道德准则》。2009年6月5日，又对《中国执业药师职业道德准则》进行了修订。2007年3月13日，中国执业药师协会在《中国执业药师职业道德准则》基础上又发布了《中国执业药师职业道德准则适用指导》，并于2009年6月5日进行了修订。

《中国执业药师职业道德准则》包含以下五条职业道德准则：

（1）救死扶伤，不辱使命；

（2）尊重患者，一视同仁；

（3）依法执业，质量第一；

（4）进德修业，珍惜声誉；

（5）尊重同仁，密切协作。

思政元素

中国药师誓言

我将凭良知、尊严及专业素养献身药学事业。

友爱同仁，尊崇感戴师长；

尽心尽责，服务病患大众；

倾我所能，保障用药安全；

追求新知，提高执业能力；

崇尚科学，不断开拓创新；

我将以国家荣誉、病患健康为首要职责。

全心全意，造福祖国人民；

进德修行，坚守职业节操；
廉洁自律，恪守法律法规；
诚实守信，弘扬传统美德；
关爱病患，尊重个人隐私。
我是药师，我庄严承诺：
誓言所系，生命相托；
自愿立誓，永不背弃！

复习思考题

1. 简述药学的社会功能和任务。
2. 简述药师、临床药师的主要职责。
3. 参加执业药师职业资格考试应具备什么条件？
4. 简述执业药师的职责、权利和义务。
5. 简述药学职业道德原则和药学职业道德规范。
6. 简述药学职业道德的基本内容。

（张慧锋）

第三章　药事管理体制与组织机构

随着药学事业的不断发展，现代药事管理工作需要日益完善的、更加科学的药事管理体制与组织架构。药品监督管理体制的建设与组织设置，是药事管理活动的重要组成部分。本章将概述药事组织的体系及其职能和国外药事管理组织机构，重点介绍我国药品监督管理体制发展历程、行政机构和技术机构的组织体系及职责划分。

第一节　我国药事管理体制概述

一、药事管理体制

管理体制是指为了实现某一社会事务或某一领域的有效管理而对国家机关、企业、事业单位机构设置或开办、隶属关系和管理权限进行划分的制度。其核心是组织机构的设置、职权的分配以及各机构间的相互协调。药事管理体制是指在一定社会制度下药事工作的组织方式、管理制度和管理方法，是国家权力机关关于药事组织设置、职能权限划分及运行机制等方面的制度。药事管理体制属于宏观药事组织工作的范畴，它对发挥微观药事单位的功能有很大的指导作用和影响。

现代药品监督管理的目的是为了保证药品和药学服务的质量、保障人们用药安全、维护人民身体健康和用药的合法权益，促进药学事业的健康发展。基于此目标，现代药事管理体制日益健全，其内涵丰富，包括药品监督管理体制、药品生产经营管理体制、药品使用管理体制、药学教育和科技管理体制等。它随着社会体制、政治体制、经济体制的发展变化而变化，不断向现代化和科学化方向发展。

二、药事组织的含义

药事组织是指为了实现药学的社会任务，经由人为的分工形成的发挥不同药学职能的组织机构以及组织内部、外部相互协作的关系。药事组织在药事管理中具有重要作用和普遍意义，药事组织行为与公众的生命和健康密切相关。

在药事管理实践中，人们往往把药事组织机构、体系、体制称之为药事组织。一般来说，药事组织的概念有广义和狭义之分。狭义的药事组织是指为了实现药学社会任务目标，经由人为的分工形成的各种形式的组织机构的总称。广义的药事组织是指以实现药学社会任务为共同目标而建立起来的人们的集合体；是药学人员相互影响的社会心理系统，是运用药学知识和技术的专业技术系统；又是人们以特定形式的结构关系而共同工作的管理系统。

三、药事组织分类

药事组织以承担的药学社会任务为分类基础，药学的社会任务包括研制新药、生产供应药品、保证合理用药、培养药学专业技术人员、管理人员和企业家、组织药学力量等。药事组织机构可分为以下几种。

（一）药品监督管理行政组织

药品监督管理的行政组织是指政府机构中管理药品和药学企事业组织的国家行政机构。其功能是代表国家对药品和药学企事业组织进行监督管理；制定宏观政策，对药事组织发挥引导作用，以保证国家意志的执行。这类行政组织包括药品监督管理行政机构和药品技术监督机构，其中药品监督管理行政机构主要是指政府机构中监管药品和药学企事业组织的行政执法机构（如各级药品监督管理部门），功能是行使法律赋予的权力，代表国家实施药事监督控制。药品技术监督机构是在药品监督管理部门领导下，执行国家对药品质量监督与检验的法定专业技术机构［如各级药品检验院（所）等］。

（二）药品生产、经营组织

药品生产、经营组织是指药品生产企业和药品经营企业。一般来说，企业是指从事生产、流通和服务活动，为社会提供商品（或服务），以盈利为目的而自主经营的，具有法人资格的经济组织。这类组织都有法律规定的准入条件、开办程序和行为规范。

思政元素

医药企业发展需兼顾社会效益与经济效益

药品是特殊的商品，直接关系到防治疾病、保障人民的身体健康和生命安全，所以，医药企业应承担保护人类健康权利的责任。为顾客提供正确的产品信息、遵守社会信用及法律、保护社会资源和生态环境、提高人们的健康保健意识都是医药企业应承担的社会责任。

医药企业履行社会责任的同时也是在实现其社会效益，医药企业认真履行社会责任的行为和结果能给企业带来良好的社会信誉、社会形象和企业魅力，不仅实现了企业自身的收入，也能给社会带来收入，互利共赢。因此医药企业如果想持续稳定发展，就应时刻谨记自身应履行肩负的社会责任，最大限度地利用有限的资源满足人民群众日益增长的医疗卫生需求，做到物质文明和精神文明双丰收，把社会效益放在首位，在创造社会效益的同时实现经济效益。

（三）医疗机构药事组织

医疗机构药事组织是指医疗机构内提供合格药品，从事以服务患者为中心，以临床药学为基础，促进合理用药的药学技术服务和相关药品管理工作的药学部门，常称作药剂科或药学部。它的主要功能是通过采购药品、调配处方、配制制剂、提供用药咨询等活动，保证合理用药。这类组织的基本特征是直接向患者供应药品和提供药学服务。虽然药品的供应也包含了一定程度的生产、经营等综合职能，但是，医疗机构药学部门仍然是医疗机构不可分割的组成部分，是事业性组织，它不以营利为目的，不能自主经营。事业性的医疗机构药事组织一般按医疗组织类型来分类。

医疗机构药事组织在药事组织中占有重要地位和比重，它是我国配备药师人数最多的药事组织。

（四）药学教育和科研组织

药学教育组织是培养药学人才的机构，属于药学事业性组织。药学教育组织的任务是双重的，既培养药学人才，又开展药学研究。对社会来说，教育功能的重要作用只有在长期的发展中才能体现出来。药学教育应不断深化改革，建立教育新体制的基本框架，培养和造就一批高水平的具有创新能力的人才，以主动适应社会经济的发展。

药学科研组织的主要功能是研究开发新药、改进现有药品，以及围绕药品和药学的发展进行基础研究，提高创新能力，发展药学事业。药学科研组织可分为两大类，即独立的药物研究院（所）与附设在高等院校、大型制药企业、大型医院中的药物研究所（室）。自从国家开展科技体制改革以来，各类药物研究机构大多进行市场化运作，通过开辟科技市场，利用新药证书转让、专利或技术转让、国家各项自然科学基金支持、合同开发、委托开发、技术服务等方式推动研究成果转化，同时取得经济效益。

（五）药事社团组织

药事社团组织（药学会、行业协会、职业协会）是药学企事业组织、药学人员与政府机构联系的纽带，发挥协助政府管理药事的服务作用。它的功能是进行药学行业或职业的社会管理。我国药事社团组织主要包括以下几类。

1. 中国药学会

中国药学会成立于1907年，是中国最早成立的学术团体之一，是由全国药学科学技术工作者自愿组成并依法登记成立的学术性、公益性、非营利性的法人社会团体，是党和政府联系我国药学科学技术工作者的桥梁和纽带，是国家推动药学科学技术和民族医药事业健康发展，为公共健康服务的重要力量。中国药学会是中国科协团体会员、国际药学联合会和亚洲药物化学联合会成员。截至2017年5月，有注册会员12万多人，高级会员4000余人，单位会员80余家。学会下设13个工作委员会、35个专业委员会，主办25种学术期刊、2个经济实体。中国药学会主管单位为中国科学技术协会，办事机构为秘书处，支撑单位为国家药品监督管理局。

中国药学会的主要任务是开展药学科学技术的国内外学术交流；编辑出版、发行药学学术、技术、信息、科普等各类期刊，组织编写药学图书资料及电子音像制品；举荐优秀药学科技人才，依照有关规定，经批准表彰奖励优秀药学科技工作者；发展同世界各国及地区药学相关团体、药学工作者的友好交往与合作；开展对会员和药学科学技术工作者的继续教育培训；反映药学科学技术工作者的意见和建议，维护其合法权益；建立和完善药学科学研究诚信监督机制，促进科学道德和学风建设；接受政府委托，承办有关药学发展、药品监管等有关事项，组织药学科学技术工作者参与国家有关项目的科学论证和科技、经济咨询，开展医药科技评价；组织开展药学及相关学科的科学技术知识普及与宣传，进行医药产品展示、提供医药技术服务与推广科研成果转化；举办为会员服务的事业和活动；依法兴办符合本会业务范围的社会公益事业等活动。

2. 中国药师协会

其前身是中国执业药师协会，经中华人民共和国民政部批准，于2003年2月22日正式成立。2014年5月，正式更名为中国药师协会。它是由具有药学专业技术职务或执业资格的药学技术人员及相关单位会员自愿结成的全国性、行业性、非营利性社会组织。其宗旨是自律、维权、协调、服务。致力于加强药师队伍建设与管理，维护药师的合法权益；增强药师的法律、道德和专业素质，提高药师的执业能力；保证药品质量和药学服务质量，促进公众合理用药，保障人民身体健康。

3. 其他药学协会

包括中国医药企业管理协会、中国非处方药物协会、中国化学制药工业协会、中国中药协会、中国医药商业协会、中国医药教育协会等。

第二节 我国药事管理组织机构

一、药品监督管理组织体系

（一）药品监督管理组织的发展沿革

从中华人民共和国成立至1998年以前，卫生行政部门主管全国药品监督管理工作，县级以上卫生行政部门的药政机构主管所辖行政区域的药品监督管理工作。为了加强国务院对药品监督管理工作的领导，1998年，根据《国务院关于机构设置的通知》，党中央、国务院决定组建国家药品监督管理局，直属国务院领导，主管全国药品监督管理工作。2003年3月，根据《国务院机构改革方案》，国务院在国家药品监督管理局基础上组建了直属国务院领导的国家食品药品监督管理局（State Food and Drug Administration，SFDA），除原职能外，还负责食品、保健品、化妆品的综合监督和组织协调。2008年3月，根据《国务院关于部委管理的国家局设置的通知》（国发〔2008〕12号），国家食品药品监督管理局改由卫生部管理，将卫生部食品卫生许可、餐饮业、食堂等消费环节食品安全监管和保健食品、化妆品监督管理的职责，划入国家食品药品监督管理局。2013年3月，为进一步提高食品药品监督管理水平，根据《国务院机构改革和职能转变方案》和《国务院关于机构设置的通知》（国发〔2013〕14号），设立国务院直属的正部级国家食品药品监督管理总局（China Food and Drug Administration，CFDA），对食品、药品、化妆品、医疗器械的监管职能进一步整合，实施生产、流通、消费各环节的统一监督管理。

2018年3月，根据《国务院关于机构设置的通知》（国发〔2018〕6号）和《国务院关于部委管理的国家局设置的通知》（国发〔2018〕7号），将国家工商行政管理总局的职责、国家质量监督检验检疫总局的职责、国家食品药品监督管理总局的职责、国家发展和改革委员会的价格监督检查与反垄断执法职责、商务部的经营者集中反垄断执法以及国务院反垄断委员会办公室等职责整合，组建国家市场监督管理总局，作为国务院直属机构。同时，在"大市场-专药品"的模式下，组建国家药品监督管理局（National Medical Products Administration，NMPA），由国家市场监督管理总局管理，实现大市场综合协调治理背景下的药品、医疗器械和化妆品专门监督管理。

（二）药品监督管理部门的机构设置

1. 药品监督管理行政机构

（1）国家药品监督管理局：国家药品监督管理局主管全国药品监督管理工作，负责制定药品、医疗器械和化妆品监管制度，负责药品、医疗器械和化妆品研制环节的许可、检查和处罚。内设综合和规划财务司、政策法规司、药品注册管理司、药品监督管理司、医疗器械注册管理司、医疗器械监督管理司、化妆品监督管理司、科技和国际合作司、人事教育司等。

（2）省、自治区、直辖市药品监督管理局：2013年11月，中共十八届三中全会通过了《中共中央关于全面深化改革若干重大问题的决定》，提出"改革市场监管体系，实行统一的市场监管"的指导方针。在市场综合监管改革的背景下，地方食品药品监管体制改革稳步推进，整合监管职能和机构，进一步提高监督管理水平。2018年起，在新组建国家药品监督管理局的背景下，各地方药品监管体制做出调整，组建由省级市场监督管理部门管理的省级药品监督管理局，负责辖区内药品、医疗器械和化妆品监督管理工作。

（3）市、县级药品监督管理机构：市、县两级市场监督管理部门负责药品零售、医疗器械经营的许可、检查和处罚，以及化妆品经营和药品、医疗器械使用环节质量的检查和处罚，不再设置专门的市、县级药品监督管理机构。

2. 药品监督管理技术机构

（1）药品检验机构：药品检验机构为同级药品监督管理机构的直属事业单位，承担依法实施药品审批和药品质量监督检查所需的药品检验工作。国家药品监督管理局设置中国食品药品检定研究院。省级药品监督管理部门设置省级食品药品检验院（所），市药品检验机构根据工作需要设置。对行使进口药品检验职能的药品检验机构，加挂口岸药品检验所的牌子。此外，省级以上药品监督管理部门可以根据需要，确定符合药品检验条件的检验机构，承担药品检验工作。

（2）国家药品监督管理局直属技术机构有中国食品药品检定研究院、国家药典委员会、药品审评中心、食品药品审核查验中心、药品评价中心、医疗器械技术审评中心、信息中心、执业药师资格认证中心等。

二、国家和省级药品监督管理部门的职责

（一）国家药品监督管理局的主要职责

（1）负责药品（含中药、民族药，下同）、医疗器械和化妆品安全监督管理。拟订监督管理政策规划，组织起草法律、法规草案，拟订部门规章，并监督实施。研究拟订鼓励药品、医疗器械和化妆品新技术、新产品的管理与服务政策。

（2）负责药品、医疗器械和化妆品标准管理。组织制定、公布《中华人民共和国药典》等药品、医疗器械标准，组织拟订化妆品标准，组织制定分类管理制度，并监督实施。参与制定国家基本药物目录，配合实施国家基本药物制度。

（3）负责药品、医疗器械和化妆品注册管理。制定注册管理制度，严格上市审评审批，完善审评审批服务便利化措施，并组织实施。

（4）负责药品、医疗器械和化妆品质量管理。制定研制质量管理规范并监督实施。制定生产质量管理规范并依职责监督实施。制定经营、使用质量管理规范并指导实施。

（5）负责药品、医疗器械和化妆品上市后风险管理。组织开展药品不良反应、医疗器械不良事件和化妆品不良反应的监测、评价和处置工作。依法承担药品、医疗器械和化妆品安全应急管理工作。

（6）负责执业药师资格准入管理。制定执业药师资格准入制度，指导监督执业药师注册工作。

（7）负责组织指导药品、医疗器械和化妆品监督检查。制定检查制度，依法查处药品、医疗器械和化妆品注册环节的违法行为，依职责组织指导查处生产环节的违法行为。

（8）负责药品、医疗器械和化妆品监督管理领域对外交流与合作，参与相关国际监管规则和标准的制定。

（9）负责指导省、自治区、直辖市药品监督管理部门工作。

（10）完成党中央、国务院交办的其他任务。

（二）省级药品监督管理局的主要职能

省级药品监督管理局负责药品、医疗器械、化妆品生产环节的许可、检查和处罚，以及药品批发许可、零售连锁总部许可、互联网销售第三方平台备案及检查和处罚。其与药品相关主要职责有：

（1）负责药品安全监督管理。拟订监督管理政策规划，组织起草有关地方性法规、规章草案，并监督实施。研究拟订鼓励药品新技术、新产品的管理与服务政策。

（2）负责监督实施药品标准以及分类管理制度。组织制定药品地方性标准。配合实施国家基本药物制度。

（3）负责药品生产环节的许可，以及药品批发许可、零售连锁总部许可、互联网销售第三方平台备案，依职责承担药品注册管理工作。

（4）负责药品质量管理。监督实施《药品生产质量管理规范》、《药品经营质量管理规

范》，指导合理用药。

（5）负责药品上市后风险管理。组织开展药品不良反应的监测、评价和处置工作。依法承担药品安全风险监测和应急管理工作。

（6）负责组织指导药品监督检查。依法查处药品生产环节，以及药品批发、零售连锁总部、互联网销售第三方平台的违法行为。

（7）负责执业药师资格准入管理。组织实施执业药师资格准入制度，指导监督执业药师注册工作。

（8）负责指导市、县市场监督管理部门承担的药品经营和使用环节的监督管理工作。

（9）承办省政府、国家药品监督管理局交办的其他任务。

三、药品检验机构

（一）中国食品药品检定研究院

中国食品药品检定研究院是国家药品监督管理局的直属事业单位，是国家检验药品生物制品质量的法定机构和最高技术仲裁机构，是世界卫生组织指定的"生物制品标准化和评价合作中心"和"传统医药合作中心"，也是"国家病毒性肝炎研究中心""国家药品监督管理局细菌耐药性监测中心""中国医学细菌保藏管理中心""国家实验动物质量检测中心"和"国家啮齿类实验动物种子中心"。

其主要职责：

（1）承担食品、药品、医疗器械、化妆品及有关药用辅料、包装材料与容器的检验检测工作。组织开展药品、医疗器械、化妆品抽验和质量分析工作。负责相关复验、技术仲裁。组织开展进口药品注册检验以及上市后有关数据收集分析等工作。

（2）承担药品、医疗器械、化妆品质量标准、技术规范、技术要求、检验检测方法的制（修）订以及技术复核工作。组织开展检验检测新技术、新方法、新标准研究。承担相关产品严重不良反应、严重不良事件原因的实验研究工作。

（3）负责医疗器械标准管理相关工作。

（4）承担生物制品批签发相关工作。

（5）承担化妆品安全技术评价工作。

（6）组织开展有关国家标准物质的规划、计划、研究、制备、标定、分发和管理工作。

（7）负责生产用菌毒种、细胞株的检定工作。承担医用标准菌毒种、细胞株的收集、鉴定、保存、分发和管理工作。

（8）承担实验动物饲育、保种、供应和实验动物及相关产品的质量检测工作。

（9）承担食品药品检验检测机构实验室间比对以及能力验证、考核与评价等技术工作。

（10）组织开展对食品药品相关单位质量检验检测工作的培训和技术指导。

（11）开展食品药品检验检测国际（地区）交流与合作。

（12）完成国家药品监督管理局交办的其他事项。

（二）省、自治区、直辖市药品检验院（所）

省、自治区、直辖市药品检验院（所）一般设置业务技术管理机构和中药、化学药品、生物制品、药理等科室，也可根据需要设置其他职能科室或实验科室（如仪器分析室、动物饲养室等）。

其主要职责有：

（1）负责本辖区的药品生产、经营、使用单位的药品检验和技术仲裁。

（2）草拟本辖区药品抽验计划，承担抽验计划分工的抽验任务，提供本辖区药品质量公报所需的技术数据和质量分析报告。

（3）负责地方药品标准的审订、修订，承担部分国家药品标准的起草、修订任务。

（4）负责药品检验用地方标准品、对照品的制备和供应，承担部分国家标准品、对照品的原料初选和中国食品药品检定研究院委托的协作标定工作。

（5）开展药品检验、药品质量等有关方面的科研工作，参与全国性有关药品检验的科研协作。

（6）指导本辖区药品检验所及药品生产、经营、使用单位质量检验机构的业务技术工作，协助解决技术疑难问题，培训有关的技术和管理人员。

（7）综合上报和反馈药品质量情报信息。

（8）执行省级药品监督管理局交办的有关药品监督任务。

四、国家药品监督管理局其他直属事业机构

（一）国家药典委员会

中华人民共和国药典委员会［The Pharmacopoeia Commission of the People's Republic of China，简称国家药典委员会（China Pharmacopoeia Commission，ChPC）］是国家药品监督管理局负责组织制定和修订国家药品标准的常设机构，成立于1950年，根据《药品管理法》的规定，负责组织编纂《中华人民共和国药典》（以下简称《中国药典》）及制定、修订国家药品标准。国家药典委员会的常设办事机构实行秘书长负责制，下设办公室、人事处、业务综合处、质量管理处、中药标准处、化学药标准处、生物制品标准处、医学评价处及宣传交流处等内设机构。

国家药典委员会由主任委员、副主任委员、执行委员和委员组成。

其主要职责是：

（1）组织编制、修订和编译《中国药典》及配套标准。

（2）组织制定、修订国家药品标准；参与拟订有关药品标准管理制度和工作机制。

（3）组织《中国药典》收载品种的医学和药学遴选工作；负责药品通用名称命名。

（4）组织评估《中国药典》和国家药品标准执行情况。

（5）开展药品标准发展战略、管理政策和技术法规研究。承担药品标准信息化建设

工作。

（6）开展药品标准国际（地区）协调和技术交流，参与国际（地区）间药品标准适用性认证合作工作。

（7）组织开展《中国药典》和国家药品标准宣传培训与技术咨询，负责《中国药品标准》等刊物编辑出版工作。

（8）负责药典委员会各专业委员会的组织协调及服务保障工作。

（9）承办国家药品监督管理局交办的其他事项。

（二）国家药品监督管理局药品审评中心

国家药品监督管理局药品审评中心（Center for Drug Evaluation，CDE）是国家药品监督管理局的直属事业单位。

其主要职责是：

（1）是国家药品监督管理局的药品注册技术审评机构，负责对药品注册申请进行技术审评。

（2）参与拟订药品注册管理相关法律、法规和规范性文件，组织拟订药品审评规范和技术指导原则并组织实施。

（3）协调药品审评相关检查、检验等工作，并进行质量监督和技术指导。开展药品审评相关理论、技术、发展趋势及法律问题研究。组织开展相关业务咨询服务及学术交流，开展药品审评相关的国际（地区）交流与合作。

（4）承担国家药品监督管理局国际人用药品技术要求协调理事会（The International Council for Harmonisation of Technical Requirements for Pharmaceuticals for Human Use，ICH）相关技术工作。

（5）承办国家药品监督管理局交办的其他事项。

（三）国家药品监督管理局食品药品审核查验中心

食品药品审核查验中心（Center for Food and Drug Inspection，CFDI）是国家药品监督管理局的直属事业单位。

其主要职责是：

（1）组织制定（修订）药品、医疗器械、化妆品检查制度规范及指导原则等技术文件。

（2）承担药物临床试验、非临床研究机构资格认定（认证）和研制现场检查。承担药品注册现场检查。承担药品生产环节的有因检查。承担药品境外检查。

（3）承担医疗器械临床试验监督抽查和生产环节的有因检查。承担医疗器械境外检查。

（4）承担化妆品研制、生产环节的有因检查。承担化妆品境外检查。

（5）承担国家级检查员考核、使用等管理工作。

（6）开展检查理论、技术和发展趋势研究、学术交流及技术咨询。

（7）承担药品、医疗器械、化妆品检查的国际（地区）交流与合作。

（8）承担市场监管总局委托的食品检查工作。

（9）承办国家药品监督管理局交办的其他事项。

（四）国家药品监督管理局药品评价中心（国家药品不良反应监测中心）

药品评价中心（Center for Drug Reevaluation，CDR）是国家药品监督管理局的直属事业单位。2006年6月起加挂"国家药品不良反应监测中心"牌子，在开展国内外药品、医疗器械不良反应监测工作时，以"国家药品不良反应监测中心"的名义实施。其主要职责是：

（1）组织制定（修订）药品不良反应、医疗器械不良事件、化妆品不良反应监测与上市后安全性评价以及药物滥用监测的技术标准和规范。

（2）组织开展药品不良反应、医疗器械不良事件、化妆品不良反应、药物滥用监测工作。

（3）开展药品、医疗器械、化妆品的上市后安全性评价工作。

（4）指导地方相关监测与上市后安全性评价工作。组织开展相关监测与上市后安全性评价的方法研究、技术咨询和国际（地区）交流合作。

（5）参与拟订、调整国家基本药物目录、非处方药目录。

（6）承办国家药品监督管理局交办的其他事项。

（五）国家药品监督管理局信息中心（中国食品药品监管数据中心）

国家药品监督管理局信息中心是国家药品监督管理局的直属事业单位。其主要职责是：

（1）承担国家药品监管信息化重点工程、重大项目的申报和实施相关工作。承担国家药品安全监管信息平台建设，组织推进国家药品监管业务应用信息系统建设。

（2）指导地方药品监管系统信息化相关业务工作。

（3）参与起草国家药品、医疗器械、化妆品监管信息化建设发展规划。组织开展药品监管信息政策研究，研究建立国家药品监管信息化标准体系。

（4）负责中国食品药品监管数据中心的建设，承担监管信息数据的采集、整理、存储、分析、利用、监测、评价等管理工作。

（5）研究开发药品信息产品，通过网络、期刊及其他技术交流与合作方式，面向系统、社会和行业开展信息服务。

（6）开展药品监管信息相关领域的国际（地区）交流与合作。

（7）承办国家药品监督管理局交办的其他事项。

（六）国家药品监督管理局执业药师资格认证中心

执业药师资格认证中心（Certification Center for Licensed Pharmacists，CCLP）成立于2000年12月，中心设置办公室、考试处和注册处三个处室。其主要职责是：

（1）开展执业药师资格准入制度及执业药师队伍发展战略研究，参与拟订完善执业药师资格准入标准并组织实施。

（2）承担执业药师资格考试相关工作。组织开展执业药师资格考试命审题工作，编写考试大纲和考试指南。负责执业药师资格考试命审题专家库、考试题库的建设和管理。

（3）组织制订执业药师认证注册工作标准和规范并监督实施。承担执业药师认证注册管理工作。

（4）组织制订执业药师认证注册与继续教育衔接标准。拟订执业药师执业标准和业务规范，协助开展执业药师配备使用政策研究和相关执业监督工作。

（5）承担全国执业药师管理信息系统的建设、管理和维护工作，收集报告相关信息。

（6）指导地方执业药师资格认证相关工作。

（7）开展执业药师资格认证国际（地区）交流与合作。

（8）协助实施执业药师能力与学历提升工程。

（9）承办国家药品监督管理局交办的其他事项。

知识拓展

国家药品监督管理局医疗器械技术审评中心

经中编办批准，设立国家药品监督管理局医疗器械技术审评中心，为国家药品监督管理局直属事业单位。其主要职责：负责申请注册的国产第三类医疗器械产品和进口医疗器械产品的受理和技术审评工作；负责进口第一类医疗器械产品备案工作；参与拟订医疗器械注册管理相关法律、法规和规范性文件；组织拟订相关医疗器械技术审评规范和技术指导原则并组织实施；承担再生医学与组织工程等新兴医疗产品涉及医疗器械的技术审评；协调医疗器械审评相关检查工作；开展医疗器械审评相关理论、技术、发展趋势及法律问题研究；负责对地方医疗器械技术审评工作进行业务指导和技术支持；组织开展相关业务咨询服务及学术交流，开展医疗器械审评相关的国际（地区）交流与合作。

五、我国药品监督管理的相关部门

《药品管理法》规定："国务院药品监督管理部门主管全国药品监督管理工作。国务院有关部门在各自的职责范围内负责与药品有关的监督管理工作。""省、自治区、直辖市人民政府的有关部门也在各自的职责范围内负责与药品有关事项的监督管理工作。"与药品监督管理相关的部门主要包括：

（1）卫生健康部门组织制定国家药物政策和国家基本药物制度，开展药品使用监测、临床综合评价和短缺药品预警，提出国家基本药物价格政策的建议，参与制定国家药典。会同有关部门建立重大药品不良反应和医疗器械不良事件相互通报机制和联合处置机制。

（2）中医药管理部门负责组织中药及民族药的发掘、整理、总结和提高，拟订中医药和民族医药事业发展的战略、规划、政策和相关标准，组织开展中药资源普查，促进中药资源的保护、开发和合理利用。

（3）发展与改革宏观调控部门负责监测和管理药品宏观经济，负责药品价格的监督管理工作。

（4）医疗保障部门拟订医疗保险、生育保险、医疗救助等医疗保障制度的法律、法规草案、政策、规划和标准，制定部门规章并组织实施。组织制定并实施医疗保障基金监督管理办法。组织制定药品、医用耗材、医疗服务项目、医疗服务设施等医保目录和支付标准，制定定点医药机构协议和支付管理办法并组织实施。

（5）海关负责药品进出口口岸的设置和药品进口与出口的监管。

第三节　国外药事管理体制

世界各国的药事管理体制是根据其社会制度、历史发展、国体、政体等背景而形成的，因各国国体、政体不同而有所不同。但总体发展变化趋势有共同之处，体现为强化中央政府集中监管职能、加强各环节宏观管理、降低卫生经费支出等。药事管理体制的核心是药品质量监督管理。国外药品质量监督管理体制和卫生事业管理体制密切相关。下面简单介绍美国和日本的药品监督管理机构以及世界卫生组织的概况。

一、美国药品监督管理体制及机构

（一）概况

美国是联邦制、分权制国家，其药品监督管理工作的组织方式、管理制度和管理方法，以及中央和地方政府对药品监督管理的职责划分等与大多数国家都不同。美国的药品监管分二级，即美国食品药品管理局（Food and Drug Administration，FDA）和州药品监督管理机构。各州根据本州的药事管理法规及各州的《药房法》，确定州卫生局药品监督管理职责，"州药事管理委员会"对本州药师及药房进行管理。美国州卫生局和州药事管理委员会与FDA之间不是上下级隶属关系，而是共同协作关系。

此外，美国药典委员会作为一个独立机构，负责制定药品标准，主要有《美国药典》《国家处方集》《美国药典增补版》《配制药剂信息》《用药指导》《美国药物索引》等。根据《联邦食品、药品和化妆品法》，FDA有权对药品质量标准、检验方法等载入药典的条文进行评价、审核，必要时通知药典委员会修订。

（二）美国食品药品管理局

美国食品药品管理局是美国政府在卫生与人类服务部（Department of Health and Human Services，HHS）中设立的执行机构之一。FDA负责全国食品、药品、化妆品、医疗器械等产品的监督管理。

FDA中承担主要审评和药品监管职责的机构有生物制品评价和研究中心、药品安全和应用营养中心、药品评价和研究中心、兽药中心、器械和辐射健康中心、毒理学研究中心。

二、日本药品监督管理体制及机构

根据日本《药事法》，日本药品和药事管理体制分为中央级、都道府县级和市町村级三级，权力集中于中央政府厚生劳动省（Ministry of Health, Labour and Welfare）医药·生活卫生局（Pharmaceutical Safety and Environmental Health Bureau），地方政府负责监督实施。

医药·生活卫生局负责全国食品、药品、化妆品、生物制剂、医疗器械等监督管理工作。医药·生活卫生局设总务课、医药品审查管理课、医疗机器审查管理课、医药安全对策课、监视指导·麻药对策课、血液对策课、生活卫生·食品安全企划课、食品基准审查课、食品监视安全课、生活卫生课、水道课十一个课。

医药品审查管理课是药品的主要监管部门。主要负责药品、类药品、化妆品生产的监督和技术检查；药品、类药品、化妆品的生产、经营许可的批准和发放；药品的再审查和再评价工作的管理；管理并指导日本药局方的工作；制定、修订、实施关于药品的技术标准；管理罕用药品。

日本医疗器械审评审批机构（Pharmaceuticals and Medical Devices Agency, PMDA）是厚生省医药食品局所管辖的独立行政法人，成立于 2004 年，为医药品审查管理课、医疗器械审查管理课的最终决策提供服务。PMDA 的业务主要包括承认审查业务、安全对策业务、健康损害救济业务等。

三、世界卫生组织

世界卫生组织（World Health Organization, WHO）是联合国下属的一个专门机构，其前身可以追溯到 1907 年成立于巴黎的国际公共卫生局和 1920 年成立于日内瓦的国际联盟卫生组织。第二次世界大战后，经联合国经济及社会理事会决定，64 个国家的代表于1946 年 7 月在纽约举行国际卫生会议，签署了《世界卫生组织组织法》。1948 年 6 月 24 日，世界卫生组织在日内瓦召开的第一届世界卫生大会上正式成立，总部设在瑞士日内瓦。

世界卫生组织的宗旨是使全世界人民获得尽可能高水平的健康。世界卫生组织的主要职能包括：指导和协调国际卫生工作，并提供技术援助；促进流行病、地方病和其他疾病的防治和消灭；促进防治工伤事故及改善营养、居住、计划生育和精神卫生；提出国际卫生公约、规划、协定；推动制定食品、药品、生物制品等国际标准。截至目前，世界卫生组织共有 194 个成员。

世界卫生组织与药品有关的主要工作由诊断、治疗和康复技术处管理。世界卫生组织有关药物方面的主要工作：①制定药物政策和药物管理规划；②药品质量控制；③制定《生物制品国际标准和控制质量标准》；④药品质量管理，制定《药品生产和质量管理规范》（WHO 的 GMP）和《国际贸易药品质量认证体制》并推广实施。

复习思考题

1. 什么是药事组织？简述我国药事组织的分类和主要功能。

2. 我国药品监督管理机构是如何设置的？

3. 简述国家药品监督管理局的主要职能。其直属事业机构主要有哪些？其主要职责是什么？

4. 简述中国食品药品检定研究院的主要职责和任务。

5. 简述国家药典委员会的职责。

6. 简述美国、日本药事管理机构设置及其职责。

（焦　珂）

第四章　国家药物政策与相关制度

国家药物政策是指国家制定和实施的有关药物管理的法律、法规、规章、制度、指南及政府的有关承诺等。本章主要介绍了国家药物政策、国家基本药物、基本医疗保险用药政策、药品分类管理、国家药品储备制度等内容。

第一节　国家药物政策

一、国家药物政策的定义和发展

（一）国家药物政策的定义

国家药物政策（national drug policy，NDP）是指国家制定和实施的有关药物管理的法律、法规、规章、制度、指南及政府的有关承诺等，它体现了政府在药物管理领域的中长期目标及其优先领域，是政府给医药卫生界提出的目标、行动准则、工作策略与方法的指导性文件。国家药物政策经各国议会或内阁批准颁布实施后，立法机构要据此制定相应法规并确保其执行，从而使国家药物政策主要内容具有法律依据。

（二）国家药物政策的发展

20世纪后期，世界各国在医药领域内曾遇到药物生产研发盲目无序、药品供销失衡、药品使用不合理、药品流通不畅、药品虚高定价、假药劣药充斥市场、部分民众无法获得基本医药保障等诸多严重问题。这些问题相互联系制约，涉及政治经济、文化教育、医药卫生、社会保险诸多方面。一国政府不可能仅凭单项政策和措施去解决，必须制定统一政策，协调相关各方，以达到合理利用社会有限医药资源，满足广大民众合理医药需求的目的。

1975年召开的世界卫生大会首次提出了国家药物政策的概念，旨在由一国政府构建一个解决诸多医药问题的总体政策框架，用以指导该国的药品研究、生产、流通和使用的健康发展。国家药物政策的主体内容一般包括药品的立法与管理、基本药品选择、药品供应、药品合理使用、药品经济学策略、人力资源开发、药品监督与评价、药品的研发以及国家间的技术合作等。在医药资源短缺的国家，实施国家药物政策的关键在于有效保障社会有限的医药资源得到合理应用。尽管各国国家药物政策在目标与实施策略上有所差异，但其共同点是保障基本药物的生产与供应，保证向公众提供的药品符合安全、有效和质量合格的基本标准，强调改进药品临床处方和调制行为，提高临床合理用药水平。1988年世界卫生组织出版了《国家药物政策指导原则》(第一版);2001年世界卫生组织出版了《如何制定和实施国家药物政策》(第二版)。

国家药物政策的重要基础是基本药物与基本药物目录,许多国家是在实施基本药物政策的基础上,发展国家药物政策。我国从1979年开始引入"基本药物"的概念,1992年开始着手制定国家基本药物目录,将"临床必需,安全有效,价格合理,使用方便,择优选定,中西药并重"列为我国基本药物遴选原则,并规定根据遴选原则每两年对基本药物目录进行一次修订,以保证基本药物目录的适时性。1997年,中共中央、国务院做出《关于卫生改革与发展的决定》,其中建立并完善国家基本药物制度的重要精神,有力促进了我国基本药物政策的实践,对促进我国医药事业的健康发展、规范药品管理、实施临床合理用药产生了重大影响。2016年10月,中共中央、国务院印发《"健康中国2030"规划纲要》,明确提出完善国家药物政策。巩固完善国家基本药物制度,推进特殊人群基本药物保障。完善现有免费治疗药品政策,增加艾滋病防治等特殊药物免费供给。保障儿童用药。完善罕见病用药保障政策。建立以基本药物为重点的临床综合评价体系。按照政府调控和市场调节相结合的原则,完善药品价格形成机制。强化价格、医疗保险、采购等政策的衔接,坚持分类管理,加强对市场竞争不充分药品和高价医用耗材的价格监管,建立药品价格信息监测和信息公开制度,制定完善医疗保险药品支付标准政策。

二、国家药物政策的目标与内容

(一)国家药物政策的目标

从最广泛的意义上讲,国家药物政策应该促进药品领域的平等和可持续性。各国国家药物政策的总目标大多与基本药物制度相一致,主要包含基本药物的可供性、费用可承受性、可获得性以及与之相对应的对药品安全、有效、优质和合理使用的要求,以最少资源投入获得最大卫生效果,提高医药经济效率,减少进口药品所用外汇,提供医药企业就业岗位,量力发展本国制药工业,界定国有与民营企业各自的作用,保证医药事业可持续发展,这些目标在国家药物政策文件中有明确的表达。国家药物政策最基本的目标是:

1. 基本药物的可获得性

指药品生产企业、药品批发商、零售药房、医院药房能保证基本药物的品种、数量供应,保证提供准确、可靠的药品信息,还包括"无歧视",即对病人的民族、性别、年龄、社会地位、经济状况等一视同仁,不歧视。

2. 保证向公众提供安全、有效、质量合格的药品

当前各国政府多采用法律、行政的方法加强药品监督管理,建立药品监督管理机构,制订、执行药品管理法律、法规,确保所有药品的质量可靠、安全有效。

3. 合理用药

确保药品得到合理使用,提高临床合理用药水平,以期通过最少的投入获得最大的医疗效果。

（二）国家药物政策的内容

国家药物政策组成的基本框架，主要包括以下方面：

1. 法律、法规和指南

国家的相关法律和法规是国家药物政策的重要组成部分。药物政策应以相应的法律、法规为依据，结合国家卫生政策目标、社会经济、卫生基本状况，以及可获得的资源（包括人力资源）制定，以确保安全、有效、优质的药物生产、销售和使用。

2. 药物选择

药物选择是根据治疗需要选择最佳药物满足不同层次用药者的需求。

3. 药物供应

药品的供应包括药品的生产、购买、贮藏和销售4个环节。国家药物政策在这4个环节中制订相应措施以保证相互合作、密切配合，确保药厂生产出优质、高效的药品，在流通环节能够保证药品质量，最后让消费者用上高效、优质、价廉的药品。

4. 药品质量保障体系

药品质量保障体系具有两方面含义：一是通过技术改进提高药品质量；二是通过立法，规范、监督、管理与药物有关的领域，保证药品质量。

5. 合理用药

药物只有在合理使用时，国家药物政策的目标才能实现。药物合理使用是国家药物政策中极其重要的一部分。完备的法规体系是实施政策、保证合理使用药物的必要条件，政府在这一领域应当起主导作用。

6. 药物经济战略

考虑到各国特殊的社会经济环境，各国政府应当分配一定的资金满足基本药物的供应，尤其是贫困地区的基本药物供应。

7. 国家药物政策的监测和评价

建立相应监测和评价程序，评估国家药物政策实施的进程并对其做出适当调整，是国家药物政策的重要组成部分。

8. 研究

国家药物政策涉及两类研究问题：政策性研究指对国家药物政策实施过程中所遇到的问题寻求解决的办法，为处方者和用药者提供最佳的选择药物和购买、销售药物的手段；药物研究侧重于药物本身的研究，包括一些基础研究，如分子生物学、化学、免疫学、生物技术、药理学和毒理学方面的研究，也包括药物和疫苗的临床试验等应用性研究。

9. 人力资源开发

国家药物政策的贯彻执行离不开高素质专业型人才。人力资源的开发是实施国家药物政策的决定性因素，应给予高度重视。

10. 国际之间的交流与合作

加强国与国之间的广泛合作，以达到信息共享、人才合理使用，使有限的卫生资源得到最大限度的利用。

第二节　国家基本药物制度

一、基本药物与《国家基本药物目录》

基本药物制度是国家药物政策的核心，它能够促进药品获得的公平性，帮助医疗保健体系建立药品使用的优先权，同时，基本药物制度在对医药卫生人员的培训、药品集中采购与招标、完善医疗保险体制、公众教育等方面也发挥重要的作用。

（一）国家基本药物（national essential drugs）的概念

根据我国《基本医疗卫生与健康促进法》对基本药物的定义，基本药物是指满足疾病防治基本用药需求，适应现阶段基本国情和保障能力，剂型适宜，价格合理，能够保障供应，可公平获得的药品。

国家基本药物是指由政府制定的《国家基本药物目录》中的药品。制定该目录的目的是要在国家有限的资金资源下获得最大的合理的全民保健效益。政府举办的基层医疗卫生机构全部配备和使用基本药物，其他各类医疗机构也都必须按规定优先使用基本药物。

《药品管理法》第九十三条明确规定："国家实行基本药物制度，遴选适当数量的基本药物品种，加强组织生产和储备，提高基本药物的供给能力，满足疾病防治基本用药需求。"

国家基本药物制度是对基本药物目录制定、生产供应、采购配送、合理使用、价格管理、支付报销、质量监管、监测评价等多个环节实施有效管理的制度。建立国家基本药物制度，保证基本药物足量供应和合理使用，有利于保障群众基本用药权益，转变"以药补医"机制，也有利于促进药品生产流通企业资源优化整合，对实现人人享有基本医疗卫生服务，维护人民健康，体现社会公平，减轻群众用药负担，推动卫生事业发展，具有十分重要的意义。

国家基本药物工作委员会负责协调解决制定和实施国家基本药物制度过程中各个环节的相关政策问题，确定国家基本药物制度框架，确定《国家基本药物目录》遴选和调整的原则、范围、程序和工作方案，审核《国家基本药物目录》，各有关部门在职责范围内做好国家基本药物遴选调整工作。

国家基本药物工作委员会由国家卫生健康委员会、国家发展和改革委员会、工业和信息化部、监察部、财政部、人力资源和社会保障部、商务部、国家药品监督管理局、国家中医药管理局组成。办公室设在国家卫生健康委员会，承担国家基本药物工作委员会的日常工作。

（二）基本药物目录

1. 发展情况

1992年，我国成立了"国家基本药物领导小组"，确定了"临床必需，安全有效，使用方便，择优选定，中西药并重"的遴选原则。1997年，中共中央《关于卫生改革与发展的决定》提出"国家建立基本药物制度"。从2009年至今，我国先后公布了《国家基本药物目录》（2009年版）、《国家基本药物目录》（2012年版）、《国家基本药物目录》（2018年版），2018年版《国家基本药物目录》品种增加到685种，其中化学药和生物制品417种、中成药268种（含民族药），在覆盖主要临床病种的基础上，重点聚焦癌症、儿童疾病、慢性病等病种。新版目录发布实施后，能够覆盖临床主要疾病病种，更好适应基本医疗卫生需求，为进一步完善基本药物制度提供基础支撑，高质量满足人民群众疾病防治基本用药需求。

2.《国家基本药物目录》中的药品品种及遴选原则

《国家基本药物目录》中的药品包括化学药品、生物制品、中成药。化学药品和生物制品主要依据临床药理学分类，中成药主要依据功能分类。《国家基本药物目录》中的药品品种、规格主要依据《中国药典》。同一品种剂量相同但表述方式不同的暂视为同一规格；未标注具体规格的，其剂型对应的规格暂以国家药品管理部门批准的规格为准。除急救、抢救用药外，独家生产品种纳入《国家基本药物目录》应当经过单独论证。

国家基本药物遴选应当按照防治必需、安全有效、价格合理、使用方便、中西药并重、基本保障、临床首选和基层能够配备的原则，结合我国用药特点，参照国际经验，合理确定品种（剂型）和数量。《国家基本药物目录》的制定应当与基本公共卫生服务体系、基本医疗服务体系、基本医疗保障体系相衔接。在国家药物政策和基本药物制度相关工作中，坚持中西药并重的原则，按照《国家基本药物目录管理办法》的规定和要求，进一步完善国家基本药物遴选调整机制，充分考虑中药特点，动态调整完善基本药物目录品种结构和数量，满足人民群众基本用药需求，促进中医药事业发展。

下列药品不纳入《国家基本药物目录》遴选范围：①含有国家濒危野生动植物药材的；②主要用于滋补保健作用，易滥用的；③非临床治疗首选的；④因严重不良反应，国家药品监督管理部门明确规定暂停生产、销售或使用的；⑤违背国家法律、法规，或不符合伦理要求的；⑥国家基本药物工作委员会规定的其他情况。

3.《国家基本药物目录》的制定和调整

国家卫生健康委员会会同有关部门起草国家基本药物目录遴选工作方案和具体的遴选原则，经国家基本药物工作委员会审核后组织实施。

基本药物目录管理主要采取以下举措：一是坚持防治必需，以满足疾病防治基本用药需求为导向，基本药物品种数量能够满足常见病、慢性病等临床需求。二是强化循证决策，调入和调出并重，突出药品临床价值。三是动态调整目录，对基本药物目录定期评估，动态调整，调整周期原则上不超过3年。四是加强上下级医疗机构的用药衔接，适应分级诊疗制度建设需求，推进市（县）域内公立医疗机构集中带量采购，规范基本药物采购的品种、剂型、规格，满足群众需求。

按照《国家基本药物目录管理办法》要求，参考《世界卫生组织基本药物目录》和相关国家（地区）药物名册遴选程序及原则，根据我国疾病谱和用药特点，考虑基本国情和保障能力，《国家基本药物目录》药品调入和调出标准如下所述。

药品调出的标准为：①药品标准被取消的；②国家药品监督管理部门撤销其药品批准证明文件的；③发生不良反应，经评估不宜再作为国家基本药物使用的；④根据药物经济学评价，可被风险效益比或成本效益比更优的品种所替代的；⑤国家基本药物工作委员会认为应当调出的其他情形。

药品调入的标准：①结合疾病谱顺位、发病率、疾病负担等，满足常见病、慢性病以及负担重、危害大疾病和危急重症、公共卫生等方面的基本用药需求，从已在我国境内上市的药品中，遴选出适当数量基本药物；②支持中医药事业发展，支持医药行业发展创新，向中药（含民族药）、国产创新药倾斜。

4. 基本药物的管理

基本药物全部纳入《基本医疗保障药品报销目录》，报销比例明显高于非基本药物，降低个人自付比例，用经济手段引导广大群众优先使用基本药物。基本药物定价，既考虑企业有合理的利润空间，鼓励企业生产基本药物，同时也要切实降低基本药物价格，维护广大人民群众的利益。实行基本药物制度的县（市、区），政府举办的基层医疗卫生机构配备使用的基本药物实行零差率销售。

保证基本药物及时、足量、保质供应，是建立基本药物制度、满足广大群众基本用药的重要环节。政府办医疗机构使用的基本药物，由省级人民政府指定机构按《招标投标法》和《政府采购法》的有关规定，以省为单位实行网上集中采购、统一配送。由招标选择的药品生产企业、具有现代物流能力的药品经营企业或具备条件的其他企业统一配送。要确保招标过程的公开、公平、公正，确保基本药物保质、保量、及时配送到每个医疗卫生机构。

实现基层医疗卫生机构全部配备使用基本药物，是建立国家基本药物制度的关键环节。为了确保医疗卫生机构的服务功能，各地根据医疗卫生机构的诊疗范围，在《国家基本药物目录》内配备药品。其他各类医疗机构也必须按规定比例使用基本药物。同时，规范医疗卫生机构用药行为，确保基本药物的合理使用，并同步落实好基本药物报销政策。为统筹城乡区域发展，兼顾各地用药水平、习惯差异，积极稳妥地推进基本药物制度的实施，在建立国家基本药物制度初期，政府办基层医疗卫生机构确需配备、使用非国家基本药物目录药品，暂由省级人民政府统一确定，并执行国家基本药物制度相关政策和规定。民族自治区内配备使用《国家基本药物目录》以外的民族药，由自治区人民政府制定相应管理办法。患者也可以凭处方到零售药店购买非基本药物，纳入报销目录的非基本药物仍然可以得到报销。建立国家基本药物制度工作启动后，国家有关部门将对基本药物制度实施情况进行绩效评估，发布监测评估报告等相关信息，促进基本药物制度不断完善。

第三节　医疗保障制度与基本医疗保险用药政策

一、建立和完善医疗保障制度的重要意义

（一）建立和完善医疗保障制度是构建和谐社会的必然要求

医药卫生事业关系人民群众的健康和千家万户的幸福，是重大民生问题。深化医药卫生体制改革，建立和完善医疗保障制度，加快医药卫生事业发展，满足人民群众日益增长

的医药卫生需求，不断提高人民群众健康素质和生活质量，是贯彻落实科学发展观、促进经济社会全面协调可持续发展的需要，是全面建设小康社会和构建社会主义和谐社会的必然要求，是以人为本、关注民生、服务人民的执政理念的充分体现。

（二）建立和完善医疗保障制度是满足人民基本医疗需求的重大举措

建立和完善医疗保障制度，推进中国特色医药卫生体制建设，有利于减轻人民群众的家庭经济负担，有利于改善人民群众的基本生活，有利于缩小贫富之间的差距，维护社会公平正义；建立和完善医疗保障制度，解决人民群众"看病难、看病贵"的实际问题，使所有居民在发生重大疾病时能够得到基本的医疗保障，满足人民群众的基本医疗需要，逐步实现人人享有基本医疗卫生服务的目标，提高全民健康水平，让人民群众共享改革和发展的成果。

二、我国医疗保障制度的改革和发展历程

1993年，党的十四届三中全会提出了在20世纪末初步建立起社会主义市场经济体制基本框架的目标，确定在城镇建立社会统筹与个人账户相结合的职工医疗保险制度。1998年国务院发布《关于建立城镇职工基本医疗保险制度的决定》（国发〔1998〕44号），在全国范围全面进行职工医疗保障制度改革。

2002年，中共中央、国务院发布的《关于进一步加强农村卫生工作的决定》（中发〔2002〕13号）提出各级政府要积极引导农民建立大病统筹为主的新型农村合作医疗制度。

2007年，国务院发布了《关于开展城镇居民基本医疗保险试点的指导意见》（国发〔2007〕20号），推进城镇居民基本医疗保险试点工作。

2009年4月6日，中共中央、国务院发布了《关于深化医药卫生体制改革的意见》（中发〔2009〕6号）。随后国务院发布了《医药卫生体制改革近期重点实施方案（2009—2011年）》（国发〔2009〕12号），提出了深化医药卫生体制改革的总体目标是建立健全覆盖城乡居民的基本医疗卫生制度。

2016年，国务院发布《关于整合城乡居民基本医疗保险制度的意见》（国发〔2016〕3号），提出整合城镇居民基本医疗保险和新型农村合作医疗两项制度，建立统一的城乡居民基本医疗保险制度。

2018年3月，第十三届全国人大一次会议表决通过了《关于国务院机构改革方案的决定》，组建国家医疗保障局。

2020年3月，为深入贯彻党的十九大关于全面建立中国特色医疗保障制度的决策部署，着力解决医疗保障发展不平衡、不充分的问题，中共中央、国务院发布《关于深化医疗保障制度改革的意见》。

2020年6月7日，国家医疗保障局、财政部、国家税务总局联合发布关于做好《2020年城乡居民基本医疗保障工作的通知》（医保发〔2020〕24号，以下简称《通知》）。内容主要包括提高城乡居民基本医疗保险筹资标准、健全待遇保障机制、完善医保支付管理等方面。

> **思政元素**
>
> ### 医保制度使群众受益
>
> 　　2018年，国家医疗保障局会同财政部、原国务院扶贫办发布了《医疗保障扶贫三年行动实施方案（2018—2020年）》，提出确保到2020年，将农村贫困人口全部纳入基本医保、大病保险和医疗救助保障范围，农村贫困人口医疗保障受益水平明显提高。
>
> 　　点评：关心群众疾苦，做好医保扶贫是各级医保部门义不容辞的责任。扶贫要确保医疗保障实现全覆盖，把功夫下到因病致贫、返贫人口上。扶贫需要充分关注深度贫困地区和因病致贫返贫等特殊贫困人口，充分发挥基本医保、大病保险、医疗救助各项制度作用，切实提高农村贫困人口医疗保障受益水平。
>
> 　　资料来源：窦洁. 医保扶贫三年力求全覆盖［N］. 中国医药报. 2018-10-30.

三、我国医疗保障制度的改革和发展方向

　　医疗保障是减轻群众就医负担、增进民生福祉、维护社会和谐稳定的重大制度安排。2020年3月5日，《中共中央国务院关于深化医疗保障制度改革的意见》提出了"1＋4＋2"的医疗保障制度总体改革框架。

　　其中"1"是力争到2030年，全面建成以基本医疗保险为主体，医疗救助为托底，补充医疗保险、商业健康保险、慈善捐赠、医疗互助共同发展的多层次医疗保障制度体系。

　　"4"是健全待遇保障、筹资运行、医保支付、基金监管四个机制。

　　"2"是完善医疗服务供给和医疗保障服务两个支撑。

　　医疗保障制度改革从增进民生福祉出发，明确改革应遵循的基本原则：一是坚持应保尽保、保障基本，基本医疗保障依法覆盖全民，坚持尽力而为、量力而行，实事求是确定保障范围和标准。二是坚持稳健持续、防范风险，根据经济发展水平等因素科学确定筹资水平，均衡各方筹资缴费责任，加强统筹共济，防范基金风险。三是坚持促进公平、筑牢底线，提高制度的公平性、协调性，逐步缩小待遇差距，增强普惠性、基础性、兜底性保障。四是坚持治理创新、提质增效，发挥市场在资源配置中的决定性作用，不断提高治理社会化、法制化、标准化、智能化水平。五是坚持系统集成、协同高效，强调增强医保、医疗、医药联动改革的协同性，增强医保对医药服务领域的激励约束作用。

四、多层次医疗保障体系的组成

　　我国多层次医疗保障体系，包括基本医疗保险、补充医疗保险、医疗救助和商业健康保险、慈善捐赠、医疗互助。基本医疗保险、补充医疗保险与医疗救助具有保障功能，基本医疗保险是保障体系主体，医疗救助在保障体系中发挥托底作用，补充医疗保险、商业健康保险、慈善捐赠等是重要组成。各类医疗保障互补衔接，共同发展，更好地满足多元医疗需求，实现病有所医的目标。

（一）基本医疗保险

覆盖城乡全体居民，公平普惠保障人民群众基本医疗需求。城镇职工基本医疗保险覆盖就业人口，城乡居民基本医疗保险覆盖除职工医保应参保人员以外的其他所有城乡居民。各类人群参保均不存在政策障碍，均可按规定参保并享受相应待遇。职工和城乡居民分类保障，待遇与缴费挂钩，基金分别建账，分账核算。

（二）补充医疗保险

国家除保障参保群众基本医疗保险之外，鼓励发展商业健康保险，满足人民群众多样化健康保障需求，兼顾群众多样化医疗保障需求，支持补充医疗保险和商业健康保险全面发展。普遍开展职工大额医疗费用补助和城乡居民大病保险。企业为职工建立补充医疗保险可按规定享受财税优惠政策。通过完善政策，鼓励发展多种形式的商业健康保险，通过财税、产业等政策引导，鼓励商业保险机构不断增加健康保障供给，提高服务质量和效率，满足群众更高的保障需求。

（三）医疗救助

国家完善医疗救助制度，保障符合条件的困难群众获得基本医疗服务，是帮助困难群众获得基本医疗保险服务并减轻其医疗费用负担的制度安排。国家整合完善城乡医疗救助，不断加大财政投入力度，提高托底保障能力，制度受益人群逐步扩展，确保困难群众公平获得基本医疗服务。

五、基本医疗保险用药

2000年，我国正式制定了第一版《国家基本医疗保险药品目录》（以下简称《药保目录》）。2004年、2009年、2017年和2019年根据临床用药需求对该目录进行了调整。我国《基本医疗保险用药管理暂行办法》已经国家医疗保障局局务会审议通过，自2020年9月1日起施行。

基本医疗保险用药管理坚持以人民为中心的发展思想，切实保障参保人员合理的用药需求；坚持"保基本"的功能定位，既尽力而为，又量力而行，用药保障水平与基本医疗保险基金和参保人承受能力相适应；坚持分级管理，明确各层级职责和权限；坚持专家评审，适应临床技术进步，实现科学、规范、精细、动态管理；坚持中西药并重，充分发挥中药和西药各自优势。

国务院医疗保障行政部门建立完善动态调整机制，原则上每年调整一次。国务院医疗保障行政部门根据医保药品保障需求、基本医疗保险基金的收支情况、承受能力、目录管理重点等因素，确定当年药品目录调整的范围和具体条件，研究制定调整工作方案，依法征求相关部门和有关方面的意见并向社会公布。将企业申报且符合当年《医保目录》调整条件的药品纳入该年度调整范围。在满足临床需要的前提下，医保定点医疗机构须优先配备和使用《医保目录》内药品。

根据《城镇职工基本医疗保险用药范围管理暂行办法》的规定，不能纳入基本医疗保险用药范围的药品包括：①主要起营养滋补作用的药品；②部分可以入药的动物及动物脏器，干（水）果类；③用中药材和中药饮片泡制的各类酒制剂；④各类药品中的果味制剂、口服泡腾剂；⑤血液制品、蛋白类制品（特殊适应证与急救、抢救除外）；⑥人力资源和社会保障部规定基本医疗保险基金不予支付的其他药品。

《医保目录》中的西药和中成药分为"甲类药品"和"乙类药品"。"甲类药品"是临床治疗必需、使用广泛、疗效确切、同类药品中价格或治疗费用较低的药品。"乙类药品"是可供临床治疗选择使用，疗效确切、同类药品中比"甲类药品"价格或治疗费用略高的药品。协议期内谈判药品纳入"乙类药品"管理。各省级医疗保障部门按国家规定纳入《医保目录》的民族药、医疗机构制剂纳入"乙类药品"管理。中药饮片的"甲乙分类"由省级医疗保障行政部门确定。

《医保目录》调入分为常规准入和谈判准入两种方式。在满足有效性、安全性等前提下，价格与《医保目录》内现有品种相当或较低的，可以通过常规方式纳入目录；价格较高或对医保基金影响较大的独家专利药品应当通过谈判方式准入。

使用"甲类药品"所发生的费用，按基本医疗保险的规定支付。使用"乙类药品"所发生的费用，先由参保人支付一定比例，再按基本医疗保险的规定支付。个人自付的具体比例，由统筹地区规定，报省、自治区、直辖市医疗保障管理部门备案。

第四节　药品分类管理制度

药品是指用于预防、治疗、诊断人的疾病，有目的地调节人的生理机能并规定有适应证或者功能主治、用法和用量的物质，包括中药、化学药和生物制品等。按照该定义，药品分为中药、化学药和生物制品三类。根据不同的分类方法，药品又可以分为现代药和传统药；处方药和非处方药；实行一般管理的药品与实行特殊管理的药品。在药品注册管理中，又可以按照药品注册类别进行分类。中药注册分类：中药创新药、中药改良型新药、古代经典名方中药复方制剂、同名同方药等。化学药注册分类：化学药创新药、化学药改良型新药、仿制药等。生物制品注册分类：生物制品创新药、生物制品改良型新药、已上市生物制品等。

《药品管理法》第五十四条规定："国家对药品实行处方药与非处方药分类管理制度。具体办法由国务院药品监督管理部门会同国务院卫生健康主管部门制定。"《处方药与非处方药分类管理办法（试行）》是原国家药品监督管理局发布的《药品分类管理办法》，于1999年6月11日通过审议，2000年1月1日起正式施行。本办法对处方药的调配、购买和使用以及非处方的标签、说明、包装印刷和销售都做了明确的规定。《处方药与非处方药分类管理办法（试行）》明确规定：处方药必须凭执业医师或执业助理医师处方才可调配、购买和使用；非处方药不需要凭执业医师或执业助理医师处方即可自行判断、购买和使用；根据药品的安全性，非处方药分为甲、乙两类。经营处方药、非处方药的批发企业和经营处方药、甲类非处方药的零售企业必须具有药品经营企业许可证。经省级药品监督管理部门或其授权的药品监督管理部门批准的其他商业企业可以零售乙类非处方药；零售乙类非处方药的商业企业必须配备专职的具有高中以上文化程度，经专业培训后，由省级药品监督管理部门或其授权的药品监督管理部门考核合格并取得上岗证的人员；处方药只准在专业性医药报刊进行广告宣传，非处方药经审批可以在大众传播媒介进行广告宣传。

第五节　国家药品储备制度

《药品管理法》第四十三条规定："国家实行药品储备制度。国内发生重大灾情、疫情及其他突发事件时，国务院规定的部门可以紧急调用企业药品。"《中国人民解放军实施〈中华人民共和国药品管理法〉办法》第七条规定："军队实行战备药品储备制度。军队药品供应保障机构和医疗机构负责战备药品储备以及战备药品的更新。遇有突发事件等紧急情况时，经总后勤部或者军兵种、军区批准，可以动用战备储备药品；必要时，总后勤部可以商请国务院有关部门紧急调用国家储备药品和企业药品。"现在，医药储备的作用，已由单纯的战备逐步扩大到外援、救灾、防疫和应对突发事件。

一、建立国家药品储备制度的重要意义

目前，我国的医疗保健水平相对落后，农村卫生体系尚不健全，药品是关系到人民生命和健康的特殊商品，也是发生重大灾情、疫情及其他突发事件后必需的救急物资。国家实行药品储备制度，保证在国内发生重大灾情、疫情及其他突发事件时能及时调用药品，维护社会公众身体健康。建立国家药品储备制度，也可以保证特殊时期的药品供应，防止不法分子哄抬药价影响药品可支付性，维护社会稳定及公众用药的合法权益。例如，1998年的抗洪救灾、2003年抗击"非典"、2008年汶川大地震救灾等灾情、疫情中，药品储备的作用尤为明显。

相关案例

药品储备为防控甲型H1N1流感发挥作用

2009年3月，甲型H1N1流感疫情在全球蔓延。5月11日，我国四川确诊首例输入性甲型H1N1流感病例。国家主席胡锦涛就我国首例输入性甲型H1N1流感病例作出重要指示，要求全力制止疫情在我国传播。

5月11日，按照国家工业和信息化部的统一部署，中国医药集团总公司（中央医药储备调拨单位）紧急将中央医药储备计划内的一批达菲（硫酸奥司他韦胶囊）调往四川，另外有关50多个相关中药材品种的准备工作也已经落实，正在等待指令。

资料来源：王蔚佳. 药物储备为防控甲型H1N1流感而战［N］中国医药报. 2009-5-14.

二、国家药品储备制度的发展历程

为保证灾情、疫情及突发事故发生后对药品和医疗器械的紧急需要，国家于20世纪70年代初建立了国家医药储备制度，建立了中央一级储备、静态管理的国家药品储备制度。多年来，国家医药储备在满足灾情、疫情及突发事件对药品和医疗器械的紧急需要方面发挥了重要作用。

医药储备管理职能最初由国家医药管理局负责。1998年下半年，国务院机构调整，国家医药管理局医药储备管理职能并入国家经济贸易委员会。2003年初，国家经济贸易委员会撤消，医药储备管理职能并入国家发展改革委员会。2008年国务院机构改革，组建工业和信息化部，医药储备管理职能又从国家发展改革委员会剥离，并入工业和信息化部。

中央一级储备、静态管理的医药储备体制在满足灾情、疫情及突发事件对药械的紧急需要方面发挥了重要作用。后来，由于种种原因，国家医药储备数量减少、救急水平下降，该体制已很难保证灾情、疫情及突发事件等的紧急需要。为适应市场经济发展需要，提高国家医药储备能力和管理水平，保证灾情、疫情及突发事件发生后所需药品和医疗器械的及时、有效供应，1997年中共中央、国务院发布的《关于卫生改革与发展的决定》做出了"建立并完善中央与地方两级医药储备制度"的决定，同年国务院发布的《关于改革和加强医药储备管理工作的通知》提出了"建立中央与地方两级医药储备制度"的具体措施。

1997年11月13日，为了加强医药储备资金管理，财政部发布《国家医药储备资金财务管理办法》。1997年12月23日，国家经济贸易委员会、财政部、中国人民银行和卫生部联合发文，发布并开始实施《国家药品医疗器械储备管理暂行办法》。

1999年，国家经济贸易委员会对《国家药品医疗器械储备管理暂行办法》进行了修订，颁布并开始实施现行的《国家医药储备管理办法》。

2004年，在国务院的统一部署下，国家发展和改革委员会组织编制了《国家医药储备应急预案》，建立了国家医药储备应急管理的基本制度和运行机制，加强了应急管理基础工作。

三、我国现行国家药品储备制度《国家医药储备管理办法》简介

国家经济贸易委员会1999年6月14日发布的《国家医药储备管理办法》共九章四十七条，其主要内容如下所述。

（一）总则

明确了医药储备是政府职能。在中央统一政策、统一规划、统一组织实施的原则下，建立中央与地方（省、自治区、直辖市）两级医药储备制度，实行统一领导、分级负责的管理体制。医药储备实行品种控制、总量平衡、动态管理、有偿调用，以保证储备资金的

安全、保值和有效使用。

（二）机构与职责

1. 国家医药储备主管部门及其主要职责

国家经济贸易委员会（现为国家工业和信息化部）是国家医药储备主要管理部门，负责协调全国的医药储备工作。主要职责是：

（1）负责对各省、自治区、直辖市人民政府或其指定的职能部门动用中央医药储备申请的审批；

（2）根据国家需要，负责调剂、调用地方医药储备的审批；

（3）会同有关部门制定或调整国家医药储备管理的有关政策，监督、检查国家医药储备政策的贯彻执行情况；

（4）负责组织编制中央医药储备年度计划；

（5）会同有关部门确定并适时调整中央储备药品、医疗器械的品种；

（6）负责选择承担中央医药储备的企业，并监督企业做好医药储备的各项管理工作；

（7）会商财政部后安排下达中央医药储备资金，并会同财政、金融及审计等部门做好中央医药储备资金的监督管理、财务审计工作；

（8）负责建立医药储备统计制度，组织对承担医药储备任务的企业进行检查、培训和考核，推广医药储备的先进经验；

（9）负责指导地方医药储备工作。

2. 承担储备任务企业的主要职责

（1）执行医药储备管理部门下达的医药储备计划；

（2）依照医药储备管理部门下达的调用通知单执行储备药品、医疗器械的调用任务，确保调用时储备药品、医疗器械及时有效的供应；

（3）负责对储备药品、医疗器械进行适时轮换，保证储备药品、医疗器械的质量；

（4）建立健全企业内部医药储备管理的各项规章制度，加强储备药品、医疗器械的原始记录、账卡、档案等基础管理工作；

（5）建立健全企业内部医药储备资金管理制度，确保医药储备资金的安全和保值；

（6）按时、准确上报各项医药储备统计报表；

（7）负责对从事医药储备工作的人员进行培训，不断提高其业务素质和管理水平。

（三）承担医药储备任务企业的条件

承担医药储备任务的企业，分别由国家医药储备管理部门和省级医药储备管理部门根据企业管理水平、仓储条件、企业规模及经营效益等情况会商同级财政部门择优选定，必须是通过GSP认证的国有或国有控股企业。亏损企业不得承担医药储备任务。

（四）计划管理

中央医药储备主要负责储备重大灾情、疫情及重大突发事故和战略储备所需的特种药品、专项药品及医疗器械；地方医药储备主要负责储备地区性或一般灾情、疫情及突发事故和地方常见病防治所需的药品和医疗器械。

医药储备实行严格的计划管理。中央和地方医药储备计划，分别由国家医药储备管理部门和省级医药储备管理部门下达。

承担医药储备任务的企业必须与相应的医药储备管理部门签订医药储备责任书，必须认真执行储备计划，在储备资金到位后一个月内，保证储备计划（品种和数量）的落实。承担中央医药储备任务的企业不得擅自变更储备计划。计划的变动或调整，需报医药储备管理部门审核批准。

医药生产企业应优先满足承担储备任务企业对储备药品、医疗器械的收购要求，部分供应短缺品种，各级医药储备管理部门应帮助承担储备任务的企业协调解决。

（五）储存管理

医药储备实行品种控制、总量平衡的动态储备。在保证储备药品、医疗器械品种、质量、数量的前提下，承担储备任务的企业要根据具体药品、医疗器械的有效期及质量要求对储备药品、医疗器械适时进行轮换，储备药品、医疗器械的库存总量不得低于计划总量的70%。

加强储备药品、医疗器械的入、出库管理，储备药品、医疗器械入、出库实行复核签字制。承储企业要切实加强其储备药品、医疗器械的质量管理，落实专人负责，建立月检、季检制度，检查记录参照GSP要求。

有关部门和企业要不断提高医药储备管理水平，逐步实行计算机联网管理。

（六）调用管理

1. 医药储备的动用原则

（1）发生一般灾情、疫情及突发事故或一个省、自治区、直辖市区域范围内发生灾情、疫情及突发事故需紧急动用医药储备的，由本省、自治区、直辖市在省级医药储备内负责供应；

（2）发生较大灾情、疫情及突发事故或发生灾情、疫情及突发事故涉及若干省、自治区、直辖市时，首先动用本省、自治区、直辖市医药储备，不足部分按有偿调用的原则，向相邻省、自治区、直辖市人民政府或其指定的部门请求动用其医药储备予以支援，仍难以满足需要时，再申请动用中央医药储备；

（3）发生重大灾情、疫情及重大突发事故时，首先动用地方医药储备，难以满足需要时，可申请动用中央医药储备；

（4）没有建立地方医药储备的省、自治区、直辖市原则上不得申请动用中央医药储备。

2. 具体调用管理

各省级人民政府可指定申请使用中央医药储备的责任部门，并报国家医药储备主管部门备案。

地方需要动用中央医药储备时，需由省级人民政府或其指定的职能部门向国家医药储备主管部门提出申请，国家医药储备主管部门商同有关部门审核批准后下达调用药品、医疗器械品种、数量通知单，由有关承储单位组织调运相应的储备药品、医疗器械。本着有偿调用的原则，国家医药储备主管部门可根据需要调剂、调用地方医药储备。

承担医药储备任务的企业接到调用通知单后，须在规定的时限内将药品、医疗器械发送到指定地区和单位，并对调出药品、医疗器械的质量负责。有关部门和企业要积极为紧急调用储备药品、医疗器械的运输提供条件。

遇有紧急情况如中毒、爆炸、突发疫情等事故发生，承担储备任务的企业接到国家医药储备主管部门的电话或传真，可按要求先发送储备药品、医疗器械。一周内补办有关手续。

中央储备药品在调用过程中如发现质量问题，应就地封存，事后按规定进行处理。接收单位和调出单位应立即将情况上报国家医药储备主管部门，由国家医药储备主管部门通知调出单位按同样品种、规格、数量补调。

（七）资金管理

中央与地方两级医药储备所需资金分别由国务院及各省、自治区、直辖市人民政府落实。医药储备资金是政府的专项资金，必须严格管理，专款专用，不得挤占挪用，要确保储备资金的安全和保值。

储备药品、医疗器械实行有偿调用。调出方要及时收回货款，调入方不得以任何借口或理由拖延、拒付。

中央和地方医药储备资金由国家医药储备主管部门和省级医药储备管理部门按照各自的储备计划会同同级财政部门下达。

当出现下列情况时，国家医药储备主管部门和各省级医药储备管理部门应会同同级财政部门调整或收回医药储备资金：①储备计划调整或企业承储任务调整；②企业不能按计划完成储备调运任务；③不符合医药储备规定的其他情形。

（八）监督与检查

国家医药储备主管部门会同财政部等部门对各地、各有关部门和有关企业落实国家医药储备政策情况进行监督、检查。财政、审计、工业和信息化部等有关部门和银行要加强对医药储备资金的监督和检查。

对严格执行本办法，在医药储备工作中做出突出成绩的单位和个人，给予表彰。

承担医药储备任务的企业，如出现管理混乱、账目不清、不合理损失严重、企业被兼并或拒报各项医药储备统计报表等情况，取消其医药储备任务，并收回储备资金。

储备单位延误救灾防疫及突发事故的药品、医疗器械供应，弄虚作假，挪用储备资金，管理严重混乱，造成严重后果和损失，构成犯罪的，依法追究有关负责人和直接负责人的刑事责任；不构成犯罪的，给予行政处分。

医药储备工作人员玩忽职守、徇私舞弊或者滥用职权，构成犯罪的，依法追究其刑事责任；不构成犯罪的，给予行政处分。

复习思考题

1. 什么是国家药物政策？简述各国国家药物政策最基本的目标。
2. 简述国家基本药物的定义及其遴选原则。
3. 哪些药品不能纳入《国家基本医疗保险药品目录》？
4. 简述建立国家药品储备制度的意义。

（李　乐）

第五章　药品监督管理

药品是用于预防、治疗、诊断人的疾病的物质，药品质量与人类的健康和生命息息相关。因此，世界各国均对药品实行严格的监督管理，以保证药品的安全性、有效性、可控性，从而维护人们身体健康和用药的合法权益。本章主要介绍药品的概念、分类、质量及质量特性，药品监督管理的概念、性质、主要内容、主要手段，药品标准，药品质量监督检验等内容。

第一节　药　　品

一、药品的概念

《药品管理法》（2019年修订）所称药品（drugs）是指用于预防、治疗、诊断人的疾病，有目的地调节人的生理机能并规定有适应证或者功能主治、用法、用量的物质，包括中药、化学药和生物制品等。上述概念包含以下要点：

第一，使用目的和使用方法是区别药品与食品（含保健食品）、毒品等其他物质的基本点。只有当人们为了预防、治疗、诊断人的疾病，按照规定的用法和用量使用该物质，或有目的地调节人的生理机能时，才称其为药品。而食品或毒品的使用为非医疗目的，使用的量与方式也不同。

第二，我国法律上明确规定传统药（中药材、中药饮片、中成药）和现代药（化学药品、生物制品等）均是药品，这和一些西方国家不完全相同。这一规定能充分发挥传统药和现代药在预防、医疗和保健中的作用。

第三，我国《药品管理法》所指的药品是人用药品。这与其他国家药品包括的内容不同，这些国家的药品包含人用药、兽用药。

二、药品的分类

药品的分类方法很多，本书介绍的是药品管理法律、法规中有关药品分类管理的分类。

（一）传统药和现代药

1. 传统药（traditional medicines）

传统药是指以传统医学的经验和理论为指导发现、生产、应用的，由各国、各地区、各民族传承的民族文化固有的药物，包括植物药、矿物药、动物药。我国的传统药有中药、民族药（藏药、蒙药、维药、傣药、壮药等），是各民族医药经典著作收载的防治疾病的天然药材及其制成品。

2. 现代药（modern medicines）

现代药是指基于现代医学的理论和方法筛选确定其药效，用以防治疾病的药品。包括化学药品（化学原料药及其制剂、抗生素、生化药品、放射性药品）和生物制品（血清、疫苗、血液制品和诊断药品）。

（二）处方药和非处方药

根据药品安全有效、使用方便的原则，依其品种、规格、适应证、剂量及给药途径的不同，将药品按处方药和非处方药进行管理。

1. 处方药（prescription drugs）

处方药是指凭执业医师和执业助理医师处方方可购买、调配和使用的药品。

2. 非处方药（over the counter drugs，OTC drugs）

非处方药是指由国家药品监督管理局公布的，不需要凭执业医师和执业助理医师处方，消费者可以自行判断、购买和使用的药品。根据药品的安全性，非处方药分为甲类非处方药、乙类非处方药。

（三）新药、仿制药、医疗机构制剂

1. 新药（new drugs）

新药是指未在中国境内外上市销售的药品。新药分为创新型新药和改良型新药。境内外均未上市的创新药是指含有新的结构明确的、具有药理作用的化合物，且具有临床价值的药品。境内外均未上市的改良型新药是指在已知活性成分的基础上，对其结构、剂型、处方工艺、给药途径、适应证等进行优化，且具有明显临床优势的药品。

2. 仿制药（generic drugs）

仿制药是指仿制与原研药品质量和疗效一致的药品。仿制药的质量和疗效应与原研药品一致。分为两类：一是仿制境外已上市境内未上市原研药品；二是仿制境内已上市原研药品。

3. 医疗机构制剂（pharmaceutical preparations）

医疗机构制剂是指医疗机构根据本单位临床需要经批准而配制、自用的固定处方制剂。医疗机构制剂不得上市销售。

（四）特殊管理的药品

特殊管理的药品（the drugs of special control）是指国家制定法律制度，实行比其他药品更加严格管制的药品。《药品管理法》第三十五条规定国家对麻醉药品（narcotic drugs）、精神药品（psychotropic substances）、医疗用毒性药品（medicinal toxic drugs）、放射性药品（radioactive pharmaceuticals）实行特殊管理。此外，国家对药品类易制毒化学品、含特殊药品的复方制剂、兴奋剂、预防性生物制品等也实行特殊管理。

（五）国家基本药物、基本医疗保险用药

1. 国家基本药物（national essential drugs）

国家基本药物是指能适应基本医疗卫生需求，剂型适宜，价格合理，能够保障供应，公众可公平获得的药品。《国家基本药物目录管理办法》规定："《国家基本药物目录》中的药品包括化学药品、生物制品、中成药和中药饮片。"

2. 基本医疗保险用药

为了保障城镇职工基本医疗保险用药，合理控制药品费用，规范基本医疗保险药品范围管理，国务院有关部门组织制定并发布《国家基本医疗保险药品目录》（以下简称《医保目录》）。确定《药品目录》中的药品品种时，要考虑临床治疗的基本需要，也要考虑地区间的经济差异和用药习惯，中西药并重。《医保目录》又分为"甲类目录"和"乙类目录"。

三、药品质量和质量特性

（一）药品质量的概念

药品质量是指药品的一些固有特性，可以满足防治和诊断疾病等要求的能力及程度，即药品的物理学、化学、生物学指标符合规定标准的程度。

（二）药品质量特性

药品质量特性包括有效性、安全性、稳定性、均一性。

1. 有效性（effectiveness）

有效性是指在规定的适应证、用法和用量的条件下，能满足预防、治疗、诊断人的疾病，有目的地调节人的生理功能的要求。有效性是药品的固有特性，若对防治疾病没有效，则不能成为药品，但必须在一定前提条件下：即在规定的适应证和用法、用量条件下。世界不存在能治百病的药品。

有效性的表示方法，我国采用痊愈、显效、有效来区分；国外采用完全缓解、部分缓解、稳定来区分。

2. 安全性（safety）

安全性是指按规定的适应证和用法、用量使用药品后，人体产生毒副作用的程度。大多数药品均有不同程度的毒副作用，因此，只有在衡量有效性大于毒副作用，或可解除、缓解毒副作用的情况下才使用某种药品。假如某物质对防治、诊断疾病有效，但是对人体有致癌、致畸、致突变的严重损害，甚至可能致死，则该物质不能作为药品使用。

3. 稳定性（stability）

稳定性是指在规定的条件下保持药品有效性和安全性的能力。这里所指的规定条件一般是指规定的有效期内，以及生产、贮存、运输和使用的要求。假如某物质虽然具有防治、诊断疾病的有效性和安全性，但极易变质、不稳定，则至少不能作为商品药。

4. 均一性（uniformity）

均一性是指药物制剂的每一单位产品都符合有效性、安全性的规定要求。药物制剂的单位产品，如一粒药、一支注射剂、一瓶口服液等；原料药品的单位产品，如一箱药、一袋药、一桶药。由于人们用药剂量一般与药品的单位产品有密切关系，特别是有效成分在单位产品中含量很少的药品，若含量不均一，就可能造成患者用量的不足或用量过大而中毒甚至致死。所以，均一性是在制药过程中形成的固有特性。

第二节　药品监督管理

一、药品监督管理概述

（一）药品监督管理的概念

药品监督管理（drug administration）是指国家授权的行政机关，依法对药品、药事组织、药事活动、药品信息进行管理和监督。

药品监督管理的实质是药品质量的监督管理，是我国行政监督体系中一个组成部分。其目的是保证药品质量和维护人们用药的合法权益。

（二）药品监督管理的性质

药品监督管理的性质属于国家行政，是国家药品行政监督管理的重要组成部分。

（1）行政执法性：药品监督管理是政府职能部门运用法律授予的行政权力来履行法律、法规赋予的行政职责，是一种完全意义上的行政执法行为。

（2）法律性：药品监督管理是依法行政，体现的是国家意志，由国家强制力作保障，违反法律、法规的行为要受到法律制裁。

（3）专业性：药品监督管理是一项专业性很强的工作，必须以扎实的专业知识和技能为基础。

二、药品监督管理的主要内容

药品监督管理是各级药品监督管理部门依据法律、法规授予的权限，对药品的研制、生产、流通、使用全过程进行检查督促，以保证药事管理法律、法规的贯彻实施，是各级药品监督管理部门的基本职能。

（一）药品研发环节实行审批和许可制度

1. 国家对中药、化学药和生物制品等实行分类注册审批制度

中药注册按照中药创新药、中药改良型新药、古代经典名方中药复方制剂、同名同方药等进行分类管理；化学药注册按照化学药创新药、化学药改良型新药、仿制药等进行分

类管理；生物制品注册按照生物制品创新药、生物制品改良型新药、已上市生物制品等进行分类管理。境外生产药品的注册申请，按照药品的细化分类和相应的申报资料要求进行管理。国家药品监督管理部门负责这些药品的注册审批，审批通过后，颁发新药证书或进口药品注册证及药品批准文号；审批仿制药，则颁发药品批准文号。无药品批准文号的药品，任何单位不得生产、销售。无批准文号管理的中药饮片除外。

2. 优化临床试验制度

将临床试验由批准制调整为到期默示许可制，将临床试验机构由认证管理调整为备案管理，进一步提高临床试验机构的审评审批效率。

3. 实行药品上市许可持有人制度

药品上市许可持有人是指取得药品注册证书的企业或者药品研制机构等。对药品上市许可持有人有关注册管理的法律责任做了界定：在药品注册证书有效期内，该持有人应当持续保证上市药品的安全性、有效性和质量可控性。该制度是2019新修订《药品管理法》的核心制度、基本制度，对药品的全生命周期进行有效的监督管理。

4. 实施关联审评审批制度

在药物制剂的上市注册申请之时，需建立化学原料药、辅料及直接接触药品的包装材料和容器关联审评审批，进一步加快国家药品监督管理局审评审批的速度。

5. 加快药品上市的注册制度

对治疗严重危及生命且尚无有效的治疗手段的疾病，以及公共卫生方面急需的药品，前期的临床试验已有数据显示疗效并且能预测它的临床价值等药品，为了加快上述药品上市，国家药品监督管理局推行如下审评审批制度：突破性治疗药物程序、附条件批准程序、优先审评审批程序、特别审批程序。该制度可以缩短临床试验研发时间，使急需治疗的患者能够早日用上新药。当然，对这些药品也有严格的管理要求，如在药品注册证书中载明相关的事项，药品上市许可持有人应当采取相应的风险管理措施，在规定期限内，按照要求完成相关研究，逾期没有按照要求完成研究或者不能证明获益大于风险的，国家药品监督管理局将依法处理，直至注销药品注册证书。这一规定既满足了临床急需，同时也确保上市药品的安全。

（二）生产、经营药品和配制医疗机构制剂实行许可和监管

1. 生产、经营药品和配制医疗机构制剂实行许可证制度

药品生产许可证、药品经营许可证、医疗机构制剂许可证是控制生产、经营药品和配制医疗机构制剂的基本条件，是确保生产、经营药品质量与医疗机构制剂质量的关键环节。

2. 将GMP、GSP认证制度改为动态监管制度

取消GMP、GSP强制认证制度，对药品生产、经营企业实施GMP、GSP情况实施动态的监督管理。2019年新修订的《药品管理法》采取的药品上市许可持有人制度会促使药品生产、经营企业对药品生产、经营质量管理更加严格、规范。

3. 实施药品追溯制度

药品追溯制度是用信息化的手段保障药品生产、经营、使用药品的质量安全，能够实

现药品风险控制，也包括问题药品召回，同时还能防止假药、劣药进入合法渠道。上市许可持有人、药品生产和经营企业，以及医疗机构都要建立和实施药品追溯制度，并且按照规定提供相关追溯信息，从而保证药品能够实现可追溯。

知识拓展

国际药品追溯

鉴于药品造假者经常在包装环节寻找漏洞，为预防药品造假，2015年1月，美国正式实施《药物供应链安全法案》。该法案要求药物供应链上的企业，包括生产商、分销商、批发商等，对商品进行序列号管理，记录交易历史，并对可疑商品进行检验检测。

为防止假药进入合法供应链，欧盟理事会和欧洲议会于2011年6月8日通过了新的《欧盟假药指令》。该指令明确要求为欧盟境内流通的每一份药品建立"可供验证其真实性"的安全档案，并建立一个欧盟国家通行的数据库，储存药品安全信息。

（三）药品使用环节实施药物警戒制度和药品再评价

1. 建立和执行药物警戒制度

药物警戒制度关注药品在人体的使用风险，包括药品不良反应、药品质量问题、药物相互作用以及药物误用、滥用、错用等。药物警戒手段包括被动监测、主动监测、观察性研究等，目的就是通过开展药物警戒活动，使我们能够及时发现和识别风险信号，以便监管部门采取具体的可操作、有针对性的预防和控制措施。如修改药品说明书、向社会发布用药安全警示信息、药品的撤市等。

药物警戒主体是药品上市许可持有人，要依法依规按要求建立健全自己的药物警戒体系，包括设立专门的药物警戒机构和配备相应的专职人员来承担或者依法承担好相应的药物警戒工作。

2. 药品的再评价和药品品种整顿工作

国家药品监督管理部门对已经批准生产的药品将组织专家进行再评价；对已经批准生产或者进口的药品进行调查；对疗效不确切、不良反应大或者其他原因危害人体健康的药品，应当撤销批准文号或者进口药品注册证书。已被撤销批准文号或者进口药品注册证书的药品，不得生产或者进口、销售和使用。已经生产或者进口的药品，由所在地药品监督管理部门监督销毁或者处理。

思政元素

坚持以人民为中心，建立中国药物警戒制度

习近平同志和党中央高度关注药品安全。习近平多次强调"确保药品安全是各级党委和政府义不容辞之责，要始终把人民群众的身体健康放在首位，以猛药去疴、刮

骨疗毒的决心，完善我国疫苗管理体制，坚决守住安全底线，全力保障群众切身利益和社会安全稳定大局。""要切实加强食品药品安全监管，用最严谨的标准、最严格的监管、最严厉的处罚、最严肃的问责，加快建立科学完善的食品药品安全治理体系，坚持产管并重，严把从农田到餐桌、从实验室到医院的每一道防线，着力防范系统性、区域性风险。"

随着我国药品监管事业进入新时代，我国在新修订的《药品管理法》中第一次明确提出建立药物警戒制度，凸显了药品安全以患者为中心、全生命周期管理的理念，这标志着我国的药物警戒工作进入了与世界接轨的新时代。

三、药品监督管理的主要手段

根据相关法律规定，药品监督管理部门应当行使以下监督管理职权，并严格遵守《药品管理法》关于药品监督管理的有关禁止性规定。

（一）监督检查

药品监督管理部门有权按照法律和行政法规的规定，对药品的研制、生产、流通、使用进行全过程的监督检查，接受监督检查的单位不得拒绝和隐瞒，应当主动配合药品监督管理部门，提供真实情况，如研制资料、生产记录、购销记录等。

药品监督管理部门对监督检查中发现的违反药事管理法律、法规的行为，依法实施行政处罚，违法行为构成犯罪的，应当及时移交司法部门，依法追究刑事责任。

（二）药品飞行检查

药品飞行检查是指药品监督管理部门针对药品生产、经营等环节开展的不预先告知的突击检查或者暗访调查。

1. 药品飞行检查的原则

应当遵循及时、有序、公开、公正的原则，坚持问题导向，做到严格检查、严厉查处、严肃问责。

2. 药品飞行检查的启动标准

药品监督管理部门对下列事项可以启动药品飞行检查：

（1）核查投诉举报问题；

（2）调查药品质量风险；

（3）调查药品严重不良反应或者群体不良事件；

（4）调查违法违规行为；

（5）随机监督抽查；

（6）其他有必要进行药品飞行检查的。

3. 药品飞行检查的方式

采取事先不通知、不透露检查信息、不听取一般性汇报、不安排接待、直奔现场的方式，调查核实被检查单位执行药品监管法律、法规的真实情况。

4. 检查结果的处理

根据药品飞行检查结果，药品监督管理部门可以做出限期整改、发告诚信、约谈被检查单位、召回涉事产品、收回药品GMP认证证书或者暂停生产、经营、使用等处理决定。

（三）监督抽验与发布质量公告

药品质量抽查检验与质量公告是药品监督管理的重要手段。

抽查检验是国家药品监督管理局设置或确定的药品检验机构，对药品监督管理部门根据抽验计划和监督管理需要进行质量检验的药品，按照法定的药品标准，以了解药品质量动态和掌握药品的生产、流通、使用状况为目的而进行的药品检验。药品监督抽查检验不得向被监督对象收取检验费。

药品质量公告是药品质量抽验的结果公示。国家定期向公众发布质量抽验结果的公告。

药品质量抽检结果公告的项目包括药品名称、检品来源、检品标示生产企业、生产批号、药品规格、检验机构、检验依据、检验结果、不合格项目。

通过药品质量公告向全社会公布全国药品质量信息，让人们了解药品质量状况，接受公众监督，以促进药品质量的提高。

第三节　药品标准与药品质量监督检验

一、药品标准

由政府或权威性机构组织编纂、发布药品质量标准，统一全国药品标准，用以鉴别药品的真伪优劣，监督管理生产、经营、使用药品的质量，仲裁药品质量方面的纠纷。药品标准管理已有悠久的历史，公元659年，我国唐代政府组织编写的《新修本草》是第一部具有药典性质的国家药品标准。

（一）药品标准的概念

药品标准（drug standard）即药品质量标准，是关于药品、药用辅料等的质量规格、指标要求及检测、验证方法等的技术规定。凡正式批准生产销售的药品（包括药品原料及其制剂、药材和饮片、成方制剂和单方制剂、植物油脂和提取物）、药用辅料、直接接触药品的包装材料和容器都要制定质量标准。药品标准是控制药品质量的法定依据。

（二）国家药品标准

国家药品标准是国家对药品质量规格及检验方法所做的技术规定，是药品生产、供应、使用、检验和管理部门共同遵循的法定依据。《药品管理法》规定：国家药品监督管理局颁布的《中华人民共和国药典》和药品标准为国家药品标准。其内容包括质量指标、检验方法以及生产工艺等技术要求。国家药品标准由凡例与正文及其引用的通则构成；国家生物制品标准由凡例、生物制品通则、总论与正文（各论）及其引用的检测方法通则构成。《中华人民共和国药典》收载的凡例、通则对未载入本版药典但经国家药品监督管理局颁布的其他药品标准具有同等效力。

此外，我国省级药品监督管理部门制定医疗机构制剂规范、中药饮片炮制规范、地方性中药材（未载入国家药品标准的地区性习用药材）标准等适用于地方药品的质量监督，是对国家标准的补充，从而形成完备的药品标准管理体系。

（三）《中华人民共和国药典》

1.《中华人民共和国药典》简介

《中华人民共和国药典》（Pharmacopoeia of the People's Republic of China，Chinese Pharmacopoeia，ChP）简称《中国药典》，依据《药品管理法》组织制定和颁布实施，是中国最高药品标准法典。《中国药典》一经颁布实施，其同品种的上版标准或其原国家标准即同时停止使用，除特别注明版次外，《中国药典》均指现行版《中国药典》。我国至今颁布了11版药典，分别是1953年版（第1版）、1963年版（第2版）、1977年版（第3版）、1985年版（第4版）、1990年版（第5版）、1995年版（第6版）、2000年版（第7版）、2005年版（第8版）、2010年版（第9版）、2015版（第10版）、2020版（第11版）。2020年版《中国药典》于2020年12月1日正式实施，分为一、二、三、四部，即中药、化学药、生物制品、通用技术。

2.《中国药典》（2020年版）内容

（1）凡例：是正确使用《中国药典》进行药品质量检定的基本原则，是对《中国药典》正文、通则及与质量检定有关的共性问题的统一规定。故凡例具有通用性、指导性作用。

（2）正文：是指各个品种项下收载的内容，即根据药品（含生物制品）自身的理化与生物学特性，按批准的药材或原材料、处方来源、处方组成、生产工艺或制法、贮藏运输条件等所制定的，用以检测药品质量是否达到用药要求并衡量其质量是否稳定均一的技术规定。所设各项规定是针对符合GMP的产品而言，任何违反GMP或有未经批准添加物质所生产的药品，即使符合《中国药典》或按照《中国药典》没有检出其添加物质或相关杂质，亦不能认为其符合规定。正文内容根据品种和剂型的不同设项目。

一部中药设19个项目：品名、来源、处方、制法、性状、鉴别、检查、浸出物、特征图谱或指纹图谱、含量测定、炮制、性味与归经、功能与主治、用法与用量、注意、规格、贮藏、制剂、附注等。收载品种2711种，其中新增117种、修订452种。

二部化学药品按顺序列16个项目：品名、有机药物的结构式、分子式与分子量、来源或有机药物的化学名称、含量或效价规定、处方、制法、性状、鉴别、检查、含量或效价测定、类别、规格、贮藏、制剂、杂质信息等。收载品种2712种，其中新增117种、修订2387种。

三部生物制品设7个项目：品名、定义和组成及用途、基本要求、制造、检定、保存和运输及有效期、使用说明等。收载品种153种，其中新增20种、修订126种；新增生物制品通则2个、总论4个。

四部通用技术主要收载制剂通则、检测方法及其他通则、指导原则、药用辅料。制剂通则是按照药物剂型分类，针对剂型特点所规定的基本技术要求；检测方法是各正文品种进行相同检查项目的检测时所采用的统一设备、程序、方法及限度等；指导原则是为执行《中国药典》、考察药品质量、起草与复核药品标准等所制定的指导性规定。药用辅料正文内容包括品名、有机物结构式、分子式和分子量与CAS编号、来源、制法、性状、鉴别、理化检查、含量测定、类别、贮藏、标示等12项。通用技术要求361个，其中制剂通则38个（修订35个）、检测方法及其他通则281个（新增35个、修订51个）、指导原则42个（新增12个、修订12个）；药用辅料收载335种，其中新增65种、修订212种。

二、药品质量监督检验

（一）药品质量监督检验的概念与性质

1. 药品质量监督检验的概念

药品质量监督检验是指国家药品检验机构按照国家药品标准对需要进行质量监督的药品进行抽样、检查和验证并发出相关结果报告的药物分析活动。

2. 药品质量监督检验的性质

药品质量监督检验是药品质量监督的重要组成部分，质量监督离不开检验手段，检验的目的是为了监督，如果检验技术不可靠、检验数据不真实，必然导致质量监督工作的失误和不公正，因此应当加强对药品质量监督检验工作的管理。药品质量监督检验具有以下性质：

（1）公正性。药品监督检验具有第三方检验的公正性，这与企业的药品生产检验、药品验收检验不同，不涉及买卖双方的经济利益，不以营利为目的，公平、公正。

（2）权威性。药品监督检验是代表国家对研制、生产、经营、使用的药品质量进行的检验，具有比生产检验或验收检验更高的权威性。

（3）仲裁性。药品监督检验是国家设立的药品检验所根据国家法律、法规的规定进行的，检验依据是国家药品标准，检验结果具有法律效力和法律仲裁性。

（二）药品质量监督检验的分类

1. 抽查检验

《药品质量抽查检验管理规定》将抽查检验分为评价抽验和监督抽验。

（1）评价抽验：是药品监督管理部门为掌握、了解辖区内药品质量总体水平与状态而进行的抽查检验工作。

（2）监督抽验：是药品监督管理部门在药品监督管理工作中，为保证人民群众用药安全而对监督检查中发现的质量可疑药品所进行的有针对性的抽验。

药品抽查检验分为国家和省（自治区、直辖市）两级，国家药品抽验以评价抽验为主，省级（自治区、直辖市）药品抽验以监督抽验为主。抽查检验结果通过国家、省级

（自治区、直辖市）药品质量公告予以发布。药品抽查检验，不得收取任何费用。

2. 注册检验

注册检验是指省级以上药品检验机构根据国家有关规定对药品注册申请人所申请注册的药品进行的样品检验和药品标准复核。药品标准复核是指对申请人申报药品标准中设定项目的科学性、检验方法的可行性、质控指标的合理性等进行的实验室评估。样品检验是指按照申请人申报或者药品审评中心核定的药品质量标准对样品进行的实验室检验。与国家药品标准收载的同品种药品使用的检验项目和检验方法一致的，可以不进行标准复核，只进行样品检验。其他情形应当进行标准复核和样品检验。详细内容见本书第七章。

3. 委托检验

委托检验是指对行政管理部门、药品监管部门、药品检验机构在行政管理、监督检查、质量检验中，根据工作需要提出检验申请的药品进行检测、验证。包括行政委托、司法委托、其他委托检验。我国的GMP有关委托生产与委托检验的规定要求委托方和受托方必须签订书面合同，明确各方的责任、委托检验的内容及相关的技术事项。委托检验的所有活动，包括在技术或其他方面拟采取的任何变更均应符合注册的有关要求，以确保委托检验的准确性和可靠性。

4. 指定检验

指定检验是指按照国家法律或药品监督管理部门规定，有的药品在销售前或进口时、必须经过指定的政府药品检验机构检验，合格的才准予销售，进口的则进行强制性药品检验。

指定检验的药品为：①创新药；②改良型新药（中药除外）；③生物制品、放射性药品和按照药品管理的体外诊断试剂；④国家药品监督管理局规定的其他药品。

指定检验分为：①口岸检验：是指国家药品监督管理局确定的药品检验机构根据《药品进口管理办法》和《进口药材管理办法（试行）》的规定对抵达口岸的进口药品、进口药材进行的检验工作，包括现场核验药品、核查相关文件资料、抽样和检验以及复验等；②生物制品批签发检验：是指由国家药品监督管理局指定的药品检验机构按照《生物制品批签发管理办法》的规定对生产企业申请批签发的生物制品每批制品出厂上市或进口时进行的强制性检验。

5. 药品复验

药品复验是指当事人对药品检验结果有异议时依法申请再次检验，药品检验机构按照规定做出复验结论的过程。

复习思考题

1. 《药品管理法》中有关药品分类管理的类别有哪些？
2. 简述药品的质量特性。
3. 简述国家药品标准的含义及《中国药典》的主要内容。
4. 简述药品监督管理的主要内容。

（陈娇婷）

第六章　药品管理立法和《药品管理法》

药品是人类预防、治疗、诊断疾病的特殊商品，其质量及管理关系人体健康和生命安全。用法律手段对药品实施严格的监督与管理，是世界上大多数国家的普遍做法。药品管理应当以人民健康为中心，坚持风险管理、全程管控、社会共治的原则，建立科学、严格的监督管理制度，全面提升药品质量，保障药品的安全、有效、可及。加强药品管理，保证药品质量，保障公众用药安全和合法权益，保护和促进公众健康。

第一节　药品管理立法概述

一、概念及法律渊源

（一）概念

药品管理法是指1984年第六届全国人大常委会七次会议通过，2019年8月26日第十三届全国人民代表大会常务委员会第十二次会议第二次修订的《中华人民共和国药品管理法》（以下简称《药品管理法》）。药品管理法是指调整药品研制、生产、经营、使用和监督管理，加强药品管理，保证药品质量，保障公众用药安全和合法权益，保护和促进公众健康活动中产生的各种社会关系的法律规范的总和。

（二）药品管理法的渊源

药品管理法的渊源是指药品管理法律规范的具体表现形式，即药品法律规范是由何种国家机关制定或认可，具有何种表现形式或效力等级。我国药品管理法的渊源主要有以下几种形式。

1. 宪法

宪法是国家的根本大法，规定国家的根本制度和根本任务，具有最高的法律效力，是其他法律规范的基础。宪法由我国最高权力机关——全国人民代表大会制定和修改。我国《宪法》二十一条规定，"国家发展医疗卫生事业，发展现代医药和我国传统医药，鼓励和支持农村集体经济组织、国家企业事业组织和街道组织举办各种医疗卫生设施，开展群众性的卫生活动，保护人民健康。"这是药品管理法律体系中最根本的法律规范。

2. 药品管理法律

药品管理法律是指由全国人大及其常委会制定的药品管理规范性文件，其地位和效力仅次于宪法。专门的药品管理法律即《药品管理法》《疫苗管理法》《中医药法》，与药品管理有关的其他法律有《刑法》《广告法》《价格法》等。

3. 药品管理行政法规

药品管理行政法规是由最高行政机关——国务院依法制定、修改并发布的药品管理规范性文件，一般以"条例、规定、办法"三种名称发布，其效力低于宪法、法律。与药品管理活动相关的行政法规主要有《药品管理法实施条例》《麻醉药品和精神药品管理条例》《中药品种保护条例》《野生药材资源保护管理条例》等。

4. 药品管理地方性法规

药品管理地方性法规是由各省（自治区、直辖市）、省会城市及国务院批准的较大的市人民代表大会及其常委会依法制定的法律规范，其效力低于宪法、法律且不超出本行政区域。如河南省第八届人民代表大会常务委员会第二十九次会议通过颁布的《河南省中医条例》。

5. 药品管理规章

药品管理规章分为部门规章和地方政府规章两种。部门规章是由国务院所属各部委和直属机构在本部门权限内发布的药品管理规范性法律文件，其地位低于宪法、法律、行政法规，主要为国家药品监督部门制定、修订并发布的行政规章，如《药品注册管理办法》《处方药与非处方药分类管理办法（试行）》《药品生产监督管理办法》《药品不良反应报告和监测管理办法》《药品召回管理办法》《药品流通监督管理办法》等；地方政府规章是指有权制定地方性法规的地方人民政府制定的规范性文件，其效力低于宪法、法律、行政法规、上级和同级地方性法规。如广西壮族自治区人民政府令第106号颁布的《广西壮族自治区药用野生植物资源保护办法》。

6. 民族自治地方药品管理法规

民族自治地方药品管理法规即民族自治地方人民代表大会及其常委会根据宪法、民族区域自治法和其他法律的规定制定的自治条例、单行条例、变通规定和补充规定中的药品管理规范，在民族自治地方具有法律效力。如《玉树藏族自治州藏医药管理条例》《阿坝藏族羌族自治州野生中药材、菌类植物资源保护条例》等。

7. 中国政府承认或加入的国际条约

国际条约一般属于国际法范畴，但经中国政府缔结的双边、多边协议、条约和公约等，在我国也具有约束力，如1985年我国加入《1961年麻醉药品单一公约》和《1971年精神药物公约》。

思政元素

崇尚法律　依法治国

法律是由国家制定或认可，并靠国家强制力保证实施的一种特殊行为规范。我国法律是人民意志和利益的体现，法律通过规定权利和义务规范人们的行为；通过解决纠纷和制裁违法犯罪维护人们的合法权益。

《宪法》（constitution）是国家的根本法，是治国安邦的总章程，适用于国家全体公民，是特定社会政治经济和思想文化条件综合作用的产物，集中反映各种政治力量的实际对比关系，确认革命胜利成果和现实的民主政治，规定国家的根本任务和根本制度，即社会制度、国家制度的原则和国家政权的组织以及公民的基本权利、义务等内容。

二、我国药品管理立法概况

"药事"一词源于我国古代医药管理用语。我国古代史书《册府元龟》中记载："北齐门下省尚药局，有典御药2人，侍御药2人，尚药监4人，总御药之事。由此可见，早在南北朝时期（420—589年），医药管理已有明确的分工。

我国是世界上最早采用法律手段对药品进行管理的国家之一。早在封建时代，就有药品管理的规定，如《唐律疏议》中就有关于"合和御药，误不入本方，及题封误，造畜蛊毒以毒药药人，医违方诈疗病，医合药不如方"的记录。而我国现代意义上的药品管理立法，最早始于1911年辛亥革命之后，一百多年的发展变迁大体经历了以下四个时期。

（一）药品管理立法的萌芽期

中华人民共和国成立前是药品管理立法的萌芽期。辛亥革命胜利后，1912年成立的中华民国南京临时政府，在内务部下设卫生司（1928年改设卫生部），主管全国卫生工作，其下属第四科主管药政工作，并开始了早期药品管理的立法。至1949年，中华民国政府先后发布《药师暂行条例》（1929年1月）、《管理药商规则》（1929年8月）、《麻醉药品管理条例》（1929年11月）、《购用麻醉药品暂行办法》（1935年8月）、《管理成药规则》（1930年4月）、《细菌学免疫学制品管理规则》（1937年5月）和《药师法》（1943年9月）等药品管理法规，形成了我国最早的药品管理立法的框架。但由于刚刚起步，这些药品管理法规立法水平比较低，加之当时政治、经济因素的影响，大多流于纸上，在实践中未得到有效施行。

（二）药品管理立法的初创期

中华人民共和国成立后至改革开放前是药品管理立法的初创期。1949年中华人民共和国成立后，一方面，为配合戒烟禁毒工作和清理旧社会遗留下来的伪劣药品充斥市场的问题，卫生部制定了《关于严禁鸦片烟毒的通令》《关于管理麻醉药品暂行条例的公布令》《关于麻醉药品临时登记处理办法的通令》《关于抗疲劳素药品管理的通知》《关于由资本主义国家进口西药检验管理问题的指示》等一系列行政规范性文件；另一方面，1958—1965年间随着我国制药工业的发展，国家有关部委制订了《关于综合医院药剂科工作制度和各级人员职责》《食用合成染料管理暂行办法》《关于加强药政管理的若干规定》《管理毒药限制性剧药暂行规定》《关于药品宣传工作的几点意见》《管理中药的暂行管理办法》等一系列加强药品生产、经营、使用管理的规章，奠定了我国药品管理法的基础，并在实践中取得了一定的成效。但在此之后的十年"文化大革命"期间，药品管理工作受到严重破坏，相关药品管理立法工作也基本停滞。

（三）药品管理立法的发展期

改革开放以来是我国药品管理立法的发展期。1978年十一届三中全会后，国家提出建设社会主义法治国家的目标，在药品管理立法领域，1978年国务院颁布了新时期第一个纲领性药品管理文件——《药政管理条例（试行）》，卫生部及其有关部门也颁布了一系列配套行政法规和部门规章，包括《麻醉药品管理条例》《新药管理办法（试行）》《卫生部关于医疗用毒药、限制性剧药管理规定》等。这些法规和规章，对保证药品质量、维护人体用药安全有效发挥了极大的作用，但同时也存在着执法主体、法律责任不明确等问题，其效力的发挥受到限制。

第六届全国人大常委会从20世纪80年代初开始酝酿起草《药品管理法》，几经审议，1984年9月20日第六届全国人大常委会第七次会议审议通过了《中华人民共和国药品管理法》（以下简称《药品管理法》），自1985年7月1日起施行。《药品管理法》是我国第一部全面的、综合性的药品管理法律，是我国药品管理立法历史上的一个里程碑，标志着我国药品管理进入法制化管理阶段。其后，在《药品管理法》实施十几年间，以《药品管理法》为依据，国家又先后出台多部配套行政法规和部门规章，药品管理立法取得突破性进展。但随着我国政治、经济和社会生活的发展变化，在药品管理方面也出现了许多新情况和新问题，使原《药品管理法》的有些规定难以适应现实需要，如药品管理法的执法主体发生变化，对有些违法行为处罚过轻等。

20世纪90年代末，《药品管理法》的修订工作提上日程，至2001年2月28日，第九届全国人大常委会第二十次会议审议通过了修订后的《药品管理法》，并于2001年12月1日起施行。2002年8月14日，国务院颁布《药品管理法实施条例》（以下简称《实施条例》），于2002年9月15日起施行。《药品管理法》的修订和《实施条例》的颁布，是我国药品管理立法又一重大进展，也奠定了加入WTO后我国医药产业发展的法律基础。

为保证《药品管理法》的有效实施，国务院又先后制定颁布了《医疗用毒性药品管理办法》《放射性药品管理办法》《麻醉药品和精神药品管理条例》等行政法规，卫生部和国家药品监督管理局也先后发布《药品生产质量管理规范》《药品经营质量管理规范》《药品注册管理办法》等诸多部门规章。同时，各省、自治区、直辖市也相应制定了一系列有关药品管理的地方性法规和规章，我国药品管理法在不断发展过程中逐渐形成了具有中国特色的药品管理法律体系。

（四）药品管理立法的成熟期

随着社会的发展，法律逐步完善。2016年12月25日第十二届全国人民代表大会常务委员会第二十五次会议通过《中医药法》，自2017年7月1日起实施。

《疫苗管理法》由第十三届全国人民代表大会常务委员会第十一次会议于2019年6月29日通过，自2019年12月1日起施行。

自1984年9月20日第六届全国人民代表大会常务委员会第七次会议通过《药品管理

法》，经历了2001年2月28日第九届全国人民代表大会常务委员会第二十次会议第一次修订；随着社会的发展，2013年12月28日第十二届全国人民代表大会常务委员会第六次会议《关于修改〈中华人民共和国海洋环境保护法〉等七部法律的决定》又进行了一次修正，2015年4月24日第十二届全国人民代表大会常务委员会第十四次会议《关于修改〈中华人民共和国药品管理法〉的决定》进行了第二次修正；直到2019年8月26日第十三届全国人民代表大会常务委员会第十二次会议第二次修订，自2019年12月1日起实施，标志着我国药品管理立法进入成熟期。

三、我国药品管理法律体系

（一）药品管理法律体系的概念与特征

药品管理法律体系是指以宪法为依据，以《药品管理法》为基本法，由《中医药法》《疫苗管理法》等数量众多的药品管理法律、法规、规章及其他规范性文件，按照一定的原则和结构组成的相互协调与制约的法律规范体系。

药品管理法律体系除了具有法律体系的一般特征外，如系统性、客观性、规范性外，还具有以下几方面特征：

（1）以人民健康为中心。药品直接关系到用药者的健康与生命安全，药品管理法律体系对药品的研制、生产、流通、使用、监管全过程进行严格执行，目的是保证药品质量，保障公众用药安全和合法权益，保护和促进公众健康。

（2）以坚持风险管理、全程管控、社会共治为原则。

（3）以建立科学、严格的监督管理制度为基础。

（4）以全面提升药品质量，保障药品的安全、有效、可及为目的。

（5）以县级以上人民政府为责任主体。县级以上地方人民政府对本行政区域内的药品监督管理工作负责，统一领导、组织、协调本行政区域内的药品监督管理工作以及药品安全突发事件应对工作，建立健全药品监督管理工作机制和信息共享机制。县级以上人民政府应当将药品安全工作纳入本级国民经济和社会发展规划，将药品安全工作经费列入本级政府预算，加强药品监督管理能力建设，为药品安全工作提供保障。

（二）我国药品管理法律体系的框架

根据具体药品法律规范所调整的领域不同，药品管理法律体系可分为研制、生产、经营、使用和监督等几个主要组成部分。作为药品管理基本法的《药品管理法》及其《实施条例》从宏观上对以上各方面均做了原则性的规定，而为贯彻实施《药品管理法》，国务院、卫生行政部门、药品监督管理部门等又围绕着《药品管理法》颁布了一系列行政法规、规章，使药品管理法律体系各部分内容得以充实、完善，更具有可操作性。

1. 药品基本法律框架

药品基本法律框架如表6-1所示。

表6-1　药品基本法律框架

法律	颁布机关	施行日期
《中医药法》	全国人民代表大会	2017.7.1
《疫苗管理法》	全国人民代表大会	2019.12.1
《药品管理法》	全国人民代表大会	2019.12.1

2．药品研制主要规章

从狭义上讲，药物研制与药品注册阶段主要包括药物的非临床研究、临床试验和药品上市注册三个阶段。这一阶段是药品质量的确定阶段，直接关系到上市后药品的质量和公众的用药安全，我国这一阶段的法律规范主要包括以下几种，如表6-2所示。

表6-2　药品研制主要规章

规章	颁布机关	施行日期
《中药注册分类及申报资料要求》	国家药品监督管理局	2021.1.1
《药品注册管理办法》	国家市场监督管理总局	2020.7.1
《药物临床试验质量管理规范》（GCP）	国家药品监督管理局、国家卫生健康委员会	2020.7.1
《生物制品批签发管理办法》	国家市场监督管理总局	2021.3.1
《药物非临床研究质量管理规范》（GLP）	国家食品药品监督管理总局	2017.9.1
《药品技术转让注册管理规定》	国家食品药品监督管理局	2009.8.19
《新药注册特殊审批管理规定》	国家食品药品监督管理局	2009.1.7
《中药注册管理补充规定》	国家食品药品监督管理局	2008.1.7
《药物非临床研究质量管理规范认证管理办法》	国家食品药品监督管理局	2007.4.16
《药物临床试验机构资格认定办法（试行）》	国家食品药品监督管理局、卫生部	2004.3.1

3．药品生产主要规章

药品生产阶段是药品质量的形成阶段，是决定药品质量的最关键阶段，药品生产管理的规范程度直接影响产出药品的质量。药品生产主要规章如表6-3所示。

表6-3　药品生产主要规章

规章	颁布机关	施行日期
《药品生产监督管理办法》	国家市场监督管理总局	2020.7.1
《药品生产质量管理规范》（GMP）	卫生部	2011.3.1
《药品生产质量管理规范认证管理办法》	国家食品药品监督管理局	2011.8.2
《药品说明书和标签管理规定》	国家食品药品监督管理局	2006.6.1
《直接接触药品的包装材料和容器管理办法》	国家食品药品监督管理局	2004.7.20

4．药品经营主要规章

药品经营一般是指药品从生产者转移到消费者的中间过程，流通阶段的环节众多，涉及储存、运输、经营等多方面主体，存在很多影响药品质量的因素，因此针对这一阶段的法律规范种类多而庞杂。药品经营主要规章如表6-4所示。

表6-4　药品经营主要规章

规章	颁布机关	施行日期
《进口药材管理办法》	国家市场监督管理总局	2020.1.1
《医药代表备案管理办法（试行）》	国家药品监督管理局	2020.12.1
《药品广告审查办法》	国家市场监督管理总局	2018.12.21
《互联网药品信息服务管理办法》	国家食品药品监督管理总局	2017.11.21
《药品经营许可证管理办法》	国家食品药品监督管理总局	2017.11.17
《药品经营质量管理规范》（GSP）	国家食品药品监督管理总局	2016.7.13
《药品进口管理办法》	卫生部、海关总署	2012.8.24
《药品流通监督管理办法》	国家食品药品监督管理局	2007.5.1
《互联网药品交易服务审批暂行规定》	国家食品药品监督管理局	2005.12.1
《药品经营质量管理规范认证管理办法》	国家食品药品监督管理局	2003.4.24
《零售药店设置暂行规定》	国家药品监督管理局	2001.2.9
《处方药与非处方药分类管理办法（试行）》	国家药品监督管理局	2000.1.1
《处方药与非处方药流通管理暂行规定》	国家药品监督管理局	2000.1.1

5．药品使用主要规章

药品使用包括两方面重点：一是完善医疗机构的临床合理用药，改善治疗效果；二是对医疗机构配制制剂加强监管。药品使用主要规章如表6-5所示。

表6-5　药品使用主要规章

规章	颁布机关	施行日期
《医疗机构药事管理规定》	卫生部、国家中医药管理局、总后卫生部	2011.3.1
《医疗机构制剂注册管理办法（试行）》	国家食品药品监督管理局	2005.8.1
《医疗机构制剂配制质量管理规范(试行)》	国家药品监督管理局	2001.3.13
《医疗机构制剂配制监督管理办法(试行)》	国家食品药品监督管理局	2005.4.14
《医疗机构药品监督管理办法（试行）》	国家食品药品监督管理局	2011.10.11
《医疗机构药品集中采购工作规范》	卫生部、国家发展和改革委员会等	2010.7.15
《处方管理办法》	卫生部	2007.5.1
《抗菌药物临床应用管理办法》	卫生部	2012.4.24

6．药品监管主要法律、法规

药品上市后监管主要是针对上市药品进行再评价，控制药品危害，及时淘汰不良反应大、疗效不确切的已上市药品，以保证公众用药的安全、有效、经济、合理。药品监管主要法律规范如表6-6所示。

表6-6 药品监管主要法规和规章

相关法规、规章	颁布机关	施行日期
《药品不良反应报告和监测管理办法》	卫生部	2011.7.1
《疫苗流通和预防接种管理条例》	国务院	2016.4.25
《麻醉药品和精神药品管理条例》	国务院	2005.11.1
《医疗用毒性药品管理办法》	国务院	1988.12.27
《放射性药品管理办法》	国务院	2017.3.1
《反兴奋剂条例》	国务院	2004.3.1（2011.1.8 修订）
《药品类易制毒化学品管理办法》	卫生部	2010.5.1
《药品召回管理办法》	国家食品药品监督管理局	2007.12.10
《药品管理法实施条例》	国务院	2016.6.1
《药品安全"黑名单"管理规定（试行）》	国家食品药品监督管理局	2012.10.1

7. 药品其他相关法律、法规

药品管理法律体系除上述几方面法律规范外，还包括一些调整专项问题的法律、法规、规章（表6-7）。

表6-7 药品其他相关法律、法规、规章

调整范围	相关法律、法规、规章	颁布机构	实施日期
中药管理	《野生药材资源保护管理条例》	国务院	1987.12.1
	《中药品种保护条例》	国务院	1993.1.1（2018.9.18 修订）
	《中药材生产质量管理规范（试行）》（GAP）	国家药品监督管理局	2002.6.1
	《中药材生产质量管理规范认证管理办法（试行）》	国家食品药品监督管理局	2003.11.1
执业药师管理	《执业药师职业资格制度规定和执业药师职业资格考试实施办法》	国家药品监督管理局、人力资源和社会保障部	2019.3.5
	《执业药师注册管理暂行办法》	人事部、国家药品监督管理局	2000.4.14
	《执业药师继续教育管理暂行办法》	国家药品监督管理局	2003.11.3
药品知识产权保护	《专利法》	全国人大常委会	1985.4.1（2008.12.27 修改）
	《商标法》	全国人大常委会	1983.3.1（2019.11.1 修订）
	《著作权法》	全国人大常委会	1991.6.1（2010.2.26 修订）
	《知识产权海关保护条例》	国务院	2009.7.1（2018.3.19 修订）
其他	《国家食品药品监督管理局药品特别审批程序》	国家食品药品监督管理局	2005.11.18
	《国家食品药品监督管理总局立法程序规定》	国家食品药品监督管理总局	2013.12.1
	《国家食品药品监督管理总局行政复议办法》	国家食品药品监督管理总局	2014.1.1
	《食品药品行政处罚程序规定》	国家食品药品监督管理总局	2014.6.1

续表

调整范围	相关法律、法规、规章	颁布机构	实施日期
其他	《国家食品药品监督管理局听证规则（试行）》	国家食品药品监督管理局	2006.2.1
	《行政复议法》	全国人民代表大会	2018.1.1
	《行政处罚法》	全国人民代表大会	2018.1.1
	《行政许可法》	全国人民代表大会	2019.4.23
	《戒毒条例》	国务院	2018.9.18
	《行政复议法实施条例》	国务院	2007.8.1

第二节　《药品管理法》的内容

《药品管理法》是我国药品管理领域的基本法，它对我国药品管理领域做了全面的规定，它是衡量药品研制、生产、经营、使用和监督全过程中的各种活动及行为合法性的纲领性文件。

一、立法宗旨与适用范围

1. 立法宗旨

《药品管理法》的立法宗旨是为了加强药品管理，保证药品质量，保障公众用药安全和合法权益，保护和促进公众健康。

2. 适用范围

中华人民共和国境内从事药品研制、生产、经营、使用和监督管理活动，必须遵守《药品管理法》。

3. 药品监督管理部门

国务院药品监督管理部门主管全国药品监督管理工作。国务院有关部门在各自职责范围内负责与药品有关的监督管理工作。国务院药品监督管理部门配合国务院有关部门，执行国家药品行业发展规划和产业政策。省、自治区、直辖市人民政府药品监督管理部门负责本行政区域内的药品监督管理工作。

二、药品研制和注册

（一）药品研制

（1）国家支持以临床价值为导向、对人的疾病具有明确或者特殊疗效的药物创新，鼓励具有新的治疗机理、治疗严重危及生命的疾病或者罕见病、对人体具有多靶向系统性调节干预功能等的新药研制，推动药品技术进步。国家鼓励运用现代科学技术和传统中药研究方法开展中药科学技术研究和药物开发，建立和完善符合中药特点的技术评价体系，促进中药传承创新。国家采取有效措施，鼓励儿童用药品的研制和创新，支持开发符合儿童生理特征的儿童用药品新品种、剂型和规格，对儿童用药品予以优先审评审批。

（2）从事药品研制活动，应当遵守《药物非临床研究质量管理规范》、《药物临床试验质量管理规范》，保证药品研制全过程持续符合法定要求。《药物非临床研究质量管理规范》、《药物临床试验质量管理规范》由国务院药品监督管理部门会同国务院有关部门制定。开展药物非临床研究，应当符合国家有关规定，有与研究项目相适应的人员、场地、设备、仪器和管理制度，保证有关数据、资料和样品的真实性。

（二）药物临床试验

（1）开展药物临床试验，应当按照国务院药品监督管理部门的规定如实报送研制方法、质量指标、药理及毒理试验结果等有关数据、资料和样品，经国务院药品监督管理部门批准。国务院药品监督管理部门应当自受理临床试验申请之日起六十个工作日内决定是否同意并通知临床试验申办者，逾期未通知的，视为同意。其中，开展生物等效性试验的，报国务院药品监督管理部门备案。开展药物临床试验，应当在具备相应条件的临床试验机构进行。药物临床试验机构实行备案管理，具体办法由国务院药品监督管理部门、国务院卫生健康主管部门共同制定。

（2）开展药物临床试验，应当符合伦理原则，制定临床试验方案，经伦理委员会审查同意。伦理委员会应当建立伦理审查工作制度，保证伦理审查过程独立、客观、公正，监督规范开展药物临床试验，保障受试者合法权益，维护社会公共利益。

（3）实施药物临床试验，应当向受试者或者其监护人如实说明和解释临床试验的目的和风险等详细情况，取得受试者或者其监护人自愿签署的知情同意书，并采取有效措施保护受试者合法权益。药物临床试验期间，发现存在安全性问题或者其他风险的，临床试验申办者应当及时调整临床试验方案、暂停或者终止临床试验，并向国务院药品监督管理部门报告。必要时，国务院药品监督管理部门可以责令调整临床试验方案、暂停或者终止临床试验。对正在开展临床试验的用于治疗严重危及生命且尚无有效治疗手段的疾病的药物，经医学观察可能获益，并且符合伦理原则的，经审查、知情同意后可以在开展临床试验的机构内用于其他病情相同的患者。

（4）在中国境内上市的药品，应当经国务院药品监督管理部门批准，取得药品注册证书；但是，未实施审批管理的中药材和中药饮片除外。实施审批管理的中药材、中药饮片品种目录由国务院药品监督管理部门会同国务院中医药主管部门制定。申请药品注册，应当提供真实、充分、可靠的数据、资料和样品，证明药品的安全性、有效性和质量可控性。

（三）药品注册

（1）对申请注册的药品，国务院药品监督管理部门应当组织药学、医学和其他技术人员进行审评，对药品的安全性、有效性和质量可控性以及申请人的质量管理、风险防控和责任赔偿等能力进行审查；符合条件的，颁发药品注册证书。国务院药品监督管理部门在审批药品时，对化学原料药一并审评审批，对相关辅料、直接接触药品的包装材料和容器一并审评，对药品的质量标准、生产工艺、标签和说明书一并核准。

（2）对治疗严重危及生命且尚无有效治疗手段的疾病以及公共卫生方面急需的药品，药物临床试验已有数据显示疗效并能预测其临床价值的，可以附条件批准，并在药品注册证书中载明相关事项。

（3）国务院药品监督管理部门应当完善药品审评审批工作制度，加强能力建设，建立健全沟通交流、专家咨询等机制，优化审评审批流程，提高审评审批效率。批准上市药品的审评结论和依据应当依法公开，接受社会监督。对审评审批中知悉的商业秘密应当保密。

（4）药品应当符合国家药品标准。经国务院药品监督管理部门核准的药品质量标准高于国家药品标准的，按照经核准的药品质量标准执行；没有国家药品标准的，应当符合经核准的药品质量标准。国务院药品监督管理部门颁布的《中华人民共和国药典》和药品标准为国家药品标准。国务院药品监督管理部门会同国务院卫生健康主管部门组织药典委员会，负责国家药品标准的制定和修订。国务院药品监督管理部门设置或者指定的药品检验机构负责标定国家药品标准品、对照品。列入国家药品标准的药品名称为药品通用名称。已经作为药品通用名称的，该名称不得作为药品商标使用。

三、药品上市许可持有人

（一）药品上市许可持有人定义

药品上市许可持有人是指取得药品注册证书的企业或者药品研制机构等。药品上市许可持有人应当依照《药品管理法》规定，对药品的非临床研究、临床试验、生产经营、上市后研究、不良反应监测及报告与处理等承担责任。其他从事药品研制、生产、经营、储存、运输、使用等活动的单位和个人依法承担相应责任。药品上市许可持有人的法定代表人、主要负责人对药品质量全面负责。

（二）药品上市许可持有人要求

（1）药品上市许可持有人应当建立药品质量保证体系，配备专门人员独立负责药品质量管理。药品上市许可持有人应当对受托药品生产企业、药品经营企业的质量管理体系进行定期审核，监督其持续具备质量保证和控制能力。

（2）药品上市许可持有人可以自行生产药品，也可以委托药品生产企业生产。药品上市许可持有人自行生产药品的，应当依照本法规定取得药品生产许可证；委托生产的，应当委托符合条件的药品生产企业。药品上市许可持有人和受托生产企业应当签订委托协议和质量协议，并严格履行协议约定的义务。国务院药品监督管理部门制定药品委托生产质量协议指南，指导、监督药品上市许可持有人和受托生产企业履行药品质量保证义务。血液制品、麻醉药品、精神药品、医疗用毒性药品、药品类易制毒化学品不得委托生产；但是，国务院药品监督管理部门另有规定的除外。

（3）药品上市许可持有人应当建立药品上市放行规程，对药品生产企业出厂放行的药品进行审核，经质量受权人签字后方可放行。不符合国家药品标准的，不得放行。

（4）药品上市许可持有人可以自行销售其取得药品注册证书的药品，也可以委托药品经营企业销售。药品上市许可持有人从事药品零售活动的，应当取得药品经营许可证。药品上市许可持有人自行销售药品的，应当具备《药品管理法》规定的条件；委托销售的，应当委托符合条件的药品经营企业。药品上市许可持有人和受托经营企业应当签订委托协议，并严格履行协议约定的义务。

（5）药品上市许可持有人、药品生产企业、药品经营企业委托储存、运输药品的，应当对受托方的质量保证能力和风险管理能力进行评估，与其签订委托协议，约定药品质量责任、操作规程等内容，并对受托方进行监督。药品上市许可持有人、药品生产企业、药品经营企业和医疗机构应当建立并实施药品追溯制度，按照规定提供追溯信息，保证药品可追溯。

（6）药品上市许可持有人应当建立年度报告制度，每年将药品生产销售、上市后研究、风险管理等情况按照规定向省、自治区、直辖市人民政府药品监督管理部门报告。

（7）药品上市许可持有人为境外企业的，应当由其指定的在中国境内的企业法人履行药品上市许可持有人义务，与药品上市许可持有人承担连带责任。

（8）中药饮片生产企业履行药品上市许可持有人的相关义务，对中药饮片生产、销售实行全过程管理，建立中药饮片追溯体系，保证中药饮片安全、有效、可追溯。

（9）经国务院药品监督管理部门批准，药品上市许可持有人可以转让药品上市许可。受让方应当具备保障药品安全性、有效性和质量可控性的质量管理、风险防控和责任赔偿等能力，履行药品上市许可持有人义务。

四、药品生产

（一）药品生产应具备的条件

（1）从事药品生产活动，应当经所在地省、自治区、直辖市人民政府药品监督管理部门批准，取得药品生产许可证。无药品生产许可证的，不得生产药品。药品生产许可证应当标明有效期和生产范围，到期重新审查发证。

（2）从事药品生产活动，应当具备以下条件：有依法经过资格认定的药学技术人员、工程技术人员及相应的技术工人；有与药品生产相适应的厂房、设施和卫生环境；有能对所生产药品进行质量管理和质量检验的机构、人员及必要的仪器设备；有保证药品质量的规章制度，并符合国务院药品监督管理部门依据《药品管理法》制定的药品生产质量管理规范要求。从事药品生产活动，应当遵守药品生产质量管理规范，建立健全药品生产质量管理体系，保证药品生产全过程持续符合法定要求。药品生产企业的法定代表人、主要负责人对本企业的药品生产活动全面负责。

（二）药品生产要求

（1）药品应当按照国家药品标准和经药品监督管理部门核准的生产工艺进行生产。生产、检验记录应当完整准确，不得编造。中药饮片应当按照国家药品标准炮制；国家药品标准没有规定的，应当按照省、自治区、直辖市人民政府药品监督管理部门制定的炮制规范炮制。省、自治区、直辖市人民政府药品监督管理部门制定的炮制规范应当报国务院药品监督管理部门备案。不符合国家药品标准或者不按照省、自治区、直辖市人民政府药品监督管理部门制定的炮制规范炮制的，不得出厂、销售。

（2）生产药品所需的原料、辅料，应当符合药用要求、药品生产质量管理规范的有关要求。生产药品，应当按照规定对供应原料、辅料等的供应商进行审核，保证购进、使用的原料、辅料等符合前款规定要求。直接接触药品的包装材料和容器，应当符合药用要求，符合保障人体健康、安全的标准。对不合格的直接接触药品的包装材料和容器，由药品监督管理部门责令停止使用。

（3）药品生产企业应当对药品进行质量检验。不符合国家药品标准的，不得出厂。药品生产企业应当建立药品出厂放行规程，明确出厂放行的标准、条件。符合标准、条件的，经质量受权人签字后方可放行。

（4）药品包装应当适合药品质量的要求，方便储存、运输和医疗使用。发运中药材应当有包装。在每件包装上，应当注明品名、产地、日期、供货单位，并附有质量合格的标志。药品包装应当按照规定印有或者贴有标签并附有说明书。标签或者说明书应当注明药品的通用名称、成分、规格、上市许可持有人及其地址、生产企业及其地址、批准文号、产品批号、生产日期、有效期、适应证或者功能主治、用法、用量、禁忌、不良反应和注意事项。标签、说明书中的文字应当清晰，生产日期、有效期等事项应当显著标注，容易辨识。麻醉药品、精神药品、医疗用毒性药品、放射性药品、外用药品和非处方药的标签、说明书，应当印有规定的标志。

（5）药品上市许可持有人、药品生产企业、药品经营企业和医疗机构中直接接触药品的工作人员，应当每年进行健康检查。患有传染病或者其他可能污染药品的疾病的，不得从事直接接触药品的工作。

五、药品经营

（一）药品经营应具备的条件

（1）从事药品批发活动，应当经所在地省、自治区、直辖市人民政府药品监督管理部门批准，取得药品经营许可证。从事药品零售活动，应当经所在地县级以上地方人民政府药品监督管理部门批准，取得药品经营许可证。无药品经营许可证的，不得经营药品。药品经营许可证应当标明有效期和经营范围，到期重新审查发证。药品监督管理部门实施药品经营许可，除依据《药品管理法》规定的条件外，还应当遵循方便群众购药的原则。

（2）从事药品经营活动应当具备以下条件：有依法经过资格认定的药师或者其他药学技术人员；有与所经营药品相适应的营业场所、设备、仓储设施和卫生环境；有与所经营药品相适应的质量管理机构或者人员；有保证药品质量的规章制度，并符合国务院药品监督管理部门依据《药品管理法》制定的药品经营质量管理规范要求。从事药品经营活动，应当遵守药品经营质量管理规范，建立健全药品经营质量管理体系，保证药品经营全过程持续符合法定要求。国家鼓励、引导药品零售连锁经营。从事药品零售连锁经营活动的企业总部，应当建立统一的质量管理制度，对所属零售企业的经营活动履行管理责任。药品经营企业的法定代表人、主要负责人对本企业的药品经营活动全面负责。

（二）药品经营管理

（1）国家对药品实行处方药与非处方药分类管理制度。具体办法由国务院药品监督管理部门会同国务院卫生健康主管部门制定。

（2）药品上市许可持有人、药品生产企业、药品经营企业和医疗机构应当从药品上市许可持有人或者具有药品生产、经营资格的企业购进药品；但是，购进未实施审批管理的中药材除外。

（3）药品经营企业购进药品，应当建立并执行进货检查验收制度，验明药品合格证明和其他标识；不符合规定要求的，不得购进和销售。药品经营企业购销药品，应当有真实、完整的购销记录。购销记录应当注明药品的通用名称、剂型、规格、产品批号、有效期、上市许可持有人、生产企业、购销单位、购销数量、购销价格、购销日期及国务院药品监督管理部门规定的其他内容。

（4）药品经营企业零售药品应当准确无误，并正确说明用法、用量和注意事项；调配处方应当经过核对，对处方所列药品不得擅自更改或者代用。对有配伍禁忌或者超剂量的处方，应当拒绝调配；必要时，经处方医师更正或者重新签字，方可调配。药品经营企业销售中药材，应当标明产地。依法经过资格认定的药师或者其他药学技术人员负责本企业的药品管理、处方审核和调配、合理用药指导等工作。

（5）药品经营企业应当制定和执行药品保管制度，采取必要的冷藏、防冻、防潮、防虫、防鼠等措施，保证药品质量。药品入库和出库应当执行检查制度。城乡集市贸易市场可以出售中药材，国务院另有规定的除外。

（6）药品上市许可持有人、药品经营企业通过网络销售药品，应当遵守《药品管理法》药品经营的有关规定。具体管理办法由国务院药品监督管理部门会同国务院卫生健康主管部门等部门制定。疫苗、血液制品、麻醉药品、精神药品、医疗用毒性药品、放射性药品、药品类易制毒化学品等国家实行特殊管理的药品不得在网络上销售。

（7）药品网络交易第三方平台提供者应当按照国务院药品监督管理部门的规定，向所在地省、自治区、直辖市人民政府药品监督管理部门备案。第三方平台提供者应当依法对申请进入平台经营的药品上市许可持有人、药品经营企业的资质等进行审核，保证其符合法定要求，并对发生在平台的药品经营行为进行管理。第三方平台提供者发现进入平台经营的药品上市许可持有人、药品经营企业有违反《药品管理法》规定行为的，应当及时制止并立即报告所在地县级人民政府药品监督管理部门；发现严重违法行为的，应当立即停止提供网络交易平台服务。

（8）新发现和从境外引种的药材，经国务院药品监督管理部门批准后，方可销售。药品应当从允许药品进口的口岸进口，并由进口药品的企业向口岸所在地药品监督管理部门备案。海关凭药品监督管理部门出具的进口药品通关单办理通关手续。无进口药品通关单的，海关不得放行。口岸所在地药品监督管理部门应当通知药品检验机构按照国务院药品监督管理部门的规定对进口药品进行抽查检验。允许药品进口的口岸由国务院药品监督管

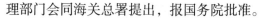

理部门会同海关总署提出，报国务院批准。

（9）医疗机构因临床急需进口少量药品的，经国务院药品监督管理部门或者国务院授权的省、自治区、直辖市人民政府批准，可以进口。进口的药品应当在指定医疗机构内用于特定医疗目的。个人自用携带入境少量药品，按照国家有关规定办理。

（10）进口、出口麻醉药品和国家规定范围内的精神药品，应当持有国务院药品监督管理部门颁发的进口准许证、出口准许证。禁止进口疗效不确切、不良反应大或者因其他原因危害人体健康的药品。

（11）国务院药品监督管理部门对下列药品在销售前或者进口时，应当指定药品检验机构进行检验；未经检验或者检验不合格的，不得销售或者进口：首次在中国境内销售的药品；国务院药品监督管理部门规定的生物制品；国务院规定的其他药品。

六、医疗机构药事管理

（一）医疗机构药事要求

（1）医疗机构应当配备依法经过资格认定的药师或者其他药学技术人员，负责本单位的药品管理、处方审核和调配、合理用药指导等工作。非药学技术人员不得直接从事药剂技术工作。

（2）医疗机构购进药品，应当建立并执行进货检查验收制度，验明药品合格证明和其他标识；不符合规定要求的，不得购进和使用。

（3）医疗机构应当有与所使用药品相适应的场所、设备、仓储设施和卫生环境，制定和执行药品保管制度，采取必要的冷藏、防冻、防潮、防虫、防鼠等措施，保证药品质量。

（4）医疗机构应当坚持安全有效、经济合理的用药原则，遵循药品临床应用指导原则、临床诊疗指南和药品说明书等合理用药，对医师处方、用药医嘱的适宜性进行审核。医疗机构以外的其他药品使用单位，应当遵守《药品管理法》有关医疗机构使用药品的规定。

（5）依法经过资格认定的药师或者其他药学技术人员调配处方，应当进行核对，对处方所列药品不得擅自更改或者代用。对有配伍禁忌或者超剂量的处方，应当拒绝调配；必要时，经处方医师更正或者重新签字，方可调配。

（二）医疗机构制剂要求

医疗机构配制制剂，应当经所在地省、自治区、直辖市人民政府药品监督管理部门批准，取得医疗机构制剂许可证。无医疗机构制剂许可证的，不得配制制剂。医疗机构制剂许可证应当标明有效期，到期重新审查发证。医疗机构配制制剂，应当有能够保证制剂质量的设施、管理制度、检验仪器和卫生环境。医疗机构配制制剂，应当按照经核准的工艺进行，所需的原料、辅料和包装材料等应当符合药用要求。医疗机构配制的制剂，应当是本单位临床需要而市场上没有供应的品种，并应当经所在地省、自治区、直辖市人民政府药品监督管理部门批准；但是，法律对配制中药制剂另有规定的除外。医疗机构配制的制剂应当按照规定进行质量检验；合格的，凭医师处方在本单位使用。经国务院药品监督管理部门或者省、自治区、直辖市人民政府药品监督管理部门批准，医疗机构配制的制剂可以在指定的医疗机构之间调剂使用。医疗机构配制的制剂不得在市场上销售。

七、药品上市后管理

（一）药品上市后风险管理

（1）药品上市许可持有人应当制定药品上市后风险管理计划，主动开展药品上市后研究，对药品的安全性、有效性和质量可控性进行进一步确证，加强对已上市药品的持续管理。

（2）对附条件批准的药品，药品上市许可持有人应当采取相应风险管理措施，并在规定期限内按照要求完成相关研究；逾期未按照要求完成研究或者不能证明其获益大于风险的，国务院药品监督管理部门应当依法处理，直至注销药品注册证书。

（3）对药品生产过程中的变更，按照其对药品安全性、有效性和质量可控性的风险和产生影响的程度，实行分类管理。属于重大变更的，应当经国务院药品监督管理部门批准，其他变更应当按照国务院药品监督管理部门的规定备案或者报告。药品上市许可持有人应当按照国务院药品监督管理部门的规定，全面评估、验证变更事项对药品安全性、有效性和质量可控性的影响。

（二）药品上市后不良反应监测

（1）药品上市许可持有人应当开展药品上市后不良反应监测，主动收集、跟踪分析疑似药品不良反应信息，对已识别风险的药品及时采取风险控制措施。

（2）药品上市许可持有人、药品生产企业、药品经营企业和医疗机构应当经常考察本单位所生产、经营、使用的药品质量、疗效和不良反应。发现疑似不良反应的，应当及时向药品监督管理部门和卫生健康主管部门报告。具体办法由国务院药品监督管理部门会同国务院卫生健康主管部门制定。对已确认发生严重不良反应的药品，由国务院药品监督管理部门或者省、自治区、直辖市人民政府药品监督管理部门根据实际情况采取停止生产、销售、使用等紧急控制措施，并应当在五日内组织鉴定，自鉴定结论做出之日起十五日内依法做出行政处理决定。

（三）药品召回

药品存在质量问题或者其他安全隐患的，药品上市许可持有人应当立即停止销售，告知相关药品经营企业和医疗机构停止销售和使用，召回已销售的药品，及时公开召回信息，必要时应当立即停止生产，并将药品召回和处理情况向省、自治区、直辖市人民政府药品监督管理部门和卫生健康主管部门报告。药品生产企业、药品经营企业和医疗机构应当配合。药品上市许可持有人依法应当召回药品而未召回的，省、自治区、直辖市人民政府药品监督管理部门应当责令其召回。

（四）药品上市后评价

药品上市许可持有人应当对已上市药品的安全性、有效性和质量可控性定期开展上市后评价。必要时，国务院药品监督管理部门可以责令药品上市许可持有人开展上市后评价或者直接组织开展上市后评价。经评价，对疗效不确切、不良反应大或者因其他原因危害人体健康的药品，应当注销药品注册证书。已被注销药品注册证书的药品，不得生产或者进口、销售和使用。已被注销药品注册证书、超过有效期等的药品，应当由药品监督管理部门监督销毁或者依法采取其他无害化处理等措施。

八、药品价格和广告

（一）药品采购管理制度

国家完善药品采购管理制度，对药品价格进行监测，开展成本价格调查，加强药品价格监督检查，依法查处价格垄断、哄抬价格等药品价格违法行为，维护药品价格秩序。

（二）药品价格管理

（1）依法实行市场调节价的药品，药品上市许可持有人、药品生产企业、药品经营企业和医疗机构应当按照公平、合理和诚实信用、质价相符的原则制定价格，为用药者提供价格合理的药品。药品上市许可持有人、药品生产企业、药品经营企业和医疗机构应当遵守国务院药品价格主管部门关于药品价格管理的规定，制定和标明药品零售价格，禁止暴利、价格垄断和价格欺诈等行为。

（2）药品上市许可持有人、药品生产企业、药品经营企业和医疗机构应当依法向药品价格主管部门提供其药品的实际购销价格和购销数量等资料。

（3）医疗机构应当向患者提供所用药品的价格清单，按照规定如实公布其常用药品的价格，加强合理用药管理。具体办法由国务院卫生健康主管部门制定。

（三）药品购销中不正当利益管理

禁止药品上市许可持有人、药品生产企业、药品经营企业和医疗机构在药品购销中给予、收受回扣或者其他不正当利益。禁止药品上市许可持有人、药品生产企业、药品经营企业或者代理人以任何名义给予使用其药品的医疗机构的负责人、药品采购人员、医师、药师等有关人员财物或者其他不正当利益。禁止医疗机构的负责人、药品采购人员、医师、药师等有关人员以任何名义收受药品上市许可持有人、药品生产企业、药品经营企业或者代理人给予的财物或者其他不正当利益。

（四）药品广告管理

药品广告应当经广告主所在地省、自治区、直辖市人民政府确定的广告审查机关批准；未经批准的，不得发布。药品广告的内容应当真实、合法，以国务院药品监督管理部门核准的药品说明书为准，不得含有虚假的内容。药品广告不得含有表示功效、安全性的断言或者保证；不得利用国家机关、科研单位、学术机构、行业协会或者专家、学者、医师、药师、患者等的名义或者形象作推荐、证明。非药品广告不得有涉及药品的宣传。

九、药品储备和供应

（1）国家实行药品储备制度，建立中央和地方两级药品储备。发生重大灾情、疫情或者其他突发事件时，依照《突发事件应对法》的规定，可以紧急调用药品。

（2）国家实行基本药物制度，遴选适当数量的基本药物品种，加强组织生产和储备，提高基本药物的供给能力，满足疾病防治基本用药需求。

（3）国家建立药品供求监测体系，及时收集和汇总分析短缺药品供求信息，对短缺药品实行预警，采取应对措施。

（4）国家实行短缺药品清单管理制度。具体办法由国务院卫生健康主管部门会同国务院药品监督管理部门等部门制定。药品上市许可持有人停止生产短缺药品的，应当按照规定向国务院药品监督管理部门或者省、自治区、直辖市人民政府药品监督管理部门报告。国家鼓励短缺药品的研制和生产，对临床急需的短缺药品、防治重大传染病和罕见病等疾病的新药予以优先审评审批。对短缺药品，国务院可以限制或者禁止出口。必要时，国务院有关部门可以采取组织生产、价格干预和扩大进口等措施，保障药品供应。药品上市许可持有人、药品生产企业、药品经营企业应当按照规定保障药品的生产和供应。

十、监督管理

（一）假药、劣药监管

1. 禁止生产（包括配制，下同）、销售、使用假药、劣药（表6-8）。

表6-8 假药、劣药的判断标准

名称	假药	劣药
情形	（1）药品所含成分与国家药品标准规定的成分不符； （2）以非药品冒充药品或者以他种药品冒充此种药品； （3）变质的药品； （4）药品所标明的适应证或者功能主治超出规定范围。	（1）药品成分的含量不符合国家药品标准； （2）被污染的药品； （3）未标明或者更改有效期的药品； （4）未注明或者更改产品批号的药品； （5）超过有效期的药品； （6）擅自添加防腐剂、辅料的药品； （7）其他不符合药品标准的药品。

2. 禁止未取得药品批准证明文件生产、进口药品；禁止使用未按照规定审评、审批的原料药、包装材料和容器生产药品。

相关案例

非法更换包装导致药品被污染

2008年3月，某药业股份有限公司（以下简称药业公司）经某物流公司（以下简称物流公司）发给张某某×××注射液共100件。货到A市后，因部分外包装及药瓶破损，张某某拒收了其中的6件。拒收药品被物流公司A市分公司运走，存于该公司仓库，后应物流公司请求，张某某向药业公司申请了12套外包装箱，物流公司更换外包装后，再次送交被告人张某某，因未达成赔偿协议，张某某再次拒收。该批拒收药品经物流公司运回B市，在物流公司B市分公司进行了全套包材更换，换好后再次发往A市。同年5月底，由物流公司与张某某协商达成赔偿协议，张某某明知该批药品已两次被更换包材，但在获得物流公司人民币8000元赔偿的情况下，同年7月1日接收了该批药品，并存入A市某医药公司（以下简称医药公司）仓库。

当晚，因下雨，医药公司仓库进水，存放在仓库的部分药品被淹，其中包括这批被更换包装的×××注射液。7月4日，张某某向药业公司书面报告了药品被淹情况，申请更换91套全套药品包材。药业公司质量保证部主任王某某接到张某某的书面报告和关于更换药品包材的申请后，7月7日在申请表上批示：请生产部办理。7月10日及8月4日，药业公司营销中心副总经理卢某某、董事长兼营销中心总经理车某某先后在报告上签批同意免费更换包材。张某某收到包材后，在医药公司仓库进行了更换。同年8月1日，张某某将更换过包材的5件×××注射液销售给曾向其要过×××注射液且无任何经营资质的社会闲散人员侯某某，侯某某通过林某（某药品批发公司业务员）以某药品批发公司名义将该5件×××注射液销售给某市人民医院。

某市人民医院先后给7名患者使用该批×××注射液，均不同程度地出现周身不适、寒颤、恶心、胸闷、胸痛、血压下降等不良反应，3名患者死亡。经A市司法鉴定中心、A市公安局刑事科学技术研究所鉴定，3名死亡患者均系因注射生物毒素污染的×××注射液中毒死亡；2名患者损伤程度为重伤，1名患者的损伤程度为轻伤。

（二）监督检查

（1）药品监督管理部门应当依照法律、法规的规定对药品研制、生产、经营和药品使用单位使用药品等活动进行监督检查，必要时可以对为药品研制、生产、经营、使用提供产品或者服务的单位和个人进行延伸检查，有关单位和个人应当予以配合，不得拒绝和隐瞒。药品监督管理部门应当对高风险的药品实施重点监督检查。对有证据证明可能存在安全隐患的，药品监督管理部门根据监督检查情况，应当采取告诫、约谈、限期整改以及暂停生产、销售、使用、进口等措施，并及时公布检查处理结果。药品监督管理部门进行监督检查时，应当出示证明文件，对监督检查中知悉的商业秘密应当保密。

（2）药品监督管理部门根据监督管理的需要，可以对药品质量进行抽查检验。抽查检验应当按照规定抽样，并不得收取任何费用；抽样应当购买样品，所需费用按照国务院规定列支。对有证据证明可能危害人体健康的药品及其有关材料，药品监督管理部门可以查封、扣押，并在七日内做出行政处理决定；药品需要检验的，应当自检验报告书发出之日起十五日内做出行政处理决定。

（3）国务院和省、自治区、直辖市人民政府的药品监督管理部门应当定期公告药品质量抽查检验结果；公告不当的，应当在原公告范围内予以更正。

（4）当事人对药品检验结果有异议的，可以自收到药品检验结果之日起七日内向原药品检验机构或者上一级药品监督管理部门设置或者指定的药品检验机构申请复验，也可以直接向国务院药品监督管理部门设置或者指定的药品检验机构申请复验。受理复验的药品检验机构应当在国务院药品监督管理部门规定的时间内做出复验结论。

（5）药品监督管理部门应当对药品上市许可持有人、药品生产企业、药品经营企业和药物非临床安全性评价研究机构、药物临床试验机构等遵守《药品生产质量管理规范》《药品经营质量管理规范》《药物非临床研究质量管理规范》《药物临床试验质量管理规范》等情况进行检查，监督其持续符合法定要求。

（6）国家建立职业化、专业化药品检查员队伍。检查员应当熟悉药品法律、法规，具备药品专业知识。

（7）药品监督管理部门建立药品上市许可持有人、药品生产企业、药品经营企业、药物非临床安全性评价研究机构、药物临床试验机构和医疗机构药品安全信用档案，记录许可颁发、日常监督检查结果、违法行为查处等情况，依法向社会公布并及时更新；对有不良信用记录的，增加监督检查频次，并可以按照国家规定实施联合惩戒。

（8）药品监督管理部门应当公布本部门的电子邮件地址、电话，接受咨询、投诉、举报，并依法及时答复、核实、处理。对查证属实的举报，按照有关规定给予举报人奖励。药品监督管理部门应当对举报人的信息予以保密，保护举报人的合法权益。举报人举报所在单位的，该单位不得以解除、变更劳动合同或者其他方式对举报人进行打击报复。

（三）药品信息统一公布制度及安全风险处置

（1）国家实行药品安全信息统一公布制度。国家药品安全总体情况、药品安全风险警示信息、重大药品安全事件及其调查处理信息和国务院确定需要统一公布的其他信息由国务院药品监督管理部门统一公布。药品安全风险警示信息和重大药品安全事件及其调查处理信息的影响限于特定区域的，也可以由有关省、自治区、直辖市人民政府药品监督管理部门公布。未经授权不得发布上述信息。公布药品安全信息，应当及时、准确、全面，并进行必要的说明，避免误导。任何单位和个人不得编造、散布虚假药品安全信息。

（2）县级以上人民政府应当制定药品安全事件应急预案。药品上市许可持有人、药品生产企业、药品经营企业和医疗机构等应当制定本单位的药品安全事件处置方案，并组织开展培训和应急演练。发生药品安全事件，县级以上人民政府应当按照应急预案立即组织开展应对工作；有关单位应当立即采取有效措施进行处置，防止危害扩大。

（3）药品监督管理部门未及时发现药品安全系统性风险，未及时消除监督管理区域内药品安全隐患的，本级人民政府或者上级人民政府药品监督管理部门应当对其主要负责人进行约谈。地方人民政府未履行药品安全职责，未及时消除区域性重大药品安全隐患的，上级人民政府或者上级人民政府药品监督管理部门应当对其主要负责人进行约谈。被约谈的部门和地方人民政府应当立即采取措施，对药品监督管理工作进行整改。约谈情况和整改情况应当纳入有关部门和地方人民政府药品监督管理工作评议、考核记录。

（4）地方人民政府及其药品监督管理部门不得以要求实施药品检验、审批等手段限制或者排斥非本地区药品上市许可持有人、药品生产企业生产的药品进入本地区。

（5）药品监督管理部门及其设置或者指定的药品专业技术机构不得参与药品生产经营活动，不得以其名义推荐或者监制、监销药品。药品监督管理部门及其设置或者指定的药品专业技术机构的工作人员不得参与药品生产经营活动。

（6）国务院对麻醉药品、精神药品、医疗用毒性药品、放射性药品、药品类易制毒化学品等有其他特殊管理规定的，依照其规定。

（7）药品监督管理部门发现药品违法行为涉嫌犯罪的，应当及时将案件移送公安机关。对依法不需要追究刑事责任或者免予刑事处罚，但应当追究行政责任的，公安机关、人民检察院、人民法院应当及时将案件移送药品监督管理部门。公安机关、人民检察院、人民法院商请药品监督管理部门、生态环境主管部门等部门提供检验结论、认定意见以及对涉案药品进行无害化处理等协助的，有关部门应当及时提供，予以协助。

十一、法律责任

违反《药品管理法》规定，构成犯罪的，依法追究刑事责任。

（一）未取得资质证件生产、销售药品的处罚

（1）未取得药品生产许可证、药品经营许可证或者医疗机构制剂许可证生产、销售药品的，责令关闭，没收违法生产、销售的药品和违法所得，并处违法生产、销售的药品（包括已售出和未售出的药品，下同）货值金额十五倍以上三十倍以下的罚款；货值金额不足十万元的，按十万元计算。

（2）生产、销售假药的，没收违法生产、销售的药品和违法所得，责令停产停业整顿，吊销药品批准证明文件，并处违法生产、销售的药品货值金额十五倍以上三十倍以下的罚款；货值金额不足十万元的，按十万元计算；情节严重的，吊销药品生产许可证、药品经营许可证或者医疗机构制剂许可证，十年内不受理其相应申请；药品上市许可持有人为境外企业的，十年内禁止其药品进口。

（3）生产、销售劣药的，没收违法生产、销售的药品和违法所得，并处违法生产、销售的药品货值金额十倍以上二十倍以下的罚款；违法生产、批发的药品货值金额不足十万元的，按十万元计算，违法零售的药品货值金额不足一万元的，按一万元计算；情节严重的，责令停产停业整顿直至吊销药品批准证明文件、药品生产许可证、药品经营许可证或者医疗机构制剂许可证。

（4）生产、销售的中药饮片不符合药品标准，尚不影响安全性、有效性的，责令限期改正，给予警告；可以处十万元以上五十万元以下的罚款。

（5）生产、销售假药，或者生产、销售劣药且情节严重的，对法定代表人、主要负责人、直接负责的主管人员和其他责任人员，没收违法行为发生期间自本单位所获收入，并

处所获收入百分之三十以上三倍以下的罚款，终身禁止从事药品生产经营活动，并可以由公安机关处五日以上十五日以下的拘留。对生产者专门用于生产假药、劣药的原料、辅料、包装材料、生产设备予以没收。

（二）使用假药、劣药的处罚

（1）药品使用单位使用假药、劣药的，按照销售假药、零售劣药的规定处罚；情节严重的，法定代表人、主要负责人、直接负责的主管人员和其他责任人员有医疗卫生人员执业证书的，还应当吊销执业证书。

（2）知道或者应当知道属于假药、劣药或者《药品管理法》第一百二十四条第一款第一项至第五项规定的药品，而为其提供储存、运输等便利条件的，没收全部储存、运输收入，并处违法收入一倍以上五倍以下的罚款；情节严重的，并处违法收入五倍以上十五倍以下的罚款；违法收入不足五万元的，按五万元计算。

（3）对假药、劣药的处罚决定，应当依法载明药品检验机构的质量检验结论。

（三）违法使用药品批准证明文件及提供虚假信息的处罚

（1）伪造、变造、出租、出借、非法买卖许可证或者药品批准证明文件的，没收违法所得，并处违法所得一倍以上五倍以下的罚款；情节严重的，并处违法所得五倍以上十五倍以下的罚款，吊销药品生产许可证、药品经营许可证、医疗机构制剂许可证或者药品批准证明文件，对法定代表人、主要负责人、直接负责的主管人员和其他责任人员，处二万元以上二十万元以下的罚款，十年内禁止从事药品生产经营活动，并可以由公安机关处五日以上十五日以下的拘留；违法所得不足十万元的，按十万元计算。

（2）提供虚假的证明、数据、资料、样品或者采取其他手段骗取临床试验许可、药品生产许可、药品经营许可、医疗机构制剂许可或者药品注册等许可的，撤销相关许可，十年内不受理其相应申请，并处五十万元以上五百万元以下的罚款；情节严重的，对法定代表人、主要负责人、直接负责的主管人员和其他责任人员，处二万元以上二十万元以下的罚款，十年内禁止从事药品生产经营活动，并可以由公安机关处五日以上十五日以下的拘留。

（3）违反《药品管理法》规定，有下列行为之一的，没收违法生产、进口、销售的药品和违法所得以及专门用于违法生产的原料、辅料、包装材料和生产设备，责令停产停业整顿，并处违法生产、进口、销售的药品货值金额十五倍以上三十倍以下的罚款；货值金额不足十万元的，按十万元计算；情节严重的，吊销药品批准证明文件直至吊销药品生产许可证、药品经营许可证或者医疗机构制剂许可证，对法定代表人、主要负责人、直接负责的主管人员和其他责任人员，没收违法行为发生期间自本单位所获收入，并处所获收入百分之三十以上三倍以下的罚款，十年直至终身禁止从事药品生产经营活动，并可以由公安机关处五日以上十五日以下的拘留：未取得药品批准证明文件生产、进口药品；使用采取欺骗手段取得的药品批准证明文件生产、进口药品；使用未经审评审批的原料药生产药品；应当检验而未经检验即销售药品；生产、销售国务院药品监督管理部门禁止使用的药品；编造生产、检验记录；未经批准在药品生产过程中进行重大变更。

（4）违反《药品管理法》规定，有下列行为之一的，没收违法生产、销售的药品和违法所得以及包装材料、容器，责令停产停业整顿，并处五十万元以上五百万元以下的罚款；情节严重的，吊销药品批准证明文件、药品生产许可证、药品经营许可证，对法定代表人、主要负责人、直接负责的主管人员和其他责任人员处二万元以上二十万元以下的罚款，十年直至终身禁止从事药品生产经营活动：未经批准开展药物临床试验；使用未经审评的直接接触药品的包装材料或者容器生产药品，或者销售该类药品；使用未经核准的标签、说明书。

（四）不按照法律、法规要求开展工作的处罚

（1）除《药品管理法》另有规定的情形外，药品上市许可持有人、药品生产企业、药品经营企业、药物非临床安全性评价研究机构、药物临床试验机构等未遵守《药品生产质量管理规范》《药品经营质量管理规范》《药物非临床研究质量管理规范》《药物临床试验质量管理规范》，责令限期改正，给予警告；逾期不改正的，处十万元以上五十万元以下的罚款；情节严重的，处五十万元以上二百万元以下的罚款，责令停产停业整顿直至吊销药品批准证明文件、药品生产许可证、药品经营许可证等，药物非临床安全性评价研究机构、药物临床试验机构等五年内不得开展药物非临床安全性评价研究、药物临床试验，对法定代表人、主要负责人、直接负责的主管人员和其他责任人员，没收违法行为发生期间自本单位所获收入，并处所获收入百分之十以上百分之五十以下的罚款，十年直至终身禁止从事药品生产经营等活动。

（2）违反《药品管理法》规定，有下列行为之一的，责令限期改正，给予警告；逾期不改正的，处十万元以上五十万元以下的罚款：开展生物等效性试验未备案；药物临床试验期间，发现存在安全性问题或者其他风险，临床试验申办者未及时调整临床试验方案、暂停或者终止临床试验，或者未向国务院药品监督管理部门报告；未按照规定建立并实施药品追溯制度；未按照规定提交年度报告；未按照规定对药品生产过程中的变更进行备案或者报告；未制定药品上市后风险管理计划；未按照规定开展药品上市后研究或者上市后评价。

（3）除依法应当按照假药、劣药处罚的外，药品包装未按照规定印有、贴有标签或者附有说明书，标签、说明书未按照规定注明相关信息或者印有规定标志的，责令改正，给予警告；情节严重的，吊销药品注册证书。

（4）违反《药品管理法》规定，药品上市许可持有人、药品生产企业、药品经营企业或者医疗机构未从药品上市许可持有人或者具有药品生产、经营资格的企业购进药品的，责令改正，没收违法购进的药品和违法所得，并处违法购进药品货值金额两倍以上十倍以下的罚款；情节严重的，并处货值金额十倍以上三十倍以下的罚款，吊销药品批准证明文件、药品生产许可证、药品经营许可证或者医疗机构执业许可证；货值金额不足五万元的，按五万元计算。

（5）违反《药品管理法》规定，药品经营企业购销药品未按照规定进行记录，零售药品未正确说明用法、用量等事项，或者未按照规定调配处方的，责令改正，给予警告；情节严重的，吊销药品经营许可证。

（6）违反《药品管理法》规定，药品网络交易第三方平台提供者未履行资质审核、报告、停止提供网络交易平台服务等义务的，责令改正，没收违法所得，并处二十万元以上二百万元以下的罚款；情节严重的，责令停业整顿，并处二百万元以上五百万元以下的罚款。

（7）进口已获得药品注册证书的药品，未按照规定向允许药品进口的口岸所在地药品监督管理部门备案的，责令限期改正，给予警告；逾期不改正的，吊销药品注册证书。

（8）违反《药品管理法》规定，医疗机构将其配制的制剂在市场上销售的，责令改正，没收违法销售的制剂和违法所得，并处违法销售制剂货值金额两倍以上五倍以下的罚款；情节严重的，并处货值金额五倍以上十五倍以下的罚款；货值金额不足五万元的，按五万元计算。

（9）药品上市许可持有人未按照规定开展药品不良反应监测或者报告疑似药品不良反应的，责令限期改正，给予警告；逾期不改正的，责令停产停业整顿，并处十万元以上一百万元以下的罚款。药品经营企业未按照规定报告疑似药品不良反应的，责令限期改正，给予警告；逾期不改正的，责令停产停业整顿，并处五万元以上五十万元以下的罚款。医疗机构未按照规定报告疑似药品不良反应的，责令限期改正，给予警告；逾期不改正的，处五万元以上五十万元以下的罚款。

（10）药品上市许可持有人在省、自治区、直辖市人民政府药品监督管理部门责令其召回后，拒不召回的，处应召回药品货值金额五倍以上十倍以下的罚款；货值金额不足十万元的，按十万元计算；情节严重的，吊销药品批准证明文件、药品生产许可证、药品经营许可证，对法定代表人、主要负责人、直接负责的主管人员和其他责任人员，处二万元以上二十万元以下的罚款。药品生产企业、药品经营企业、医疗机构拒不配合召回的，处十万元以上五十万元以下的罚款。

（11）药品上市许可持有人为境外企业的，其指定的在中国境内的企业法人未依照《药品管理法》规定履行相关义务的，适用《药品管理法》有关药品上市许可持有人法律责任的规定。

有下列行为之一的，在《药品管理法》规定的处罚幅度内从重处罚：①以麻醉药品、精神药品、医疗用毒性药品、放射性药品、药品类易制毒化学品冒充其他药品，或者以其他药品冒充上述药品；②生产、销售以孕产妇、儿童为主要使用对象的假药、劣药；③生产、销售的生物制品属于假药、劣药；④生产、销售假药、劣药，造成人身伤害后果；⑤生产、销售假药、劣药，经处理后再犯；⑥拒绝、逃避监督检查，伪造、销毁、隐匿有关证据材料，或者擅自动用查封、扣押物品。

（12）药品检验机构出具虚假检验报告的，责令改正，给予警告，对单位并处二十万元以上一百万元以下的罚款；对直接负责的主管人员和其他直接责任人员依法给予降级、撤职、开除处分，没收违法所得，并处五万元以下的罚款；情节严重的，撤销其检验资格。药品检验机构出具的检验结果不实，造成损失的，应当承担相应的赔偿责任。

（13）《药品管理法》中第一百一十五条至第一百三十八条规定的行政处罚，由县级以上人民政府药品监督管理部门按照职责分工决定；撤销许可、吊销许可证件的，由原批准、发证的部门决定。

（14）药品上市许可持有人、药品生产企业、药品经营企业或者医疗机构违反《药品管理法》规定聘用人员的，由药品监督管理部门或者卫生健康主管部门责令解聘，处五万元以上二十万元以下的罚款。

（15）药品上市许可持有人、药品生产企业、药品经营企业或者医疗机构在药品购销中给予、收受回扣或者其他不正当利益的，药品上市许可持有人、药品生产企业、药品经营企业或者代理人给予使用其药品的医疗机构的负责人、药品采购人员、医师、药师等有关人员财物或者其他不正当利益的，由市场监督管理部门没收违法所得，并处三十万元以上三百万元以下的罚款；情节严重的，吊销药品上市许可持有人、药品生产企业、药品经营企业营业执照，并由药品监督管理部门吊销药品批准证明文件、药品生产许可证、药品经营许可证。

（16）药品上市许可持有人、药品生产企业、药品经营企业在药品研制、生产、经营中向国家工作人员行贿的，对法定代表人、主要负责人、直接负责的主管人员和其他责任人员终身禁止从事药品生产经营活动。

（17）药品上市许可持有人、药品生产企业、药品经营企业的负责人、采购人员等有关人员在药品购销中收受其他药品上市许可持有人、药品生产企业、药品经营企业或者代理人给予的财物或者其他不正当利益的，没收违法所得，依法给予处罚；情节严重的，五年内禁止从事药品生产经营活动。

（18）医疗机构的负责人、药品采购人员、医师、药师等有关人员收受药品上市许可持有人、药品生产企业、药品经营企业或者代理人给予的财物或者其他不正当利益的，由卫生健康主管部门或者本单位给予处分，没收违法所得；情节严重的，还应当吊销其执业证书。

（19）违反《药品管理法》规定，编造、散布虚假药品安全信息，构成违反治安管理行为的，由公安机关依法给予治安管理处罚。

（20）药品上市许可持有人、药品生产企业、药品经营企业或者医疗机构违反《药品管理法》规定，给用药者造成损害的，依法承担赔偿责任。

（五）因药品质量受到损害的处罚

（1）因药品质量问题受到损害的受害人可以向药品上市许可持有人、药品生产企业请求赔偿损失，也可以向药品经营企业、医疗机构请求赔偿损失。接到受害人赔偿请求的，应当实行首负责任制，先行赔付；先行赔付后，可以依法追偿。

（2）生产假药、劣药或者明知是假药、劣药仍然销售、使用的，受害人或者其近亲属除请求赔偿损失外，还可以请求支付价款十倍或者损失三倍的赔偿金；增加赔偿的金额不足一千元的，为一千元。

（六）药品行政部门及技术机构和人员不按要求工作的处罚

（1）药品监督管理部门或者其设置、指定的药品专业技术机构参与药品生产经营活动的，由其上级主管机关责令改正，没收违法收入；情节严重的，对直接负责的主管人员和其他直接责任人员依法给予处分。

（2）药品监督管理部门或者其设置、指定的药品专业技术机构的工作人员参与药品生产经营活动的，依法给予处分。

（3）药品监督管理部门或者其设置、指定的药品检验机构在药品监督检验中违法收取检验费用的，由政府有关部门责令退还，对直接负责的主管人员和其他直接责任人员依法给予处分；情节严重的，撤销其检验资格。

（4）违反《药品管理法》规定，药品监督管理部门有下列行为之一的，应当撤销相关许可，对直接负责的主管人员和其他直接责任人员依法给予处分：①不符合条件而批准进行药物临床试验；②对不符合条件的药品颁发药品注册证书；③对不符合条件的单位颁发药品生产许可证、药品经营许可证或者医疗机构制剂许可证。

（5）违反《药品管理法》规定，药品监督管理等部门有下列行为之一的，对直接负责的主管人员和其他直接责任人员给予记过或者记大过处分；情节较重的，给予降级或者撤职处分；情节严重的，给予开除处分：①瞒报、谎报、缓报、漏报药品安全事件；②对发现的药品安全违法行为未及时查处；③未及时发现药品安全系统性风险，或者未及时消除监督管理区域内药品安全隐患，造成严重影响；④其他不履行药品监督管理职责，造成严重不良影响或者重大损失。

（6）药品监督管理人员滥用职权、徇私舞弊、玩忽职守的，依法给予处分。查处假药、劣药违法行为有失职、渎职行为的，对药品监督管理部门直接负责的主管人员和其他直接责任人员依法从重给予处分。

（七）县级以上地方人民政府不按要求工作的处罚

（1）违反《药品管理法》规定，县级以上地方人民政府有下列行为之一的，对直接负责的主管人员和其他直接责任人员给予记过或者记大过处分；情节严重的，给予降级、撤职或者开除处分：①瞒报、谎报、缓报、漏报药品安全事件；②未及时消除区域性重大药品安全隐患，造成本行政区域内发生特别重大药品安全事件，或者连续发生重大药品安全事件；③履行职责不力，造成严重不良影响或者重大损失。

（2）《药品管理法》规定的货值金额以违法生产、销售药品的标价计算；没有标价的，按照同类药品的市场价格计算。

思政元素

中共中央政治局常务委员会召开会议
听取关于吉林长春长生生物科技有限责任公司问题疫苗案件调查及有关问责情况的汇报
中共中央总书记习近平主持会议

中共中央政治局常务委员会2018年8月16日召开会议，听取关于吉林长春长生生物科技有限责任公司问题疫苗案件调查及有关问责情况的汇报。中共中央总书记习近平主持会议并发表重要讲话。

会议指出，这起问题疫苗案件发生以来，习近平总书记高度重视，多次做出重要指示，要求立即查清事实真相，严肃问责，依法从严处理，坚决守住安全底线，全力保障群众切身利益和社会稳定大局。在党中央坚强领导下，国务院多次召开会议研究，派出调查组进行调查，目前已基本查清案件情况和有关部门及干部履行职责情况。

会议强调，疫苗关系人民群众健康，关系公共卫生安全和国家安全。这起问题疫苗案件是一起疫苗生产者逐利枉法、违反国家药品标准和药品生产质量管理规范、编造虚假生产检验记录、地方政府和监管部门失职失察、个别工作人员渎职的严重违规违法生产疫苗的重大案件，情节严重，性质恶劣，造成严重不良影响，既暴露出监管不到位等诸多漏洞，也反映出疫苗生产流通使用等方面存在的制度缺陷。要深刻汲取教训，举一反三，重典治乱，去疴除弊，加快完善疫苗药品监管长效机制，坚决守住公共安全底线，坚决维护最广大人民身体健康。

会议强调，要完善法律法规和制度规则，明晰和落实监管责任，加强生产过程现场检查，督促企业履行主体责任义务，建立质量安全追溯体系，落实产品风险报告制度。对风险高、专业性强的疫苗药品，要明确监管事权，在地方属地管理的基础上，要派出机构进行检查。要加强监管队伍能力建设，尽快建立健全疫苗药品的职业化、专业化检查队伍。要提高违法成本，对那些利欲熏心、无视规则的不法企业，对那些敢于挑战道德和良知底线的人，要严厉打击，从严重判，决不姑息。对涉及疫苗药品等危害公共安全的违法犯罪人员，要依法严厉处罚，实行巨额处罚、终身禁业。要加强干部队伍建设，激励担当作为，切实履行职责，对失职渎职行为严肃问责。

会议要求，各级党委和政府要落实习近平总书记的重要指示精神，深刻认识药品安全的敏感性和重要性，深刻汲取教训，落实监管责任，坚持疫苗质量安全底线。要健全问题疫苗处置后续工作机制，做好疫苗续种、补种工作，稳妥有序开展赔偿工作，完善疫苗管理长效机制。

——资料来源：马艳红，刘云涛.国家药监局党组传达学习习近平总书记重要指示精神 研究部署从严查处吉林长春长生疫苗案件[N].中国医药报，2018-07-25（1）.

思政元素

"四个最严"监管食品药品安全

中共中央政治局2015年5月29日下午就健全公共安全体系进行第二十三次集体学习。习近平总书记在主持学习时强调，公共安全连着千家万户，确保公共安全事关人民群众生命财产安全，事关改革发展稳定大局。要牢固树立安全发展理念，自觉把维护公共安全放在维护最广大人民根本利益中来认识，扎实做好公共安全工作，努力为人民安居乐业、社会安定有序、国家长治久安编织全方位、立体化的公共安全网。

习近平强调，要切实加强食品药品安全监管，用最严谨的标准、最严格的监管、最严厉的处罚、最严肃的问责，加快建立科学完善的食品药品安全治理体系，严把从农田到餐桌、从实验室到医院的每一道防线。

复习思考题

1. 简述药品的定义及其分类。
2. 简述药品管理法的立法渊源。
3. 概述我国药品管理法律体系的框架结构。
4. 简述医疗机构药剂管理的主要规定。
5. 简述药品进出口管理的主要规定。
6. 什么是假药？
7. 什么是劣药？

（王一硕）

第七章 药物研究开发与药品注册管理

药物研究开发与药品注册管理是药事管理的重要内容之一，是保障公众用药安全和合法权益的有效手段，也是保护和促进公众健康的重要途径。本章主要介绍药物研究开发和药品注册管理概述、药物临床前研究、药物临床试验研究、药品注册的申报与审批、药品注册检验以及药品知识产权保护等重点内容。

第一节 药物研究开发概述

一个国家的新药创制能力和水平，代表着其制药工业的竞争力和国际影响力。创新药物的研发和生产能从根本上改变某种疾病的治疗状况。如青霉素的诞生，使细菌严重感染疾病的治疗发生了根本性的变化；链霉素、异烟肼等抗结核药的相继发现，揭开了结核病治疗的新篇章；胰岛素的应用，使糖尿病得到了有效控制；吉利德公司开发的索磷布韦及其复方产品开启了"丙肝彻底治愈"时代。因此，药物研究开发既是制药工业发展的核心动力，也是人类战胜疾病的重要手段，其经济效益和社会效益都十分突出。

一、新药的定义

根据《国务院关于改革药品医疗器械审评审批制度的意见》（国发〔2015〕44号）规定，"新药是指未在中国境内外上市销售的药品"。根据物质基础的原创性和新颖性，将新药分为创新药和改良型新药。

二、药物研究开发的类型

药物研究开发（research and development，R & D）是具有探索性、创新性、应用性的复杂的系统科学工程。

（一）突破性新药研发

突破性新药（first-in-class）是指在一定的医学理论和科学设想指导下，通过反复的设计、合成和药理、生理或生物筛选，创制出新型结构并具有生物活性的药物，即创新药。它包括新化学实体（new chemical entities，NCEs）、新分子实体（new molecular entities，NMEs）或新活性物质（new active substances，NASs）。就其来源有化学合成新药、天然药物的单一有效成分、采用重组等生物技术制得的生物技术药品，突破性新药是世界制药公司药物研究开发的重点。

（二）模仿性新药研发

模仿性新药也称为"me-better"，它是在不侵犯他人专利权的情况下，根据新上市的突破性新药的相关信息资料，通过对其分子结构改造或修饰，寻找作用机制相同或相似，并在治疗应用上具有某些优点的新药物实体。

（三）延伸性新药研发

延伸性新药是指通过对上市已久的药物进行修饰或者改造，开发出专属性更强，疗效更高或安全性更好的"me-too"新药。如拆分已知化合物的光学异构体，开发已知药品的新适应证，开发控释、缓释、靶向等药物新剂型或新给药途径，设计新的复方制剂等。

（四）仿制药物研发

仿制药又称为非专利药。广义的仿制药研发包括对已上市的化学药品的仿制、研制已上市生物制品（含生物类似药）和已上市同名同方中药。狭义的仿制药是指研制与已上市的原研药质量和疗效一致的化学药品。

（五）研究开发创新中药

主要包括新药材及其制剂、中药材人工制成品、新的中药及天然药物复方制剂、经典名方、中药复方制剂等。

（六）新工艺、新材料（原辅料）的研究开发

主要指药物新工艺、新材料的研究开发，其主要目的是提高药品质量（提高药品的有效性、安全性、稳定性）和降低药品成本。

三、药物研究开发的特点

现代新药研制涉及人才、技术、资金、市场、政策、管理、环境等诸多因素，是一项多学科相互渗透、相互合作的知识技术密集性工程。其特点主要体现为多学科、长周期、高投入、高风险、高效益。

（一）多学科

药物研究开发需要化学、医学、药学、生物学、统计学、管理学等多门学科的科学家、技术人员协作，研究团队中高学历科技人员占比较高。一个国家新药研究开发水平与该国整体科学技术水平密切相关。

（二）长周期

药物研制涉及人的生命和健康，药品注册管理越来越严格，研究开发的周期越来越长。20世纪30~50年代，一个新药的研发周期仅需2~3年时间，到60年代需要8年左右，70年代平均需要11年，80年代就需要14年。20世纪90年代以后，由于高通量筛选（HTS）、计算机药物辅助设计等新技术的应用，药品注册管理手段进步，新药研发速度也加快，但新药的研制周期一般都在10~15年，有的新药研制时间甚至超过20年。例如，2019年11月，中国原研的全球首个糖类多靶点抗阿尔兹海默病创新药甘露寡糖二酸（GV-971）正式获批上市，研制周期历经22年；2020年9月，中国原研的国内首个植物有效组分降血糖原创天然药物桑枝生物碱获批上市，从立项到获批历经21年。

（三）高投入

由于新药研发过程复杂而漫长，加之对新药的技术要求不断提高，使得新药研究开发的资金投入不断升高。世界各国大型制药公司投入新药研发的费用每年约占销售额15%~20%，2019年，全球排名前十的制药公司研发费用共投入了820亿美元，其中罗氏公司以120.6亿美元位居首位，企业研发费用占总收入百分比为19%；强生公司以113.6亿美元位居第二，企业研发费用占总收入百分比为13.8%；默沙东公司以99亿美元位居第三，企业研发费用占总收入百分比为21.1%。目前美国研制一个创新药平均约需要8~10亿美元，我国研制一个创新药的平均成本约2~3亿元人民币，与国外的新药研发费用相差较大。

（四）高风险

在药物研究开发过程中，仅有约1/5000的化合物最终成为新药。动物实验结果不能完全预测临床结果，致使许多临床前研究投入被浪费；Ⅱ期临床试验失败率约为40%；进行Ⅲ期临床研究的各治疗领域的新制剂成功率平均仅为11%；抗肿瘤药最后只有5%能够进入市场。所以，新药研究开发的难度越来越大，成功率降低，风险增大。

（五）高效益

研究开发成功的创新药，在给人类防治疾病带来新手段的同时，也给新药创制的企业带来巨额利润。药品实行专利保护，研发企业在专利期内享有市场独占权，新药一旦获得上市批准，将很快获得高额利润回报。如美国辉瑞公司研发生产的抗高血脂药"立普妥"（Lipitor）于1997年上市，2002年全球销售额为80亿美元，2005年为122亿美元，2010年为118亿美元，为企业创造了巨额利润；美国艾伯维公司的修美乐（阿达木单抗）于2002年在美国获批上市，十多年来先后获批类风湿性关节炎、强直性脊柱炎、斑块状银屑病、克罗恩病等10多项适应证，单品种销售额连续七年排名全球第一，2018年全球销售收入达到199.36亿美元，为公司贡献超过60%的销售收入，成为称霸全球"药王"。

四、我国药物研制状况与"重大新药创制"专项

（一）我国新药研制状况

中华人民共和国成立以后，特别是改革开放以来，随着我国经济与科技快速发展，我国新药研发水平也有了较大的提高。新药研发的硬件和软件水平都得到了很大的改善，制药企业的创新意识有所提高，研发投入有所增加，大型制药企业都建立了具有一定实力的研究机构，新药筛选、计算机辅助设计、现代生物技术等新技术不断应用于新药研发。我国药品研发领域从以传统中药为主的研究，逐步走向现代药物与传统中药并行的研究之路，研发出一系列如青蒿素、双环醇（百赛诺）、丁苯酞、泽布替尼等在国际上领先和首创的新药。特别是近年来，在创新政策的带动下，我国药品监管政策与国际接轨步伐不断加快，2017年6月，国家食品药品监督管理总局正式加入国际人用药品技术要求协调理事会，我国医药行业进入高质量发展的新阶段，新药研制的速度和质量大幅跃升。2008—2018年，我国一共批准了36个国产创新药，涵盖贝那鲁肽注射液、盐酸安罗替尼胶囊、罗沙司他胶囊、特瑞普利单抗注射液等多个重磅药物。另外，我国制药企业的技术水平与生产工艺也有了大幅度改进，首创了一批新工艺、新技术、新方法，如维生素C二步发酵、黄连素合成、高纯度尿激酶生产方法和装置等。青霉素孢子高单位菌种选育和相应发酵、头孢菌素C发酵等新工艺达到了世界先进水平。但是，与新药研发发达的美国、欧洲、日本等国家和地区相比，我国新药研发的能力和水平还有一定的差距，主要表现在制药企业研发投入不足、高层次研发人员缺乏、研发资源浪费严重、低水平重复研发过多等问题。

（二）"重大新药创制"科技重大专项

2006年，国务院发布《国家中长期科学和技术发展规划纲要（2006—2020年）》，"重大新药创制"被列入科技重大专项，包括创新药物研究开发、药物大品种技术改造、创新药物研究开发技术平台建设、企业创新药物孵化基地建设、新药研究开发关键技术研究等主要任务。

"十一五"期间，"重大新药创制"专项取得了丰硕的成果。截至2010年9月底，在"重大新药创制"专项支持下，全国有16个品种获得新药证书，20个品种提交新药注册申请，10多个自主研发的新药在发达国家进行临床试验，18个品种完成全部研究工作，36个品种处于Ⅲ期临床研究阶段，96个品种处于Ⅰ、Ⅱ期临床研究阶段，还有近200个品种处于临床前研究阶段，近500个候选药物正在研究之中。部分新药研发的创新性和质量明显提升，已接近国际先进水平，其中近2/3的新药是我国在世界上首次确定化学结构和作用靶点的一类新药。

"十二五"期间，"重大新药创制"专项认真贯彻落实创新驱动发展的国家战略，坚持培育重大产品、满足重要需求、解决重点问题的"三重"原则，以聚焦式发展为整体策略，创新组织机制，落实重点任务，取得了优异的成绩。针对重大疾病，围绕产业链部署研发链，获批24个1类新药，为中华人民共和国成立后50年的近5倍；建成各类平台近

300个，突破核心关键技术50余项，获得国家一、二等奖51项，支持产业创新孵化基地60余个；国家拨款经费投入71.9亿，产生经济效益1600亿，出口产值37亿美元。生物疫苗研发水平位居世界前列，化学药物创新研究实现与国际同步，中药产业形成全球化发展趋势。促进我国医药科技由仿制向创制、医药产业由大国向强国的转变。

"十三五期间"，"重大新药创制"专项以重大需求为导向、以产品和技术为主线、以协同创新为动力、以完善体制机制为支撑、以取得标志性成就为目标的指导思想。重点针对恶性肿瘤、心脑血管疾病、神经退行性疾病、糖尿病、精神性疾病、自身免疫性疾病、耐药性病原菌感染、乙型肝炎、艾滋病和人感染禽流感10类重大疾病临床用药急需，通过仿创结合、技术改造等方式，研制临床急需药品、提高药品质量，满足临床用药需求。在国家药物创新体系建设方面，依托已建立的各类技术平台、产学研联盟、生物医药科技创新园区等载体，进一步加强新药研发、关键技术以及新技术研究以及先进性、规范化建设，强化功能互补和技术环节有机链接。据统计，2016年至2020年5月，国家药监部门共批准28个1类创新药上市，包括16个化学药、8个治疗用生物制品和4个预防用生物制品，涵盖贝那鲁肽注射液、盐酸安罗替尼胶囊、罗沙司他胶囊、特瑞普利单抗注射液等多个重磅药物。

五、国外药物研究开发状况

目前国际新药研发中出现许多显著的新特性：

（1）更有效。新药开发技术的发展，特别是药靶发现和基因数据技术的应用，可以更快地检出和确认靶点，发现先导化合物；应用代谢途径和基因差异剔除候选化合物，可使新药的研发更具准确性。

（2）更安全。利用药物和基因配对技术发现最合适的治疗对象，这样可以不断提高药物安全水平。

（3）更具预测性。通过生物标记物的发现，大大提高新药创制的预测性。

（4）更快捷。使用超级计算机支持的网络药理学以及采用虚拟实验室快速实现新药开发的设计。

相关案例

创新药物研制案例
21年磨一剑，中药创新药桑枝总生物碱片获批上市

2020年3月27日，由中国医学科学院、北京协和医学院药物研究所（以下简称药物所）与北京五和博澳药业有限公司共同研发申报的中药新药桑枝总生物碱片获批上市。该药主要成分为桑枝中提取得到的总生物碱。临床试验结果显示与安慰剂对照组间比较有统计学差异，可有效降低2型糖尿病受试者糖化血红蛋白（HbA1c）水平。

桑枝总生物碱片是近10年来首个获批上市的抗糖尿病中药新药，其成功上市为2型糖尿病患者提供了一种新的治疗选择。"桑枝总生物碱及其制剂"研究项目从立项到上市，经历了21年的时间，其过程充分体现了"传承精华，守正创新，加快推进中医药现代化、产业化"的中医药发展理念。

以临床价值为导向

桑枝总生物碱，是以"桑枝"为原料，经提取、分离、纯化得到的多羟基生物碱有效组分。作为结合现代医学理念研制的中药品种，桑枝总生物碱片获批上市，其适应证（采用现代医学术语表述）为2型糖尿病。桑枝总生物碱片2008年9月获批开展临床试验直至2017年向国家药监局药品审评中心（CDE）正式提交上市申请，经历了长达十年的临床试验。Ⅱ、Ⅲ期临床试验，均由北京协和医院牵头，31家临床机构共同参与完成。研发团队选择了国际公认的降糖金标准"糖化血红蛋白"为主要疗效指标，以主流口服降糖药物阿卡波糖作为阳性对照药，开展了头对头的随机双盲临床评价。

严格的临床试验表明，桑枝生物碱对α-葡萄糖苷酶具有极强的抑制活性。无论单独使用还是用于二甲双胍控制不佳的联合治疗，该产品均显示了良好的降糖化血红蛋白疗效，降低值达0.93%，疗效堪与化学药阿卡波糖相媲美。桑枝总生物碱的靶点选择性强，可精准作用于小肠双糖酶而不抑制α-淀粉酶的活性，因此能显著降低服药之后胃肠胀气、排气等胃肠不良反应发生率。

21年磨一剑

1999年，"桑枝总生物碱及其制剂"研究正式立项。研发团队遇到的第一个难题，就是物质组成及其质量控制，药物所经多学科协作，最终建立了科学的仪器分析方法，准确鉴定了生物碱的化学结构，对生物碱的组成比例及含量进行了准确控制，还对非生物碱组分进行定性和定量检测。研发团队遇到的第二个难题，就是提取纯化工艺及中试放大的难题。无论是桑叶、桑根皮还是桑枝，生物碱的含量都非常低，堪称是微量。而作为中药有效部位，生物碱含量应达到提取物的50%以上。微量水溶性活性成分的纯化富集，是桑枝总生物碱项目发展的难点之一，为此，研发团队与北京五和博澳药业开展了产学研合作，联合攻关，攻克了成果转化和系统集成的高技术壁垒，从药材进厂、粉碎、提取，到分离、纯化、精制和干燥，实现了全过程自动化和精细化的过程控制，提取率和产品质量稳定，生产规模可满足年产5亿片的要求。

资料来源：陆悦. 中药创新药桑枝总生物碱获批上市［N］中国医药报，2020-3-30（1）.

第二节　药品注册管理概述

一、国际药品注册管理的发展

（一）国际药品注册管理发展历程

20世纪初，随着磺胺、青霉素先后问世，世界范围内出现了研究开发化学治疗药物的热潮。但是，在20世纪前，各国的药品管理立法还很薄弱，药品管理的法律、法规多侧重于假劣药、毒药的销售控制和处罚。20世纪初，大量化学药品问世后，新药品种大大增加，"药害"事件也随之增多。如20世纪20年代广泛使用含砷化合物治疗梅毒导致很多人死亡；1937年美国发生了磺胺酏剂事件，造成107人死亡；50年代初，法国上市有机锡胶囊剂Stalinon，造成217人中毒，102人死亡；20世纪60年代，发生了震惊世界的"反应停（沙利度胺）药害"事件，造成1万名畸形儿，其中有5千名婴儿成活，1600名婴儿需安装人工肢体。

日益增多的"药害"事件促进了药品注册管理法制化的进程，如1937年美国发生了磺胺酏剂事件后，美国国会于1938年通过了《联邦食品、药品和化妆品法》修正案，明确规定新药上市前，必须有充分的材料证明其安全性。所以，20世纪60年代初西欧国家发生反应停事件时，美国基本上未受到影响。尽管如此，美国仍于1962年修订了《联邦食品、药品和化妆品法》，要求新药在保证其安全性的同时要确证其有效性，明确规定了新药临床评价原则，以及新药（包括首次在美国上市的进口药）的审批手续和项目。1979年美国国会通过了新药研制要符合《非临床安全性实验研究规范》（GLP）的规定，研究新药的实验室若未经FDA认证，其实验研究结果不予承认。1980年美国国会再次通过了《联邦食品、药品和化妆品法》修正案，更加明确了新药申请所需的资料和审批程序。在加强对新药研制立法的同时，FDA对新药的审批管理更加完善和严格。

（二）新药审批注册法律、法规主要内容

世界各国新药审批注册管理的具体技术和指标有差别，但新药审批注册的法律、法规内容大体一致，主要内容包括以下方面：①明确新药定义和药品注册范围；②明确新药注册管理机构；③规定新药申请和审批程序以及上市后的监测期；④规定申请者必须提交的研究资料；⑤制定各项试验研究技术指南；⑥实行GLP（good laboratory practice）和GCP（good clinical practice）；⑦明确进口药品注册管理规定。

（三）澳大利亚、加拿大等国家将新药经济学研究列入注册规定范围

由于新药研究开发的投入高、周期长、风险日益增加，上市新药价格越来越贵，人民群众和医疗保险机构的负担越来越重，一些价格昂贵的新药效果不佳。为此，澳大利亚、加拿大等国家将药物经济学研究列为新药申报必须提交的资料。目前，药物经济学研究已被广泛用于新药研发、药物评价、合理用药及药品市场开发等领域。

（四）国际人用药品注册技术指南

随着制药工业的国际化，各国药品注册的技术要求和管理程序不同，致使一个新药要在国际市场销售，需要长时间和昂贵的多次重复试验和重复申报，导致新药研究和开发的费用逐年增高，医疗费用也逐年上升。为了降低药价并使新药能早日用于临床，各国政府纷纷将"新药申报技术要求的合理化和一致化的问题"提到议事日程上来了。在此背景下，美国、欧盟和日本的政府药品注册部门和制药行业于1990年发起成立了国际人用药物注册技术要求协调会（The International Conference on Harmonization of Technical Requirements for Registration of Pharmaceuticals for Human Use，ICH）。ICH最初是由美国、

欧盟和日本的药品注册部门和生产部门组成，即美国食品药品监督管理局、美国药物研究和生产联合会、欧盟、欧洲制药工业协会联合会、日本厚生省、日本制药工业协会组织。ICH总部设在瑞士日内瓦国际制药工业协会联合会（International Federation of Pharmaceutical Manufacture Association，IFPMA），每两年召开一次大会。现在世界各国均以ICH提出的技术要求作为人用药物注册技术要求的指导原则。1990年至2015年的25年间，ICH致力于推动药品注册技术要求的合理化和一致化，在药品质量、安全性、有效性和相关方面制定了50多项技术指南。ICH发布的技术指南不仅在其成员间运用，也被其他许多国家药品监管机构接受和转化，成为药品注册领域重要的国际规则制订机制。

随着世界经济全球化的快速发展，2012年，ICH启动改革，由美国、欧盟、日本三方的封闭机制转换为更具代表性和包容性的国际性机制。2015年10月23日，新的ICH按照瑞士民法正式注册成为一个法律实体，由原来的松散型国际会议转型为一个非营利的、非政府的国际性组织，制订了章程和工作程序。其名称由国际人用药品注册技术要求协调会修改为国际人用药品技术要求协调理事会（The International Council for Harmonization of Technical Requirements for Pharmaceuticals for Human Use），简称仍然是ICH，其愿景目标也没有变。2015年改革后，ICH作为在瑞士成立的非营利的、非政府的国际性组织，其组织机构包括：ICH大会（assembly）和ICH管理委员会（management committee）。另外，ICH秘书处（secretariat）负责该组织的日常性事务，具体业务工作以组织相应领域的工作组（ICH working groups）方式展开。截至2018年，ICH共有16个成员。其中，ICH最初的发起者（founding members）——美国、日本、欧盟的监管机构和企业协会，共6个成员，是ICH的永久成员（permanent members）；加拿大卫生部和瑞士治疗产品管理局是ICH的2个常任监管机构成员（standing regulatory members）；此外还有5个监管机构成员（regulatory members）和3个企业协会成员（industry members）。目前，ICH已成为药品注册领域的核心国际规则制订组织，在全球范围内通过各个专家组协调制订关于药品质量、安全性和有效性的国际技术标准和规范，以推动各成员药品注册技术要求的一致性和科学性，减少药品研发和上市成本，推动创新药品及早用于临床。

加入ICH是我国药品监管部门一直以来的愿望，也是多年努力的结果。2017年6月19日，中国国家食品药品监督管理总局和国际人用药品技术要求协调理事会（ICH）总部同时发布消息：中国国家食品药品监督管理总局成为ICH正式成员。加入ICH表明我国药品监管国际化迈出重要步伐，将促进我国药品研发和监管水平的提高，以及我国监管部门和国外监管部门的沟通与合作，让中国在世界药品监管领域发挥应有作用。2018年6月7日，在日本神户举行的2018年ICH第一次大会上，中国国家药品监督管理局当选为ICH管理委员会成员，任期3年。

二、我国药品注册管理的发展

中华人民共和国成立以来，我国先后制定了一系列药品注册管理规定和办法，特别是1985年7月1日实施《药品管理法》以来，国家更加重视对新药注册的管理，完善了新药注册管理的法律、法规，制定了新药研究的技术标准。1998年原国家药品监督管理局成立，

2001年修订《药品管理法》，我国更加强化了政府对药品的监督管理，取消了药品的地方标准，集中统一了新药的审批程序，并逐步纳入与国际接轨的法制化管理轨道。我国的药品注册管理也逐步从分散管理转变为集中统一管理，从粗放式行政管理过渡到科学化、法制化管理。

原国家药品监督管理局于2002年颁布了《药品注册管理办法（试行）》，2005年修订并颁布《药品注册管理办法》，2007年再次修订颁布了《药品注册管理办法》。其后，又连续发布了《中药注册管理补充规定》《药品注册现场核查管理规定》《新药注册特殊审批管理规定》《药品技术转让注册管理规定》四个配套文件。

2015年以来，我国药品审评审批制度改革取得了重大进展。药品审评审批工作的理念和具体审评工作流程都进行了重大调整。药品审评审批工作中鼓励创新、突出申请人和上市许可持有人责任主体地位、优化审评审批程序、问题和风险导向、加快"好药、新药"上市的特征进一步明确。新修订《药品管理法》和《疫苗管理法》后，为进一步固化改革成果，依法建立科学、严格的药品监督管理制度，进一步推进药品审评审批改革向纵深发展，2020年3月30日，国家市场监督管理总局正式发布新修订的《药品注册管理办法》，并于2020年7月1日实施。

这次修订《药品注册管理办法》，在药品监管理念方面进行创新，引入药品全生命周期管理理念，系统进行设计，加强各环节（从药品研制上市、上市后管理到药品注册证书注销等）、全过程、全链条的监管：一是增加GLP机构、GCP机构监督检查相关内容，强化省级药品监督管理部门的日常监管事权，充分发挥省级药品监督管理部门监管作用，保障GLP、GCP持续合规和工作质量。二是明确附条件批准药品上市后必须完成相应工作的时限要求，对未按时限要求完成的，明确相应处理措施，直至撤销药品注册证书。三是增设药品上市后变更和再注册一章，充分体现新修订《药品管理法》的要求，强化药品上市后研究和变更管理相关要求，要求持有人主动开展药品上市后研究，对药品的安全性、有效性和质量可控性进行进一步确证，加强对已上市药品的持续管理，明确药品上市后变更分类及申报、备案和报告途径，体现药品全生命周期管理。四是采用信息化手段强化药品注册管理，建立药品品种档案，为实现药品全生命周期的日常监管和各监管环节信息无缝衔接奠定基础。增加对GLP机构、GCP机构的监管以及药品安全信用档案的相关要求。增加信息公开内容，公开审评结论和依据，接受社会监督，促进社会共治；将药品说明书列为信息公开内容并适时更新，为公众查询使用提供方便。五是根据规章权限，对法律规定应予处罚情形予以适当细化，强化对监管人员的责任追究，严厉打击研制环节数据造假等违法、违规行为，营造鼓励创新的良好环境。六是药品上市许可申请人（持有人）的质量管理、风险防控和责任赔偿等能力的建立和完善，贯穿于药品全生命周期各环节。申请人（持有人）应当持续加强对药品全生命周期的管理，并依法承担主体责任。

思政元素

创新精神

创新精神是一个国家和民族发展的不竭动力，也是现代人应该有的素质。科技的进步在于创新，只有在不断创新的前提下，社会才会不断发展。"中国天眼"，其设计综合体现了我国高技术创新能力；蛟龙号载人潜水器研制和海试的成功，实现了从跟踪模仿向自主集成、自主创新的转变，跻身世界载人深潜先进国家行列；屠呦呦创制新型抗疟药青蒿素和双氢青蒿素，挽救了全球特别是发展中国家数百万人的生命；中国航天事业自1956年创建以来，创造了以"两弹一星"、载人航天、月球探测为代表的辉煌成就，走出了一条自力更生、自主创新的发展道路，积淀了深厚博大的航天精神。

药物创新是一个艰苦的历程，钟南山院士在《新药的故事》序言中写道：创新的动力是科学家出于对未知的好奇心和对无药可治的患者的强烈责任感。他直言，书中的这些创新药物，有哪个不是通过几十年甚至几代人持之以恒的努力才创制成功的。

第三节　我国药品注册管理

一、药品注册的相关概念

（一）药品注册

根据《药品注册管理办法》规定：药品注册是指药品注册申请人依照法定程序和相关要求提出药物临床试验、药品上市许可、再注册等申请以及补充申请，药品监督管理部门基于法律、法规和现有科学认知进行安全性、有效性和质量可控性等审查，决定是否同意其申请的活动。

（二）药品上市许可持有人

根据《药品管理法》规定：药品上市许可持有人是指取得药品注册证书的企业或者药品研制机构等。

药品上市许可持有人应当依照本法规定，对药品的非临床研究、临床试验、生产经营、上市后研究、不良反应监测及报告与处理等承担责任。其他从事药品研制、生产、经营、储存、运输、使用等活动的单位和个人依法承担相应责任。

药品上市许可持有人的法定代表人、主要负责人对药品质量全面负责。

（三）药品注册申请人

根据《药品注册管理办法》规定：药品注册申请人（简称申请人）是指提出药品注册申请并承担相应法律责任的机构。

办理药品注册申请事务的人员应当具有相应的专业知识，熟悉药品注册的法律、法规及技术要求。

（四）药品注册申请

根据《药品注册管理办法》规定：

（1）新药申请，是指未曾在中国境内外上市销售的药品的注册申请。对已上市药品改变剂型、改变给药途径、增加新适应证的药品注册按照新药申请的程序申报。

（2）已有国家标准药品的注册申请，是指生产国家药品监督管理局已经颁布的正式标准上收载的药品的注册申请。

（3）进口药品申请，是指境外生产的药品在中国境内上市销售的注册申请。

（4）补充申请，是指已经获得批准的新药申请、已有国家标准药品申请或者进口药品申请，需改变、增加或取消原批准事项或者内容的注册申请。

（5）再注册申请，药品批准证明文件有效期满后，申请人拟继续生产或者进口该药品的注册申请。

二、药品注册的管理机构

《药品注册管理办法》规定：

1）国家药品监督管理局主管全国药品注册管理工作，负责建立药品注册管理工作体系和制度，制定药品注册管理规范，依法组织药品注册审评审批以及相关的监督管理工作。

2）国家药品监督管理局药品审评中心负责药物临床试验申请、药品上市许可申请、补充申请和境外生产药品再注册申请等的审评。

3）中国食品药品检定研究院、国家药典委员会、国家药品监督管理局食品药品审核查验中心、国家药品监督管理局药品评价中心、国家药品监督管理局行政事项受理服务和投诉举报中心、国家药品监督管理局信息中心等药品专业技术机构，承担依法实施药品注册管理所需的药品注册检验、通用名称核准、核查、监测与评价、制证送达以及相应的信息化建设与管理等相关工作。

4）省、自治区、直辖市药品监督管理部门负责本行政区域内以下药品注册相关管理工作：

（1）境内生产药品再注册申请的受理、审查和审批；

（2）药品上市后变更的备案、报告事项管理；

（3）组织对药物非临床安全性评价研究机构、药物临床试验机构的日常监管及违法行为的查处；

（4）参与国家药品监督管理局组织的药品注册核查、检验等工作；

（5）国家药品监督管理局委托实施的药品注册相关事项。

5）省、自治区、直辖市药品监督管理部门设置或者指定的药品专业技术机构，承担依法实施药品监督管理所需的审评、检验、核查、监测与评价等工作。

三、药品注册分类

根据《药品注册管理办法》，药品注册按照中药、化学药和生物制品等进行分类注册管理。

（一）中药注册分类

中药是指在我国中医药理论指导下使用的药用物质及其制剂。天然药物是指在现代医药理论指导下使用的天然药用物质及其制剂。天然药物参照中药注册分类。

根据国家药品监督管理局《中药注册分类及申报资料要求》（2020年第68号），中药注册按照中药创新药、中药改良型新药、古代经典名方中药复方制剂、同名同方药等进行分类，前三类均属于中药新药。

中药注册分类不代表药物研制水平及药物疗效的高低，仅表明不同注册分类的注册申报资料要求不同。

1. 中药创新药

中药创新药是指处方未在国家药品标准、药品注册标准及国家中医药主管部门发布的《古代经典名方目录》中收载，具有临床价值，且未在境外上市的中药新处方制剂。一般包含以下情形：

（1）中药复方制剂，系指由多味饮片、提取物等在中医药理论指导下组方而成的制剂。

（2）从单一植物、动物、矿物等物质中提取得到的提取物及其制剂。

（3）新药材及其制剂，即未被国家药品标准、药品注册标准以及省、自治区、直辖市药材标准收载的药材及其制剂，以及上述标准药材的原动物、植物新的药用部位及其制剂。

2. 中药改良型新药

中药改良型新药是指改变已上市中药的给药途径、剂型，且具有临床应用优势和特点，或增加功能主治等的制剂。一般包含以下情形：

（1）改变已上市中药给药途径的制剂，即不同给药途径或不同吸收部位之间相互改变的制剂。

（2）改变已上市中药剂型的制剂，即在给药途径不变的情况下改变剂型的制剂。

（3）中药增加功能主治。

（4）已上市中药生产工艺或辅料等改变引起药用物质基础或药物吸收、利用明显改变的。

3. 古代经典名方中药复方制剂

古代经典名方是指符合《中医药法》规定的，至今仍广泛应用、疗效确切、具有明显特色与优势的古代中医典籍所记载的方剂。古代经典名方中药复方制剂是指来源于古代经典名方的中药复方制剂。包含以下情形：

（1）按《古代经典名方目录》管理的中药复方制剂。

（2）其他来源于古代经典名方的中药复方制剂。包括未按《古代经典名方目录》管理的古代经典名方中药复方制剂和基于古代经典名方加减化裁的中药复方制剂。

4. 同名同方药

同名同方药是指通用名称、处方、剂型、功能主治、用法及日用饮片量与已上市中药相同，且在安全性、有效性、质量可控性方面不低于该已上市中药的制剂。

（二）化学药注册分类

根据国家药品监督管理局关于发布《化学药品注册分类及申报资料要求》（2020年第44号）规定，化学药注册按照化学药创新药、化学药改良型新药、仿制药等进行分类。

1类：境内外均未上市的创新药，是指含有新的结构明确的、具有药理作用的化合物，且具有临床价值的药品。

2类：境内外均未上市的改良型新药，是指在已知活性成分的基础上，对其结构、剂型、处方工艺、给药途径、适应证等进行优化，且具有明显临床优势的药品。包含以下情形：

（1）含有用拆分或者合成等方法制得的已知活性成分的光学异构体，或者对已知活性成分成酯，或者对已知活性成分成盐（包括含有氢键或配位键的盐），或者改变已知盐类活性成分的酸根、碱基或金属元素，或者形成其他非共价键衍生物（如络合物、螯合物或包合物），且具有明显临床优势的药品。

（2）含有已知活性成分的新剂型（包括新的给药系统）、新处方工艺、新给药途径，且具有明显临床优势的药品。

（3）含有已知活性成分的新复方制剂，且具有明显临床优势。

（4）含有已知活性成分的新适应证的药品。

3类：境内申请人仿制境外上市但境内未上市原研药品的药品。该类药品应与参比制剂的质量和疗效一致。

4类：境内申请人仿制已在境内上市原研药品的药品。该类药品应与参比制剂的质量和疗效一致。

5类：境外上市的药品申请在境内上市。包含以下情形：

（1）境外上市的原研药品和改良型药品申请在境内上市。改良型药品应具有明显临床优势。

（2）境外上市的仿制药申请在境内上市。

原研药品是指境内外首个获准上市，且具有完整和充分的安全性、有效性数据作为上市依据的药品。

参比制剂是指经国家药品监管部门评估确认的仿制药研制使用的对照药品。参比制剂的遴选与公布按照国家药品监管部门相关规定执行。

（三）生物制品注册分类

根据国家药品监督管理局《生物制品注册分类及申报资料要求》（2020年第43号），生物制品注册按照生物制品创新药、生物制品改良型新药、已上市生物制品（含生物类似药）等进行分类。

1类：创新型疫苗，是指境内外均未上市的疫苗。包含以下情形：

（1）无有效预防手段疾病的疫苗。

（2）在已上市疫苗基础上开发的新抗原形式，如新基因重组疫苗、新核酸疫苗、已上市多糖疫苗基础上制备的新的结合疫苗等。

（3）含新佐剂或新佐剂系统的疫苗。

（4）含新抗原或新抗原形式的多联/多价疫苗。

2类：改良型疫苗，是指对境内或境外已上市疫苗产品进行改良，使新产品的安全性、有效性、质量可控性有改进，且具有明显优势的疫苗，包含以下情形：

（1）在境内或境外已上市产品基础上改变抗原谱或型别，且具有明显临床优势的疫苗。

（2）具有重大技术改进的疫苗，包括对疫苗菌毒种、细胞基质、生产工艺、剂型等的改进（如更换为其他表达体系或细胞基质的疫苗；更换菌毒株或对已上市菌毒株进行改造；对已上市细胞基质或目的基因进行改造；非纯化疫苗改进为纯化疫苗；全细胞疫苗改进为组分疫苗等）。

（3）已有同类产品上市的疫苗组成的新的多联/多价疫苗。

（4）改变给药途径，且具有明显临床优势的疫苗。

（5）改变免疫剂量或免疫程序，且新免疫剂量或免疫程序具有明显临床优势的疫苗。

（6）改变适用人群的疫苗。

3类：境内或境外已上市的疫苗。包含以下情形：

（1）境外生产的境外已上市、境内未上市的疫苗申报上市。

（2）境外已上市、境内未上市的疫苗申报在境内生产上市。

（3）境内已上市疫苗。

四、药品注册申报资料要求

中药、化学药和生物制品等药品的细化分类和相应的申报资料要求，由国家药品监督管理局根据注册药品的产品特性、创新程度和审评管理需要组织制定，并向社会公布。

境外生产药品的注册申请，按照药品的细化分类和相应的申报资料要求执行。

（一）中药注册申报资料要求

1. 行政文件和药品信息

包括：主要对于本次申请关键信息的概括与说明；按照不同章节分别提交申报资料目录；申请表，主要包括产品名称、剂型、规格、注册类别、申请事项等产品基本信息；产品信息相关材料；申请状态（如适用）；加快上市注册程序申请（如适用）；沟通交流会议（如适用）；临床试验过程管理信息（如适用）；药物警戒与风险管理（如适用）；上市后研究（如适用）；申请人、生产企业证明性文件；小微企业证明文件（如适用）。

2. 概要

包括以下内容：

（1）品种概况。简述药品名称和注册分类，申请阶段。

（2）药学研究资料总结报告。药学研究资料总结报告是申请人对所进行的药学研究结果的总结、分析与评价，各项内容和数据应与相应的药学研究资料保持一致，并基于不同申报阶段撰写相应的药学研究资料总结报告。

（3）药理毒理研究资料总结报告。药理毒理研究资料总结报告应是对药理学、药代动力学、毒理学研究的综合性和关键性评价；应对药理毒理试验策略进行讨论并说明理由；应说明所提交试验的GLP依从性。

（4）临床研究资料总结报告。主要包括中医药理论或研究背景、人用经验、临床试验资料综述、临床价值评估、参考文献等内容。

（5）综合分析与评价。根据研究结果，结合立题依据，对安全性、有效性、质量可控性及研究工作的科学性、规范性和完整性进行综合分析与评价。

3.　药学研究资料

包括以下内容：

（1）处方药味及药材资源评估。中药处方药味包括饮片、提取物等；药材资源评估内容及其评估结论的有关要求见相关技术指导原则；提供有关的参考文献，必要时应提供全文。

（2）饮片炮制。明确饮片炮制方法，提供饮片炮制加工依据及详细工艺参数。按《古代经典名方目录》管理的中药复方制剂所用饮片的炮制方法应与国家发布的古代经典名方关键信息一致。申请上市许可时，应说明药物研发各阶段饮片炮制方法的一致性，必要时提供相关研究资料。提供有关的参考文献，必要时应提供全文。

（3）制备工艺。剂型及原辅料情况；制备工艺研究资料；中试和生产工艺验证；试验用样品制备情况；生产工艺资料（适用于上市许可申请）；提供有关的参考文献，必要时应提供全文。

（4）制剂质量与质量标准研究。化学成分研究的文献资料或试验资料；质量研究工作的试验资料及文献资料；药品质量标准草案及起草说明，并提供药品标准物质及有关资料。境外生产药品提供的质量标准的中文本须按照中国国家药品标准或药品注册标准的格式整理报送；样品检验报告；提供有关的参考文献，必要时应提供全文。

（5）稳定性。总结稳定性研究的样品情况、考察条件、考察指标和考察结果，并拟定贮存条件和有效期；稳定性研究数据及图谱；直接接触药品的包装材料和容器的选择；药品上市后的稳定性研究方案及承诺（适用于上市许可申请）；后续稳定性研究方案。

4.　药理毒理研究资料

申请人应基于不同申报阶段的要求提供相应药理学、毒理学研究资料。非临床安全性评价研究应当在经过GLP认证的机构开展。

药理学研究资料。药理学研究是通过动物或体外、离体试验来获得非临床有效性信息，包括药效学作用及其特点、药物作用机制等。药理学申报资料应列出试验设计思路、试验实施过程、试验结果及评价。

药代动力学研究资料。非临床药代动力学研究是通过体外和动物体内的研究方法，揭示药物在体内的动态变化规律，获得药物的基本药代动力学参数，阐明药物的吸收、分布、代谢和排泄的过程和特征。

毒理学研究资料。毒理学研究包括单次给药毒性试验，重复给药毒性试验，遗传毒性试验，生殖毒性试验，致癌性试验，依赖性试验，刺激性、过敏性、溶血性等与局部、全身给药相关的制剂安全性试验，其他毒性试验等。

5．临床研究资料

包括以下内容：

（1）中药创新药临床研究资料。中药创新药分为处方组成符合中医药理论、具有人用经验的创新药和其他来源的创新药两种情况，临床研究资料要求不同。

处方组成符合中医药理论、具有人用经验的创新药临床研究资料主要包括中医药理论资料和人用经验资料。

其他来源的创新药临床研究资料主要包括研究背景资料和临床试验资料。

（2）中药改良型新药临床研究资料。包括研究背景、临床试验、临床价值评估等资料。

（3）古代经典名方中药复方制剂临床研究资料。

按《古代经典名方目录》管理的中药复方制剂，提供药品说明书起草说明及依据，说明药品说明书中临床相关项草拟的内容及其依据。

其他来源于古代经典名方的中药复方制剂，提供古代经典名方的处方来源及历史沿革、处方组成、功能主治、用法用量、中医药理论论述；基于古代经典名方加减化裁的中药复方制剂，还应提供加减化裁的理由及依据、处方合理性评价、处方安全性分析；人用经验；临床价值评估。

（4）同名同方药临床研究资料。包括研究背景，提供对照同名同方药选择的合理性依据；临床试验资料；临床试验期间的变更资料。

（二）化学药品注册申报资料要求

（1）申请人提出药物临床试验、药品上市注册及化学原料药申请，应按照国家药品监管部门公布的相关技术指导原则的有关要求开展研究，并按照现行版《M4：人用药物注册申请通用技术文档（common technical document，CTD）》（以下简称CTD）格式编号及项目顺序整理并提交申报资料。不适用的项目可合理缺项，但应标明不适用并说明理由。

（2）申请人在完成临床试验提出药品上市注册申请时，应在CTD基础上提交电子临床试验数据库。数据库格式以及相关文件等具体要求参见临床试验数据递交相关指导原则。

（3）国家药品监督管理局药品审评中心将根据药品审评工作需要，结合ICH技术指导原则修订情况，及时更新CTD文件并在中心网站发布。

（三）生物制品注册申报资料要求

1．相关概念

生物制品是指以微生物、细胞、动物或人源组织和体液等为起始原材料，用生物学技术制成，用于预防、治疗和诊断人类疾病的制剂。为规范生物制品注册申报和管理，将生物制品分为预防用生物制品、治疗用生物制品和按生物制品管理的体外诊断试剂。

预防用生物制品是指为预防、控制疾病的发生、流行，用于人体免疫接种的疫苗类生物制品，包括免疫规划疫苗和非免疫规划疫苗。

治疗用生物制品是指用于人类疾病治疗的生物制品，如采用不同表达系统的工程细胞（如细菌、酵母、昆虫、植物和哺乳动物细胞）所制备的蛋白质、多肽及其衍生物；细胞治疗和基因治疗产品；变态反应原制品；微生态制品；人或者动物组织或者体液提取或者通过发酵制备的具有生物活性的制品等。生物制品类体内诊断试剂按照治疗用生物制品管理。

2. 生物制品注册申报资料要求

对生物制品临床试验申请及上市注册申请，申请人应当按照《M4：人用药物注册申请通用技术文档（CTD）》撰写申报资料。

申报资料具体内容除应符合CTD格式要求外，还应符合不断更新的相关法规及技术指导原则的要求。根据药品的研发规律，在申报的不同阶段，药学研究，包括工艺和质量控制是逐步递进和完善的过程。不同生物制品也各有其药学特点。如果申请人认为不必提交申报资料要求的某项或某些研究，应标明不适用，并提出充分依据。

五、《药品注册管理办法》的主要内容简介

我国现行的《药品注册管理办法》是国家市场监督管理总局2020年1月22日颁布的，共10章，126条，自2020年7月1日起施行。

第一章总则。明确了药品注册的定义；规定了药品分类注册管理要求；明确了主管全国药品审评审批、注册检验和监督管理工作的执法主体和本办法的适用范围；明确了研制新药的导向；强调了药品注册管理遵循公开、公平、公正原则，以临床价值为导向，鼓励研究和创制新药，积极推动仿制药发展；特别提出了药品注册审评审批制度的改革与优化。

第二章基本制度和要求。明确了以下事项：①从事药物研制和药品注册活动，应当遵守有关法律、法规、规章、标准和规范；参照相关技术指导原则，采用其他评价方法和技术的，应当证明其科学性、适用性；应当保证全过程信息真实、准确、完整和可追溯；②申请人在申请药品上市注册前，应当完成药学、药理学、毒理学和药物临床试验等相关研究工作；③变更原药品注册批准证明文件及其附件所载明的事项或者内容的，申请人应当按照规定，参照相关技术指导原则，对药品变更进行充分研究和验证，充分评估变更可能对药品安全性、有效性和质量可控性产生的影响，按照变更程序提出补充申请、备案或者报告；④药品注册证书有效期为五年，药品注册证书有效期内持有人应当持续保证上市药品的安全性、有效性和质量可控性，并在有效期届满前六个月申请药品再注册；⑤建立药品加快上市注册制度，支持以临床价值为导向的药物创新；⑥建立化学原料药、辅料及直接接触药品的包装材料和容器关联审评审批制度；⑦处方药和非处方药实行分类注册和转换管理；⑧药品审评中心等专业技术机构根据工作需要建立专家咨询制度，成立专家咨询委员会，在审评、核查、检验、通用名称核准等过程中就重大问题听取专家意见，充分发挥专家的技术支撑作用。⑨建立收载新批准上市以及通过仿制药质量和疗效一致性评价的化学药品目录集；⑩支持中药传承和创新，建立和完善符合中药特点的注册管理制度和技术评价体系，鼓励运用现代科学技术和传统研究方法研制中药。

第三章药物上市注册。明确了药物临床试验、药品上市许可、关联审评审批、药品注册核查、药品注册检验的相关规定。

第四章药品加快上市注册程序。规定了突破性治疗药物程序、附条件批准程序、优先审评审批程序和特别审评审批程序，并明确了各程序适用的条件和相关的政策支持。

第五章药品上市后变更和再注册。明确了以下事项：①药品上市后研究的相关规定；②药品上市后变更的分类管理；③药品上市后变更的适用范围和相关规定；④药品再注册的相关规定和不予以再注册的情形。

第六章受理、撤回申请、审批决定和争议解决。规定了以下事项：①决定是否受理的几种情况；②药品注册申请受理后补充材料的相关规定；③提出撤回申请的相关规定；④药品注册申请予以批准和不予批准的几种情形。

第七章工作时限。规定了药品注册的受理、审评、核查、检验、审批等工作的最长时间。

第八章监督管理。规定了国家药品监督管理局各部门及相关机构药品注册监督管理的工作内容与职责。

第九章法律责任。明确了各种违法行为的处理办法。

第十章附则。对特殊管理规定药品的注册申请、出口疫苗的标准、拟申报注册的药械组合产品、药品批准文号格式做出了规定。明确了本办法自2020年7月1日起施行。

第四节　药物临床前研究

一、药物临床前研究内容

《药品注册管理办法》规定：为申请药品注册而进行的药物临床前研究，包括药物的合成工艺、提取方法、理化性质及纯度、剂型选择、处方筛选、制备工艺、检验方法、质量指标、稳定性、药理学、毒理学、动物药代动力学研究等。中药制剂还包括原药材的来源、加工及炮制等的研究；生物制品还包括菌毒种、细胞株、生物组织等起始原材料的来源、质量标准、保存条件、生物学特征、遗传稳定性及免疫学的研究等。

药物临床前研究中的安全性评价研究必须执行《药物非临床研究质量管理规范》。

（一）文献研究

通过充分的文献研究以保证研究计划的创新性，避免劳而无功的重复性研究。新药研发选题应在国内外用药需求的社会调研与有关文献及信息调研的基础上，参照下列原则选择新药品种：①市场前景好，在新药疗效、安全性或使用方法及用药覆盖面等方面有独特之处，并具备开发前景。②所用原料及化学试剂国内均能自给，临床用药剂量小，合成技术水平高；中药制剂还要考虑中药材资源的可持续利用。③专利或行政保护即将到期，或是未在我国申请专利保护，不侵犯知识产权者。④适合企业产品结构，能够形成系列产品结构，发挥合力。

（二）药学研究

药学研究包括候选药物的合成工艺、提取方法、理化性质及纯度、剂型选择、处方筛选、制备工艺、检验方法、质量指标、稳定性考察等。中药制剂包括原药材的来源、加工及炮制等；生物制品包括菌毒种、细胞株、生物组织等起始材料的质量标准、保存条件、遗传稳定的研究等。

1．新药的药物化学研究

药物化学研究是新药研究的首要任务，包括药物的理化性质、工艺流程等项研究。

（1）理化性质研究：①性状，包括药物的色、味、嗅、外观等；②分子式、结构式或组分的确定；③理化常数，包括溶解度、解离度、pH等。

（2）工艺流程研究：新药的制备工艺流程应尽可能选择工艺简单、原材料易得、设备要求不高且经济实用、产品安全性和有效性好、获利较大；尽可能避免使用有毒物质和高温、高压的工艺操作流程。改变生产工艺时，必须重新报批，并提供确切的理由和实验数据。

2．新药质量标准的研究

药品标准应力求确保药品安全有效，结合实验研究、临床实践和生产实际制定。要从生产流程中摸清影响质量的因素，当生产工艺路线改变，所用试剂、原辅材料改变时，药品质量标准要重新修订。

3．新药的剂型研究

药物效用不仅取决于其化学结构，药物的剂型是影响药物的安全性、有效性的重要因素。新药剂型选择取决于其作用部位、药物性质、生物利用度、药物作用和持续时间、给药途径等因素。

4．新药的稳定性试验研究

药物的稳定性是指在一定的储存条件下（温度、湿度、光线等）其保持安全性和有效性的能力。稳定性试验包括影响因素试验、加速试验、长期试验及药品上市后的稳定性研究。药物稳定性试验研究的主要目的是确定药物的有效期。

如果药物的稳定性差，其质量容易发生变化，不仅有可能使药效降低，还有可能增加毒副作用。

稳定性试验研究是药品质量控制研究的基本内容，与药品标准的建立紧密相关。稳定性试验研究具有阶段性特点，贯穿药品研究开发的全过程。

（三）药理学、毒理学研究

药理学、毒理学研究包括药效学研究、作用机制研究、药代动力学研究，还包括一般药理学、急性毒性、长期毒性及特殊毒理研究等。研究目的是系统评价新的候选药物，确定其是否符合进入人体临床试验的要求。

1．新药的药理学研究

新药的药理学研究包括药效学研究和药代动力学研究。

（1）药效学研究主要内容是指对该新药基本药理作用的观测和对其作用机理的探讨。

它包括主要药效研究、一般药理研究和有关复方制剂的研究3个方面。

（2）药物代谢动力学研究主要研究机体（病原体）对药物的反作用，即药物在体内的量变规律，包括机体对药物的吸收速率、吸收程度，药物在体内重要器官的分布、维持情况以及代谢、排泄的速率和程度、血药浓度等。药代动力学研究的目的在于为临床药代动力学研究提供药品的生物利用度、体内半衰期、血药浓度、特殊亲和作用、蓄积作用等资料。

2. 新药的毒理学研究

新药的毒理学研究主要包括以下内容：

（1）全身用药的毒性试验包括：①急性毒性试验；②长期毒性试验。

（2）局部用药的毒性试验包括：①皮肤用药；②滴鼻剂和吸入剂；③滴眼剂；④局部作用于直肠、阴道的制剂。

（3）特殊毒理研究包括：①致突变试验；②生殖毒性试验；③致癌试验。

（4）药物依赖性试验需要做药物依赖性试验情况：①与已知人体对其有依赖性作用的药物的化学结构有关的新药；②作用于中枢神经系统的新药，如镇痛药、抑制药、兴奋药。

3. 新药评价

主要是对新药的安全性和有效性进行评价，是新药审批的基础和依据。

二、《药物非临床研究质量管理规范》

《药物非临床研究质量管理规范》（good laboratory practice for non-clinical laboratory studies，GLP）。GLP已成为国与国之间互认新药的一种规范，是申请药品注册而进行的药物非临床安全性评价研究必须遵守的规则。

我国现行的《药物非临床研究质量管理规范》由国家食品药品监督管理总局于2017年6月20日颁布，共12章50条，自2017年9月1日起施行。

（一）主要内容

第一章总则。明确了制定《药物非临床研究质量管理规范》的目的、依据和适用范围，阐明了药物非临床安全性评价研究的重要性，强调了药物非临床安全性评价研究是药物研发的基础性工作，应当确保行为规范，数据真实、准确、完整。

第二章术语及其定义。对规范中出现的重要术语给出了定义。

第三章组织机构和人员。规定了研究机构的工作人员应当符合的要求、机构负责人应当履行的职责、质量保证人员的职责、专题负责人的职责。

第四章设施。研究机构应当根据所从事的非临床安全性评价研究的需要建立相应的设施，并确保设施的环境条件满足工作需要。规定了以下事项：①研究机构应具备能够满足研究需要的动物设施；②动物设施、与受试物和对照品相关的设施应当符合的要求。

第五章仪器设备和实验材料。具体内容包括：①要求研究机构应配备相应的仪器设备，并有完善的管理制度，确保其性能稳定可靠；②对实验用的受试物和对照品的使用、管理做了具体明确的要求；③对实验室的试剂和溶液做了要求。

第六章实验系统。具体内容包括：①对实验动物的管理提出了要求；②对实验动物以外的其他试验系统的各项信息的记录、保存、操作和使用等作了要求。

第七章标准操作规程。具体内容包括：①列举出了各项需要制定的标准操作规程；②对标准操作规程的制定等作了相关规定。

第八章研究工作的实施。规定了以下事项：①研究过程中的相关要求；②实验方案的主要内容；③进行病理学同行评议工作的要求；④总结报告的要求和主要内容。

第九章质量保证。具体内容包括：①对质量保证部门及其工作人员提出了要求；②质量保证检查的三种类型；③质量保证声明相关规定。

第十章资料档案。规定了以下事项：①资料档案保管相关要求；②档案保存期限相关要求。

第十一章委托方。规定了委托方应当承担的责任。

第十二章附则。明确了本规范自2017年9月1日起施行。

（二）相关术语及其定义

（1）非临床研究质量管理规范，指有关非临床安全性评价研究机构运行管理和非临床安全性评价研究项目试验方案设计、组织实施、执行、检查、记录、存档和报告等全过程的质量管理要求。

（2）非临床安全性评价研究，指为评价药物安全性，在实验室条件下用实验系统进行的试验，包括安全药理学试验、单次给药毒性试验、重复给药毒性试验、生殖毒性试验、遗传毒性试验、致癌性试验、局部毒性试验、免疫原性试验、依赖性试验、毒物代谢动力学试验以及与评价药物安全性有关的其他试验。

（3）多场所研究，指在不同研究机构或者同一研究机构中不同场所内共同实施完成的研究项目。该类研究项目只有一个试验方案、专题负责人，形成一个总结报告，专题负责人和实验系统所处的研究机构或者场所为"主研究场所"，其他负责实施研究工作的研究机构或者场所为"分研究场所"。

（4）标准操作规程，指描述研究机构运行管理以及试验操作的程序性文件。

（5）实验系统，指用于非临床安全性评价研究的动物、植物、微生物以及器官、组织、细胞、基因等。

（6）原始数据，指在第一时间获得的，记载研究工作的原始记录和有关文书或者材料，或者经核实的副本，包括工作记录、各种照片、缩微胶片、计算机打印资料、磁性载体、仪器设备记录的数据等。

（7）电子数据，指任何以电子形式表现的文本、图表、数据、声音、图像等信息，由计算机化系统来完成其建立、修改、备份、维护、归档、检索或者分发。

（8）稽查轨迹，指按照时间顺序对系统活动进行连续记录，该记录足以重建、回顾、检查系统活动的过程，以便于掌握可能影响最终结果的活动及操作环境的改变。

（9）同行评议，指为保证数据质量而采用的一种复核程序，由同一领域的其他专家学者对研究者的研究计划或者结果进行评审。

第五节　药物临床研究

一、药物临床研究内容

药物临床试验是药物研究开发的重要内容和关键环节，受试者的权益和安全是考虑的首要因素，必须经国家药品监督管理局批准，且必须执行《药物临床试验质量管理规范》。

（一）药物临床试验分期

药物临床试验分为Ⅰ、Ⅱ、Ⅲ、Ⅳ期进行。新药在批准上市前，应当进行Ⅰ、Ⅱ、Ⅲ期临床试验。经批准后，有些情况下可仅进行Ⅱ、Ⅲ期临床试验，或者仅进行Ⅲ期临床试验。

1. Ⅰ期临床试验

初步的临床药理学及人体安全性评价试验。观察人体对于新药的耐受程度和药物代谢动力学，为制定给药方案提供依据。中药、化学药品Ⅰ期临床试验的最低病例数（试验组）均为20～30例；治疗用生物制品和预防用生物制品Ⅰ期临床试验的最低病例数（试验组）均为20例。

2. Ⅱ期临床试验

治疗作用初步评价阶段。其目的是初步评价药物对目标适应证患者的治疗作用和安全性，也包括为Ⅲ期临床试验研究设计和确定给药剂量方案提供依据。Ⅱ期临床试验研究设计可以根据具体的研究目的，采用多种形式，包括随机盲法对照临床试验。中药、化学药品、治疗用生物制品Ⅱ期临床试验的最低病例数（试验组）均为100例，预防用生物制品Ⅱ期临床试验的最低病例数（试验组）为300例。

3. Ⅲ期临床试验

治疗作用确证阶段。其目的是进一步验证药物对目标适应证患者的治疗作用和安全性，评价利益与风险关系，最终为药物注册申请的审查提供充分的依据。试验一般应为具有足够样本量的随机盲法对照试验。中药、化学药品、治疗用生物制品Ⅲ期临床试验的最低病例数（试验组）均为300例，预防用生物制品Ⅲ期临床试验的最低病例数（试验组）为500例。

4. Ⅳ期临床试验

新药上市后应用研究阶段。其目的是在广泛使用条件下考察药物的疗效和不良反应，评价药物在普通或者特殊人群中使用的利益与风险关系以及改进给药剂量等。Ⅳ期临床试验最低病例数（试验组）均为2000例。

生物利用度试验的病例数一般为18～24例。

（二）药物临床试验的基本要求

（1）开展药物临床试验，应当按照国务院药品监督管理部门的规定如实报送研制方法、质量指标、药理及毒理试验结果等有关数据、资料和样品，经国务院药品监督管理部门批准。国务院药品监督管理部门应当自受理临床试验申请之日起六十个工作日内决定是否同意并通知临床试验申办者，逾期未通知的，视为同意。其中，开展生物等效性试验的，报国务院药品监督管理部门备案。

（2）开展药物临床试验，应当在具备相应条件的临床试验机构进行。药物临床试验机构实行备案管理。

（3）开展药物临床试验，应当符合伦理原则，制定临床试验方案，经伦理委员会审查同意。

伦理委员会应当建立伦理审查工作制度，保证伦理审查过程独立、客观、公正，监督规范开展药物临床试验，保障受试者合法权益，维护社会公共利益。

（4）实施药物临床试验，应当向受试者或者其监护人如实说明和解释临床试验的目的和风险等详细情况，取得受试者或者其监护人自愿签署的知情同意书，并采取有效措施保护受试者合法权益。

（5）药物临床试验期间，发现存在安全性问题或者其他风险的，临床试验申办者应当及时调整临床试验方案、暂停或者终止临床试验，并向国务院药品监督管理部门报告。必要时，国务院药品监督管理部门可以责令调整临床试验方案、暂停或者终止临床试验。

（6）对正在开展临床试验的用于治疗严重危及生命且尚无有效治疗手段的疾病的药物，经医学观察可能获益，并且符合伦理原则的，经审查、知情同意后可以在开展临床试验的机构内用于其他病情相同的患者。

二、《药物临床试验质量管理规范》

《药物临床试验质量管理规范》（good clinical practice，GCP）是药物临床试验必须遵守的管理规范，是国际公认的临床试验的标准。

我国现行的《药物临床试验质量管理规范》是国家药品监督管理局和国家卫生健康委员会2020年4月27日颁布的，共9章83条，自2020年7月1日起施行。

（一）主要内容

第一章总则。明确了制定该规范的目的、依据和该规范的适用范围以及包括的内容。药物临床试验必须符合《世界医学大会赫尔辛基宣言》原则及相关伦理要求，受试者的权益和安全是首要的考虑因素，优先于科学和社会的获益。伦理审查与知情同意是保障受试者权益的重要措施。规定了临床试验的相关要求。

第二章术语及其定义。对规范中出现的重要术语给出了定义。

第三章伦理委员会。规定了以下事项：①伦理委员会的职责；②伦理委员会组成和运行应当符合的要求；③伦理委员会应当建立并执行的书面文件；④伦理委员会应当保留伦理审查的全部记录。

第四章研究者。规定了负责临床试验的研究者应具备的条件、职责和工作程序。

第五章申办者。规定了申办者和监查员的职责；对临床试验的稽查做了要求。

第六章试验方案。规定了试验方案应包括基本信息、研究背景资料、试验目的、试验设计、实施方式等内容及相关要求。

第七章研究者手册。规定了研究者手册的定义、目的和应当包含的内容。

第八章必备文件管理。规定了以下事项：①必备文件的定义；②保存临床必备文件的设备条件；③必备文献的保存时限等。

第九章附则。明确了该规范自2020年7月1日起实施。

（二）相关术语及其定义

（1）临床试验，是指以人体（患者或健康受试者）为对象的试验，意在发现或验证某种试验药物的临床医学、药理学以及其他药效学作用、不良反应，或者试验药物的吸收、分布、代谢和排泄，以确定药物的疗效与安全性的系统性试验。

（2）独立的数据监查委员会，指由申办者设立的独立的数据监查委员会，定期对临床试验的进展、安全性数据和重要的有效性终点进行评估，并向申办者建议是否继续、调整或者停止试验。

（3）伦理委员会，是指由医学、药学及其他背景人员组成的委员会，其职责是通过独立地审查、同意、跟踪审查试验方案及相关文件、获得和记录受试者知情同意所用的方法和材料等，确保受试者的权益、安全受到保护。

（4）合同研究组织，是指通过签订合同授权，执行申办者或者研究者在临床试验中的某些职责和任务的单位。

（5）知情同意，是指受试者被告知可影响其做出参加临床试验决定的各方面情况后，确认同意自愿参加临床试验的过程。该过程应当以书面的、签署姓名和日期的知情同意书作为文件证明。

（6）稽查，是指对临床试验相关活动和文件进行系统的、独立的检查，以评估确定临床试验相关活动的实施、试验数据的记录、分析和报告是否符合试验方案、标准操作规程和相关法律、法规的要求。

（7）试验方案，是指说明临床试验目的、设计、方法学、统计学考虑和组织实施的文件。试验方案通常还应当包括临床试验的背景和理论基础，该内容也可以在其他参考文件中给出。试验方案包括方案及其修订版。

（8）不良事件，是指受试者接受试验用药品后出现的所有不良医学事件，可以表现为症状体征、疾病或者实验室检查异常，但不一定与试验用药品有因果关系。

（9）严重不良事件，是指受试者接受试验用药品后出现死亡、危及生命、永久或者严重的残疾或者功能丧失、受试者需要住院治疗或者延长住院时间，以及先天性异常或者出生缺陷等不良医学事件。

（10）药物不良反应，是指临床试验中发生的任何与试验用药品可能有关的对人体有害或者非期望的反应。试验用药品与不良事件之间的因果关系至少有一个合理的可能性，即不能排除相关性。

（11）可疑且非预期严重不良反应：是指临床表现的性质和严重程度超出了试验药物研究者手册、已上市药品的说明书或者产品特性摘要等已有资料信息的可疑并且非预期的严重不良反应。

（12）源文件，是指临床试验中产生的原始记录、文件和数据，如医院病历、医学图像、实验室记录、备忘录、受试者日记或者评估表、发药记录、仪器自动记录的数据、缩微胶片、照相底片、磁介质、X光片、受试者文件，药房、实验室和医技部门保存的临床试验相关的文件和记录，包括核证副本等。源文件包括了源数据，可以纸质或者电子等形式的载体存在。

（13）源数据，是指临床试验中的原始记录或者核证副本上记载的所有信息，包括临床发现、观测结果以及用于重建和评价临床试验所需要的其他相关活动记录。

（14）设盲，是指临床试验中使一方或者多方不知道受试者治疗分配的程序。单盲一般指受试者不知道，双盲一般指受试者、研究者、监查员以及数据分析人员均不知道治疗分配。

第六节　药品注册的审评审批

一、新药研制和注册的政策导向

（一）强调临床价值

国家支持以临床价值为导向、对人的疾病具有明确或者特殊疗效的药物创新，鼓励具有新的治疗机理、治疗严重危及生命的疾病或者罕见病、对人体具有多靶向系统性调节干预功能等的新药研制，推动药品技术进步。

（二）鼓励中药传承创新

国家鼓励运用现代科学技术和传统中药研究方法开展中药科学技术研究和药物开发，建立和完善符合中药特点的技术评价体系，促进中药传承创新。

（三）鼓励儿童用药品的研制和创新

国家采取有效措施，鼓励儿童用药品的研制和创新，支持开发符合儿童生理特征的儿童用药品新品种、剂型和规格，对儿童用药品予以优先审评审批。

（四）保证全过程规范合法

从事药品研制活动，应当遵守《药物非临床研究质量管理规范》《药物临床试验质量管理规范》，保证药品研制全过程持续符合法定要求。

二、药品加快上市注册制度

国家药品监督管理局建立药品加快上市注册制度，支持以临床价值为导向的药物创新。对符合条件的药品注册申请，申请人可以申请适用突破性治疗药物、附条件批准、优先审评审批及特别审批程序。在药品研制和注册过程中，药品监督管理部门及其专业技术机构给予必要的技术指导、沟通交流、优先配置资源、缩短审评时限等政策和技术支持。

（一）突破性治疗药物程序

药物临床试验期间，用于防治严重危及生命或者严重影响生存质量的疾病，且尚无有效防治手段或者与现有治疗手段相比有足够证据表明具有明显临床优势的创新药或者改良型新药等，申请人可以申请适用突破性治疗药物程序。

申请适用突破性治疗药物程序的，申请人应当向药品审评中心提出申请。符合条件的，药品审评中心按照程序公示后纳入突破性治疗药物程序。

对纳入突破性治疗药物程序的药物临床试验，给予两方面政策支持：一是申请人可以在药物临床试验的关键阶段向药品审评中心提出沟通交流申请，药品审评中心安排审评人员进行沟通交流；二是申请人可以将阶段性研究资料提交药品审评中心，药品审评中心基于已有研究资料，对下一步研究方案提出意见或者建议，并反馈给申请人。

对纳入突破性治疗药物程序的药物临床试验，申请人发现不再符合纳入条件时，应当及时向药品审评中心提出终止突破性治疗药物程序。药品审评中心发现不再符合纳入条件的，应当及时终止该品种的突破性治疗药物程序，并告知申请人。

（二）附条件批准程序

药物临床试验期间，符合以下情形的药品，可以申请附条件批准：

（1）治疗严重危及生命且尚无有效治疗手段的疾病的药品，药物临床试验已有数据证实疗效并能预测其临床价值的；

（2）公共卫生方面急需的药品，药物临床试验已有数据显示疗效并能预测其临床价值的；

（3）应对重大突发公共卫生事件急需的疫苗或者国家卫生健康委员会认定急需的其他疫苗，经评估获益大于风险的。

申请附条件批准的，申请人应当就附条件批准上市的条件和上市后继续完成的研究工作等与药品审评中心沟通交流，经沟通交流确认后提出药品上市许可申请。

经审评，符合附条件批准要求的，在药品注册证书中载明附条件批准药品注册证书的有效期、上市后需要继续完成的研究工作及完成时限等相关事项。

审评过程中，发现纳入附条件批准程序的药品注册申请不能满足附条件批准条件的，药品审评中心应当终止该品种附条件批准程序，并告知申请人按照正常程序研究申报。

对附条件批准的药品，持有人应当在药品上市后采取相应的风险管理措施，并在规定期限内按照要求完成药物临床试验等相关研究，以补充申请方式申报。

对批准疫苗注册申请时提出进一步研究要求的，疫苗持有人应当在规定期限内完成研究。

对附条件批准的药品，持有人逾期未按照要求完成研究或者不能证明其获益大于风险的，国家药品监督管理局应当依法处理，直至注销药品注册证书。

（三）优先审评审批程序

1）申请药品上市许可时，以下具有明显临床价值的药品，可以申请适用优先审评审批程序：

（1）临床急需的短缺药品、防治重大传染病和罕见病等疾病的创新药和改良型新药；

（2）符合儿童生理特征的儿童用药品新品种、剂型和规格；

（3）疾病预防、控制急需的疫苗和创新疫苗；

（4）纳入突破性治疗药物程序的药品；

（5）符合附条件批准的药品；

（6）国家药品监督管理局规定其他优先审评审批的情形。

申请人在提出药品上市许可申请前，应当与药品审评中心沟通交流，经沟通交流确认后，在提出药品上市许可申请的同时，向药品审评中心提出优先审评审批申请。符合条件的，药品审评中心按照程序公示后纳入优先审评审批程序。

2）对纳入优先审评审批程序的药品上市许可申请，给予以下政策支持：

（1）药品上市许可申请的审评时限为一百三十日；

（2）临床急需的境外已上市境内未上市的罕见病药品，审评时限为七十日；

（3）需要核查、检验和核准药品通用名称的，予以优先安排；

（4）经沟通交流确认后，可以补充提交技术资料。

3）审评过程中，发现纳入优先审评审批程序的药品注册申请不能满足优先审评审批条件的，药品审评中心应当终止该品种优先审评审批程序，按照正常审评程序审评，并告知申请人。

（四）特别审批程序

在发生突发公共卫生事件的威胁时以及突发公共卫生事件发生后，国家药品监督管理局可以依法决定对突发公共卫生事件应急所需防治药品实行特别审批。

对实施特别审批的药品注册申请，国家药品监督管理局按照统一指挥、早期介入、快速高效、科学审批的原则，组织加快并同步开展药品注册受理、审评、核查、检验工作。特别审批的情形、程序、时限、要求等按照药品特别审批程序规定执行。

对纳入特别审批程序的药品，可以根据疾病防控的特定需要，限定其在一定期限和范围内使用。

对纳入特别审批程序的药品，发现其不再符合纳入条件的，应当终止该药品的特别审批程序，并告知申请人。

三、药物临床试验的审批

申请人完成支持药物临床试验的药学、药理学、毒理学等研究后，提出药物临床试验申请的，应当按照申报资料要求提交相关研究资料。经形式审查，申报资料符合要求的，予以受理。

药品审评中心应当组织药学、医学和其他技术人员对已受理的药物临床试验申请进行审评。对药物临床试验申请应当自受理之日起六十日内决定是否同意开展，并通过药品审评中心网站通知申请人审批结果；逾期未通知的，视为同意，申请人可以按照提交的方案开展药物临床试验。

国家药品监督管理局药品审评中心组织对申报资料进行技术审评，必要时可以要求申请人补充资料，提出技术审评意见，连同有关资料报送国家药品监督管理局。国家药品监督管理局依据技术审评意见做出审批决定。符合规定的，发给药物临床试验批件；不符合规定的，发给审批意见通知件，并说明理由。

四、药品生产上市的审批

申请人在完成支持上市注册的药学、药理学、毒理学和药物临床试验等研究，确定质量标准，完成商业规模生产工艺验证，并做好接受药品注册核查检验的准备后，提出药品上市许可申请，按照申报资料要求提交相关研究资料。经对申报资料进行形式审查，符合要求的，予以受理。

药品审评中心组织药学、医学和其他技术人员，按要求对已受理的药品上市许可申请进行审评。

审评过程中基于风险启动药品注册核查、检验，相关技术机构应当在规定时限内完成核查、检验工作。

药品审评中心根据药品注册申报资料、核查结果、检验结果等，对药品的安全性、有效性和质量可控性等进行综合审评，非处方药还应当转药品评价中心进行非处方药适宜性审查。

综合审评结论通过的，批准药品上市，发给药品注册证书；综合审评结论不通过的，做出不予批准决定。药品注册证书载明药品批准文号、持有人、生产企业等信息。非处方药的药品注册证书还应当注明非处方药类别。

经核准的药品生产工艺、质量标准、说明书和标签作为药品注册证书的附件一并发给申请人，必要时还应当附药品上市后研究要求。上述信息纳入药品品种档案，并根据上市后变更情况及时更新。

药品批准上市后，持有人应当按照国家药品监督管理局核准的生产工艺和质量标准生产药品，并按照《药品生产质量管理规范》要求进行细化和实施。

药品上市许可申请审评期间，发生可能影响药品安全性、有效性和质量可控性的重大变更的，申请人应当撤回原注册申请，补充研究后重新申报。

申请人名称变更、注册地址名称变更等不涉及技术审评内容的，应当及时书面告知药品审评中心并提交相关证明性资料。

五、关联审评审批

药品审评中心在审评药品制剂注册申请时，对药品制剂选用的化学原料药、辅料及直接接触药品的包装材料和容器进行关联审评。

化学原料药、辅料及直接接触药品的包装材料和容器生产企业应当按照关联审评审批制度要求，在化学原料药、辅料及直接接触药品的包装材料和容器登记平台登记产品信息和研究资料。药品审评中心向社会公示登记号、产品名称、企业名称、生产地址等基本信息，供药品制剂注册申请人选择。

药品制剂申请人提出药品注册申请，可以直接选用已登记的化学原料药、辅料及直接接触药品的包装材料和容器；选用未登记的化学原料药、辅料及直接接触药品的包装材料和容器的，相关研究资料应当随药品制剂注册申请一并申报。

药品审评中心在审评药品制剂注册申请时，对药品制剂选用的化学原料药、辅料及直接接触药品的包装材料和容器进行关联审评，需补充资料的，按照补充资料程序要求药品制剂申请人或者化学原料药、辅料及直接接触药品的包装材料和容器登记企业补充资料，可以基于风险提出对化学原料药、辅料及直接接触药品的包装材料和容器企业进行延伸检查。

化学原料药、辅料及直接接触药品的包装材料和容器关联审评通过的或者单独审评审批通过的，药品审评中心在化学原料药、辅料及直接接触药品的包装材料和容器登记平台更新登记状态标识，向社会公示相关信息。其中，化学原料药同时发给化学原料药批准通知书及核准后的生产工艺、质量标准和标签，化学原料药批准通知书中载明登记号；不予批准的，发给化学原料药不予批准通知书。

未通过关联审评审批的，化学原料药、辅料及直接接触药品的包装材料和容器产品的登记状态维持不变，相关药品制剂申请不予批准。

六、药品注册核查

（一）药品注册核查概念

药品注册核查，是指为核实申报资料的真实性、一致性以及药品上市商业化生产条件，检查药品研制的合规性、数据可靠性等，对研制现场和生产现场开展的核查活动，以及必要时对药品注册申请所涉及的化学原料药、辅料及直接接触药品的包装材料和容器生产企业、供应商或者其他受托机构开展的延伸检查活动。

（二）药品注册核查要求

药品审评中心根据药物创新程度、药物研究机构既往接受核查情况等，基于风险决定是否开展药品注册研制现场核查。

药品审评中心决定启动药品注册研制现场核查的，通知药品核查中心在审评期间组织实施核查，同时告知申请人。药品核查中心应当在规定时限内完成现场核查，并将核查情况、核查结论等相关材料反馈药品审评中心进行综合审评。

药品审评中心根据申报注册的品种、工艺、设施、既往接受核查情况等因素，基于风险决定是否启动药品注册生产现场核查。

对于创新药、改良型新药以及生物制品等，应当进行药品注册生产现场核查和上市前药品生产质量管理规范检查。

对于仿制药等，根据是否已获得相应生产范围药品生产许可证且已有同剂型品种上市等情况，基于风险进行药品注册生产现场核查、上市前药品生产质量管理规范检查。

药品注册申请受理后，药品审评中心应当在受理后四十日内进行初步审查，需要药品注册生产现场核查的，通知药品核查中心组织核查，提供核查所需的相关材料，同时告知申请人以及申请人或者生产企业所在地省、自治区、直辖市药品监督管理部门。药品核查中心原则上应当在审评时限届满四十日前完成核查工作，并将核查情况、核查结果等相关材料反馈至药品审评中心。

需要上市前药品生产质量管理规范检查的，由药品核查中心协调相关省、自治区、直辖市药品监督管理部门与药品注册生产现场核查同步实施。上市前药品生产质量管理规范检查的管理要求，按照《药品生产监督管理办法》的有关规定执行。

申请人应当在规定时限内接受核查。

药品审评中心在审评过程中，发现申报资料真实性存疑或者有明确线索举报等，需要现场检查核实的，应当启动有因检查，必要时进行抽样检验。

七、药品上市后变更和再注册

（一）药品上市后研究和变更

1）持有人应当主动开展药品上市后研究，对药品的安全性、有效性和质量可控性进行进一步确证，加强对已上市药品的持续管理。

药品注册证书及附件要求持有人在药品上市后开展相关研究工作的，持有人应当在规定时限内完成并按照要求提出补充申请、备案或者报告。

药品批准上市后，持有人应当持续开展药品安全性和有效性研究，根据有关数据及时备案或者提出修订说明书的补充申请，不断更新完善说明书和标签。药品监督管理部门依职责可以根据药品不良反应监测和药品上市后评价结果等，要求持有人对说明书和标签进行修订。

2）药品上市后的变更，按照其对药品安全性、有效性和质量可控性的风险和产生影响的程度，实行分类管理，分为审批类变更、备案类变更和报告类变更。

持有人应当按照相关规定，参照相关技术指导原则，全面评估、验证变更事项对药品安全性、有效性和质量可控性的影响，进行相应的研究工作。

药品上市后变更研究的技术指导原则，由药品审评中心制定，并向社会公布。

3）以下变更，持有人应当以补充申请方式申报，经批准后实施：

（1）药品生产过程中的重大变更；

（2）药品说明书中涉及有效性内容以及增加安全性风险的其他内容的变更；

（3）持有人转让药品上市许可；

（4）国家药品监督管理局规定需要审批的其他变更。

4）以下变更，持有人应当在变更实施前，报所在地省、自治区、直辖市药品监督管理部门备案：

（1）药品生产过程中的中等变更；

（2）药品包装标签内容的变更；

（3）药品分包装；

（4）国家药品监督管理局规定需要备案的其他变更。

境外生产药品发生上述变更的，应当在变更实施前报药品审评中心备案。

药品分包装备案的程序和要求，由药品审评中心制定发布。

5）以下变更，持有人应当在年度报告中报告：

（1）药品生产过程中的微小变更；

（2）国家药品监督管理局规定需要报告的其他变更。

（二）药品再注册

1）持有人应当在药品注册证书有效期届满前六个月申请再注册。境内生产药品再注册申请由持有人向其所在地省、自治区、直辖市药品监督管理部门提出，境外生产药品再注册申请由持有人向药品审评中心提出。

2）药品再注册申请受理后，省、自治区、直辖市药品监督管理部门或者药品审评中心对持有人开展药品上市后评价和不良反应监测情况，按照药品批准证明文件和药品监督管理部门要求开展相关工作情况，以及药品批准证明文件载明信息变化情况等进行审查：符合规定的，予以再注册，发给药品再注册批准通知书；不符合规定的，不予再注册，并报请国家药品监督管理局注销药品注册证书。

3）有下列情形之一的，不予再注册：

（1）有效期届满未提出再注册申请的；

（2）药品注册证书有效期内持有人不能履行持续考察药品质量、疗效和不良反应责任的；

（3）未在规定时限内完成药品批准证明文件和药品监督管理部门要求的研究工作且无合理理由的；

（4）经上市后评价，属于疗效不确切、不良反应大或者因其他原因危害人体健康的；

（5）法律、行政法规规定的其他不予再注册情形。

对不予再注册的药品，药品注册证书有效期届满时予以注销。

八、药品注册检验与药品注册标准

（一）药品注册检验

1. 药品注册检验的概念

药品注册检验包括标准复核和样品检验。

（1）标准复核，是指对申请人申报药品标准中设定项目的科学性、检验方法的可行性、质控指标的合理性等进行的实验室评估。

（2）样品检验，是指按照申请人申报或者药品审评中心核定的药品质量标准对样品进行的实验室检验。

药品注册检验启动的原则、程序、时限等要求，由药品审评中心组织制定公布。药品注册申请受理前提出药品注册检验的具体工作程序和要求以及药品注册检验技术要求和规范，由中国食品药品检定研究院制定公布。

2. 药品注册检验的管理

（1）与国家药品标准收载的同品种药品使用的检验项目和检验方法一致的，可以不进行标准复核，只进行样品检验。其他情形应当进行标准复核和样品检验。

（2）中国食品药品检定研究院（以下简称中检院，原名中国药品生物制品检定所），或者经国家药品监督管理局指定的药品检验机构承担以下药品注册检验：

① 创新药；

② 改良型新药（中药除外）；

③ 生物制品、放射性药品和按照药品管理的体外诊断试剂；

④ 国家药品监督管理局规定的其他药品。

（3）境外生产药品的药品注册检验由中检院组织口岸药品检验机构实施。

（4）其他药品的注册检验，由申请人或者生产企业所在地省级药品检验机构承担。

（5）申请人完成支持药品上市的药学相关研究，确定质量标准，并完成商业化规模生产工艺验证后，可以在药品注册申请受理前向中检院或者省、自治区、直辖市药品监督管理部门提出药品注册检验；申请人未在药品注册申请受理前提出药品注册检验的，在药品注册申请受理后四十日内由药品审评中心启动药品注册检验。原则上申请人在药品注册申请受理前只能提出一次药品注册检验，不得同时向多个药品检验机构提出药品注册检验。

申请人提交的药品注册检验资料应当与药品注册申报资料的相应内容一致，不得在药品注册检验过程中变更药品检验机构、样品和资料等。

（6）境内生产药品的注册申请，申请人在药品注册申请受理前提出药品注册检验的，向相关省、自治区、直辖市药品监督管理部门申请抽样，省、自治区、直辖市药品监督管理部门组织进行抽样并封签，由申请人将抽样单、样品、检验所需资料及标准物质等送至相应药品检验机构。

境外生产药品的注册申请，申请人在药品注册申请受理前提出药品注册检验的，申请人应当按规定要求抽取样品，并将样品、检验所需资料及标准物质等送至中检院。

（7）境内生产药品的注册申请，药品注册申请受理后需要药品注册检验的，药品审评中心应当在受理后四十日内向药品检验机构和申请人发出药品注册检验通知。申请人向相关省、自治区、直辖市药品监督管理部门申请抽样，省、自治区、直辖市药品监督管理部门组织进行抽样并封签，申请人应当在规定时限内将抽样单、样品、检验所需资料及标准物质等送至相应药品检验机构。

境外生产药品的注册申请，药品注册申请受理后需要药品注册检验的，申请人应当按规定要求抽取样品，并将样品、检验所需资料及标准物质等送至中检院。

（8）药品检验机构应当在五日内对申请人提交的检验用样品及资料等进行审核，做出是否接收的决定，同时告知药品审评中心。需要补正的，应当一次性告知申请人。

药品检验机构原则上应当在审评时限届满四十日前，将标准复核意见和检验报告反馈至药品审评中心。

（9）在药品审评、核查过程中，发现申报资料真实性存疑或者有明确线索举报，或者认为有必要进行样品检验的，可抽取样品进行样品检验。

审评过程中，药品审评中心可以基于风险提出质量标准单项复核。

（二）药品注册标准相关概念

1. 国家药品标准

国家药品标准是指国务院药品监督管理部门颁布的《中华人民共和国药典》（以下简称《中国药典》）和药品标准为国家药品标准，其内容包括药品质量指标、检验方法以及生产工艺等技术要求。

国务院药品监督管理部门会同国务院卫生健康主管部门组织药典委员会，负责国家药品标准的制定和修订。

列入国家药品标准的药品名称为药品通用名称。已经作为药品通用名称的，该名称不得作为药品商标使用。

2. 药品注册标准

药品注册标准是指国家药品监督管理局批准给申请人特定药品的标准，生产该药品的药品生产企业必须执行该注册标准。

药品注册标准不得低于《中国药典》的规定；药品注册标准的项目及其检验方法的设定，应当符合《中国药典》及相关规定的基本要求和原则；申请人应当选取有代表性的样品进行标准的研究工作。

3. 药品标准物质

药品标准物质是指供药品标准中物理和化学测试及生物方法试验用，具有确定特性量值，用于校准设备、评价测量方法或者给供试药品赋值的物质，包括标准品、对照品、对照药材、参考品。

国务院药品监督管理部门设置或者指定的药品检验机构负责标定国家药品标准品、对照品。

九、药品批准文号的格式

境内生产药品批准文号格式为：国药准字 H（Z、S）＋四位年号＋四位顺序号。

中国香港、澳门和台湾地区生产药品批准文号格式为：国药准字 H（Z、S）C＋四位年号＋四位顺序号。

境外生产药品批准文号格式为：国药准字 H（Z、S）J＋四位年号＋四位顺序号。

其中，H 代表化学药，Z 代表中药，S 代表生物制品。

药品批准文号，不因上市后的注册事项的变更而改变。

中药另有规定的从其规定。

相关案例

创新药物研制案例
我国原研新药出海实现了"零的突破"

2019年11月15日，百济神州公司宣布，其自主研发的BTK抑制剂泽布替尼（英文商品名：Brukinsatm，英文通用名：zanubrutinib）通过了美国FDA的加速批准，用于治疗既往接受过至少一项疗法的套细胞淋巴瘤（MCL）患者。这标志着，泽布替尼成为迄今为止第一款完全由我国企业自主研发、在美国获准上市的抗癌新药。此外，泽布替尼也是百济神州首款获批的自主研发产品。

泽布替尼在FDA获批这一历史性突破，不仅代表着国际上对于我国新药研发水平的认可，实现了我国创新药"走出去"的心愿。

泽布替尼获得FDA批准是基于两项临床试验的有效性数据，在其中一项治疗复发/难治性MCL患者的多中心Ⅱ期临床试验BGB-3111-206中，患者在接受泽布替尼治疗后，总缓解率（ORR）达到84%，包括59%的完全缓解（CR），此项试验的中位持续缓解时间（DOR）为19.5个月，中位随访时间为18.4个月。这项关键性Ⅱ期临床研究由北京大学肿瘤医院牵头开展。该院淋巴瘤科主任、大内科主任朱军教授作为首席研究者主持了该研究。

2019年1月，泽布替尼曾获FDA的"突破性疗法认定"，成为首个获得该认定的中国研发的抗癌新药。8月，FDA正式受理了泽布替尼的新药上市申请，并给予其优先审评资格。

长期以来，在我国上市的抗癌原研药主要依赖进口，而从本土出口海外的药品则多为原料药或仿制药，我国总体对全球医药创新体系的贡献相对较小。近年来，随着改革开放的深化与综合国力的提升，我国医药行业加快转型升级，尤其在各项利好政策驱动下，制药业兴起创新浪潮，大批科学家归国投入新药研发，为医药产业从仿制转向创新、从本土走向全球，注入了可持续发展的活力。

资料来源：成琳. 我国原研抗癌新药泽布替尼获FDA批准［N］. 中国医药报，2019-11-21（4）.

第七节　药品知识产权保护

一、实施药品知识产权保护的意义

药品知识产权主要是新药的技术发明成果，是研究者通过创造性的脑力劳动和物化性劳动取得的智力结晶。研究者作为新药技术权利人可以利用法律、法规授予的权利，控制他人对智力劳动成果的使用，这种权利依法得到社会各方的遵循和认可，从而促进技术发明创造。

药品知识产权保护有利于保护药物研究开发者的积极性，鼓励制药行业研究开发新技术；有利于打破技术封锁，通过有偿使用推动新技术交流有利于科研与生产结合，有利于国际交流和技术贸易发展，实现技术资源共享。

二、药品知识产权保护的类型

（一）专利

专利是保护医药发明创造最有效的手段，凡具有新颖性、创造性、实用性的医药新产品、新材料、新物质、新工艺、新配方、新用途、新的给药途径、新的加工处理方法、新动物、新矿物、新微生物等，均可以申请产品专利、方法专利和用途专利。

（二）商标

商标是生产经营者在其商品或服务上使用的标记，主要包括医药企业已注册的标志，涉及医药行业的已批准上市药品。药品商标对药品生产企业而言，是企业的品牌，是企业重要的无形资产。商标代表企业的产品和服务品质，具有广告宣传作用，通过药品商标保护企业的市场独占权，为其带来巨大的收益。

（三）商业秘密

商业秘密主要是指不为公众所知悉，能为权利人带来经济利益，由医药企业拥有的市场、服务、管理、研究开发、工程设计、财务分析与投资途径、技术转让、人员客户网络等方面必须取得保密措施的生产、经营信息和技术信息。

（四）技术秘密

技术秘密是一种对知识产权绝对保密的或绝对占有的保护形式，医药企业对其占有的科技成果采取各种行之有效的措施实施保密，使其保密在最小范围之内，以保持一种垄断。通常又把这种技术秘密称为"技术诀窍"或专有技术，《与贸易有关的知识产权协议》中又称之为"未披露信息"，它是商业秘密的一种。

（五）版权

版权涉及医药领域的专著、文献、百科全书、论文、档案、资料、产品说明书、计算机软件、数据库、网络系统等作品的著作权。

三、药品的专利保护

药品专利的保护遵照我国《专利法》（2020修正）中有关规定进行。

（一）药品专利的类型

根据《专利法》的规定，专利包括发明、实用新型和外观设计三类，药品专利同样也包括这三种类型。

1. 发明专利

发明专利是指对产品、方法或者其改进所提出的新的技术方案。

药品发明专利包括产品发明和方法发明两类。

（1）产品发明，指人工制造的各种有形物品的发明。药品发明包括：①新物质，指具有一定化学结构式或物理、化学性能的单一物质。②药物组合物，指两种或两种以上元素或化合物按一定比例组成具有一定性质和用途的混合物。③生物制品、微生物及其代谢产物，可授予专利权的微生物及其代谢产物必须是经过分离成为纯培养物，并且具有特定工业用途。

（2）方法发明，指为制造产品或解决某个技术问题而研究开发出来的操作方法、制造方法以及工艺流程。药品方法发明包括：①制备和生产方法，如化合物的制备方法、组合物的制备方法、提取分离方法、纯化方法等；②用途发明，如化学物质的新的医药用途、药物的新的适应证等。

2. 实用新型专利

实用新型专利是指对产品的形状、构造或者其结合所提出的适于实用的新的技术方案。

药品的实用新型专利包括：①某些与功能相关的药物剂型、形状、结构的改变，如通过改变药品的外层结构达到延长药品疗效的技术方案；②诊断用药的试剂盒与功能有关的形状、结构的创新；③生产药品的专用设备的改进；④某些与药品功能有关的包装容器的形状、结构和开关技巧等。

3. 外观设计专利

外观设计专利是指对产品的整体或者局部的形状、图案或者其结合以及色彩与形状、图案的结合所作出的富有美感并适于工业应用的新设计。

药品的外观设计包括：①药品的外观，如便于给儿童服用的制成小动物形状的药片；②药品包装的外观，如药品的包装盒；③富有美感和特色的说明书等。

（二）授予专利权的条件

授予专利权的发明和实用新型应当具备新颖性、创造性和实用性。

1. 新颖性

新颖性是指该发明或者实用新型不属于现有技术；也没有任何单位或者个人就同样的发明或者实用新型在申请日以前向国务院专利行政部门提出过申请，并记载在申请日以后公布的专利申请文件或者公告的专利文件中。

2. 创造性

创造性是指与现有技术相比，该发明具有突出的实质性特点和显著的进步，该实用新型具有实质性特点和进步。

3. 实用性

实用性是指该发明或者实用新型能够制造或者使用，并且能够产生积极效果。

《专利法》所称现有技术，是指申请日以前在国内外为公众所知的技术。

（三）不授予专利权的情形

《专利法》规定，对违反法律、社会公德或者妨害公共利益的发明创造，不授予专利权。对违反法律、行政法规的规定获取或者利用遗传资源，并依赖该遗传资源完成的发明创造，不授予专利权。

除此外，《专利法》规定对下列各项不授予专利权：

（1）科学发现；

（2）智力活动的规则和方法；

（3）疾病的诊断和治疗方法；

（4）动物和植物品种；

（5）原子核变换方法以及用原子核变换方法获得的物质；

（6）对平面印刷品的图案、色彩或者二者的结合做出的主要起标识作用的设计。

（四）专利权的申请

专利权（patent），是专利申请人就一项发明、实用新型或外观设计向国家专利行政部门提出专利申请，经依法审查合格后，由国家专利行政部门向专利申请人授予的，在规定时间内对该项发明创造享有的专有权。

国务院专利行政部门负责管理全国的专利工作；统一受理和审查专利申请，依法授予专利权。省、自治区、直辖市人民政府管理专利工作的部门负责本行政区域内的专利管理工作。

（1）申请发明或者实用新型专利的，应当提交请求书、说明书及其摘要和权利要求书等文件。请求书应当写明发明或者实用新型的名称，发明人的姓名，申请人姓名或者名称、地址，以及其他事项。

说明书应当对发明或者实用新型做出清楚、完整的说明，以所属技术领域的技术人员能够实现为准；必要的时候，应当有附图。摘要应当简要说明发明或者实用新型的技术要点。

权利要求书应当以说明书为依据，清楚、简要地限定要求专利保护的范围。

（2）申请外观设计专利的，应当提交请求书、该外观设计的图片或者照片以及对该外观设计的简要说明等文件。

申请人提交的有关图片或者照片应当清楚地显示要求专利保护的产品的外观设计。

（3）国务院专利行政部门收到专利申请文件之日为申请日。如果申请文件是邮寄的，以寄出的邮戳日为申请日。

（4）申请人自发明或者实用新型在外国第一次提出专利申请之日起十二个月内，或者自外观设计在外国第一次提出专利申请之日起六个月内，又在中国就相同主题提出专利申请的，依照该外国同中国签订的协议或者共同参加的国际条约，或者依照相互承认优先权的原则，可以享有优先权。

申请人自发明或者实用新型在中国第一次提出专利申请之日起十二个月内，或者自外观设计在中国第一次提出专利申请之日起六个月内，又向国务院专利行政部门就相同主题提出专利申请的，可以享有优先权。

（5）申请人要求发明、实用新型专利优先权的，应当在申请的时候提出书面声明，并且在第一次提出申请之日起十六个月内，提交第一次提出的专利申请文件的副本。

申请人要求外观设计专利优先权的，应当在申请的时候提出书面声明，并且在三个月内提交第一次提出的专利申请文件的副本。

申请人未提出书面声明或者逾期未提交专利申请文件副本的，视为未要求优先权。

（6）一件发明或者实用新型专利申请应当限于一项发明或者实用新型。属于一个总的发明构思的两项以上的发明或者实用新型，可以作为一件申请提出。

一件外观设计专利申请应当限于一项外观设计。同一产品两项以上的相似外观设计，或者用于同一类别并且成套出售或者使用的产品的两项以上外观设计，可以作为一件申请提出。

（7）申请人可以对其专利申请文件进行修改，但是，对发明和实用新型专利申请文件的修改不得超出原说明书和权利要求书记载的范围，对外观设计专利申请文件的修改不得超出原图片或者照片表示的范围。

（五）专利申请的审查和批准

（1）国务院专利行政部门收到发明专利申请后，经初步审查认为符合本法要求的，自申请日起满十八个月，即行公布。国务院专利行政部门可以根据申请人的请求早日公布其申请。

（2）发明专利申请自申请日起三年内，国务院专利行政部门可以根据申请人随时提出的请求，对其申请进行实质审查；申请人无正当理由逾期不请求实质审查的，该申请即被视为撤回。

国务院专利行政部门认为必要的时候，可以自行对发明专利申请进行实质审查。

（3）发明专利的申请人请求实质审查的时候，应当提交在申请日前与其发明有关的参考资料。发明专利已经在外国提出过申请的，国务院专利行政部门可以要求申请人在指定期限内提交该国为审查其申请进行检索的资料或者审查结果的资料；无正当理由逾期不提交的，该申请即被视为撤回。

（4）国务院专利行政部门对发明专利申请进行实质审查后，认为不符合本法规定的，应当通知申请人，要求其在指定的期限内陈述意见，或者对其申请进行修改；无正当理由逾期不答复的，该申请即被视为撤回。

（5）发明专利申请经申请人陈述意见或者进行修改后，国务院专利行政部门仍然认为不符合本法规定的，应当予以驳回。

（6）发明专利申请经实质审查没有发现驳回理由的，由国务院专利行政部门做出授予发明专利权的决定，发给发明专利证书，同时予以登记和公告。发明专利权自公告之日起生效。

（7）实用新型和外观设计专利申请经初步审查没有发现驳回理由的，由国务院专利行政部门做出授予实用新型专利权或者外观设计专利权的决定，发给相应的专利证书，同时予以登记和公告。实用新型专利权和外观设计专利权自公告之日起生效。

（8）专利申请人对国务院专利行政部门驳回申请的决定不服的，可以自收到通知之日起三个月内向国务院专利行政部门请求复审。国务院专利行政部门复审后做出决定，并通知专利申请人。

专利申请人对国务院专利行政部门的复审决定不服的，可以自收到通知之日起三个月内向人民法院起诉。

（六）专利的保护期限、终止

1. 专利权的保护期限

发明专利权的期限为二十年，实用新型专利权的期限为十年，外观设计专利权的期限为十五年，均自申请日起计算。

自发明专利申请日起满四年，且自实质审查请求之日起满三年后授予发明专利权的，国务院专利行政部门应专利权人的请求，就发明专利在授权过程中的不合理延迟给予专利权期限补偿，但由申请人引起的不合理延迟除外。

为补偿新药上市审评审批占用的时间，对在中国获得上市许可的新药相关发明专利，国务院专利行政部门应专利权人的请求给予专利权期限补偿。补偿期限不超过五年，新药批准上市后总有效专利权期限不超过十四年。

2. 专利权的终止

有下列情形之一的，专利权在期限届满前终止：

（1）没有按照规定缴纳年费的；

（2）专利权人以书面声明放弃其专利权的。

专利权在期限届满前终止的，由国务院专利行政部门登记和公告。

（七）专利权的保护

（1）发明或者实用新型专利权的保护范围以其权利要求的内容为准，说明书及附图可以用于解释权利要求的内容。外观设计专利权的保护范围以表示在图片或者照片中的该产品的外观设计为准，简要说明可以用于解释图片或者照片所表示的该产品的外观设计。

（2）未经专利权人许可，实施其专利，即侵犯其专利权，引起纠纷的，由当事人协商解决；不愿协商或者协商不成的，专利权人或者利害关系人可以向人民法院起诉，也可以请求管理专利工作的部门处理。管理专利工作的部门处理时，认定侵权行为成立的，可以责令侵权人立即停止侵权行为，当事人不服的，可以自收到处理通知之日起十五日内依照《行政诉讼法》向人民法院起诉；侵权人期满不起诉又不停止侵权行为的，管理专利工作的部门可以申请人民法院强制执行。进行处理的管理专利工作的部门应当事人的请求，可以就侵犯专利权的赔偿数额进行调解；调解不成的，当事人可以依照《民事诉讼法》向人民法院起诉。

知识拓展

药品知识产权案例
"烟酰胺类衍生物的甲磺酸盐 A 晶型及其制备方法和应用"
发明专利权无效宣告请求案

2017 年 3 月底，江苏恒瑞医药股份有限公司就专利权人上海宣创生物科技有限公司（以下简称宣创生物）的 ZL201510398190.1 发明专利权提出无效宣告请求。该专利涉及晚期胃癌药甲磺酸阿帕替尼{N-［4-（1-氰基环戊基）苯基］-2-（4-吡啶甲基）氨基-3-吡啶甲酰胺甲磺酸盐}的晶型改进。阿帕替尼2014年12月在中国获批上市，商品名为艾坦。宣创生物于2015年左右针对阿帕替尼申请了多件"改进型"药物晶型专利，并以侵犯其涉案专利的专利权为由，将江苏恒瑞医药股份有限公司诉至北京知识产权法院，请求法院判决江苏恒瑞医药股份有限公司立即停止生产、销售阿帕替尼，并赔偿经济损失100万元。江苏恒瑞医药股份有限公司随后就涉案专利提出无效宣告请求。该专利于2015年7月8日提交申请，优先权日期为2014年7月8日，并于2016年4月27日获得授权。案件审理过程中，关于涉案专利（甲磺酸阿帕替尼A晶型）是否属于现有技术是核心争议之一，而其中临床试验是否构成《专利法》界定的使用公开也是争议要点之一。有关部门审理后，认为涉案专利全部不具备创造性，部分权利要求不具备新颖性，宣告专利权全部无效。

该案件中值得学习的是关于现有技术的理解。《专利审查指南》规定，现有技术应当在申请日以前处于能够为公众获得的状态，并包含有能够使公众从中得知实质性技术知识的内容。现有技术认定是新颖性和创造性审查的基础，如果根据相关物性参数和描述可以将要求保护的晶型与现有技术区分开，则可以认为其具备新颖性。化学产品创造性评判的关键在于：基于权利要求保护的化学产品相对于已知化学产品在技术方案上的区别及其所产生的技术效果，该区别的引入对于所属领域技术人员而言是否显而易见。

　　——资料来源：药渡. 2014—2017年药物研发类专利复审无效案件一览［N］. 中国医药报，2019-06-17（4）.

复习思考题

1. 简述药物研究开发的类型和特点。
2. 简述ICH工作的特征与目标。
3. 解释药品注册、药品注册检验、注册标准、药品上市许可持有人。
4. 简述药物临床前研究内容。
5. 论述药物临床试验分期研究的内容及目的。
6. 简述我国GLP和GCP的主要内容。
7. 简述药品加快上市注册程序的主要内容。
8. 药品知识产权的类型有哪些？授予发明专利的条件是什么？

（罗　臻　魏玉辉）

第八章 药品不良反应监测与药品上市后再评价

药品在发挥防治疾病作用的同时，也可能具有不可预知或不可避免的不良反应等风险。建立药品不良反应监测与药品上市后再评价制度，以预先识别药品风险信息，降低药品风险，确保上市药品的安全性、有效性，提高药品质量可控性，已成为各国完善药品监督管理体系的重要内容。

《中华人民共和国药品管理法》（2019年修订，以下简称《药品管理法》）明确规定药品管理应当坚持"以人民健康为中心，坚持风险管理、全程管控、社会共治"的原则；要求药品上市许可持有人制订药品上市后风险管理计划，主动开展药品上市后研究，对药品的安全性、有效性和质量可控性进行进一步确证，加强对已上市药品的持续管理。药品上市后不良反应监测是药品监测管理和药品上市后再评价的主要内容，包括主动收集、跟踪分析疑似药品不良反应信息，以及对已识别风险的药品及时采取风险控制措施。

第一节 药品不良反应概述

一、药品不良反应的定义

1. 世界卫生组织药品不良反应的定义

一般是指在正常用量、用法情况下，药物在预防、诊断、治疗疾病或调解生理功能时发生意外的、与治疗目的无关的不利或有害的反应。

2. 我国药品不良反应的定义

根据国家食品药品监督管理总局2017年颁布的《药品不良反应报告和监测管理办法》，药品不良反应是指合格药品在正常用法、用量下出现的与用药目的无关的有害反应。药品不良反应是由药品固有特性所引起的反应，任何药品都有可能引起不良反应。

二、药品不良反应相关概念

1. 新的药品不良反应

新的药品不良反应是指药品说明书中未载明的不良反应。说明书中已有描述，但不良反应发生的性质、程度、后果或者频率与说明书描述不一致或者更严重的，按照新的药品不良反应处理。

2. 严重药品不良反应

严重药品不良反应是指因使用药品引起以下损害情形之一的反应：①导致死亡；②危及生命；③致癌、致畸、致出生缺陷；④导致显著的或者永久的人体伤残或者器官功能的损伤；⑤导致住院或者住院时间延长；⑥导致其他严重医学事件，如不进行治疗可能出现上述所列情况的。

3. 药品群体不良事件

药品群体不良事件是指同一药品在使用过程中，在相对集中的时间、区域内，对一定数量人群的身体健康或者生命安全造成损害或者威胁，需要予以紧急处置的事件。

4. 药品不良反应报告和监测

药品不良反应报告和监测是指药品不良反应的发现、报告、评价和控制的过程。

5. 药品不良反应信号

药品不良反应信号是指报告药品不良反应与药物间的因果关系，此关系是以前未知或记录不全的。信号的作用为提示一种可能性，尚不是肯定的结论。依据不良事件的严重性和信息的质量，一般需要多个报告才能产生的一个信号。

6. 用药差错（medication error）

用药差错是指在药物治疗过程中，因疏失导致不恰当用药、给药差错及患者依从性差错等，它不属于药品不良反应的范围。

7. 药源性疾病（drug induced disease，DID）

药源性疾病是指由药物或药物相互作用所引起的与治疗目的无关的不良反应致使人体组织器官功能性或器质性损害及由此产生的系列症状或体征。DID亦包括因超量用药、误用或错服药物所致疾病。

三、药品不良反应分类

1. 按身体系统分类

从总体上来说，药品的不良反应可能涉及人体的各个系统、器官、组织，其临床表现与常见病、多发病的表现很相似，如表现为皮肤附件损害（皮疹、瘙痒等）、消化系统损害（恶心、呕吐、肝功能异常等）、泌尿系统损害（血尿、肾功能异常等）、全身损害（过敏性休克、发热等）等。据国家药品监督管理局2019年发布的《国家药品不良反应监测年度报告》统计，药品不良反应/事件中累计系统排名前五位的为皮肤及其附件损害（占26.9%）、胃肠道损害（占24.6%）、全身性损害（占10.1%）、神经系统损害（占8.9%）和心血管系统损害（占4.1%）。

2. 根据与药理作用的关系分类

（1）A型药品不良反应（量变型异常）：又称剂量相关性不良反应，此类药品不良反应是由于药品本身的药理作用增强所致，常与剂量或合并用药有关。多数能预测，发生率较高而死亡率较低。临床上常见的副作用与毒性反应均属此类，如抗凝血药所致出血等。

（2）B型药品不良反应（质变型异常）：此类药品不良反应是与药品的正常药理作用完全无关的异常反应。B型药品不良反应难预测，发生率低而死亡率高，临床上常见的变态反应属于此类，如青霉素引起的过敏性休克等。

（3）C型药品不良反应：又称迟发型不良反应，为与药品本身药理作用无关的异常反应，一般在长期用药后出现，潜伏期较长，药品和不良反应之间没有明确的时间关系，特点为发生率高，用药史复杂，发生机制不清晰。临床上常见的主要有致畸、致癌、致突变作用等。

四、药品不良反应因果关系的判断标准

药品不良反应因果关系判断，又称药品不良反应关联性评价，是鉴别一个药品不良反应/事件与药品相关性的主要依据。国际上被广泛认可的判断药品与不良反应之间因果关系的方法为WHO乌普萨拉监测中心药品不良反应因果关系评估系统。我国目前采用药品-不良事件关联性评价方法，根据"药品"和"不良反应/事件"的相关程度，运用综合分析推理方法，将药品与不良反应/事件之间的关联性分为肯定、很可能、可能、可能无关、待评价、无法评价6个等级。

第二节　药物警戒与药品不良反应监测管理

一、药物警戒概述

（一）药物警戒的定义与范围

1. 药物警戒的定义

药物警戒（pharmacovigilance）是法国药物流行病学家比高德（Begaud）于1974年首先提出的概念，意为"监视、守卫，时刻准备应付可能来自药物的危害"。Pharmacovigilance一词源自法文单词，由"Pharmaco"（药、药学）和"Vigilance"（警戒、警惕）组合而成。1996年，世界卫生组织在日内瓦总部召开了药物警戒中心的设置与运行专题研讨会，药物警戒的概念在全球开始正式推广。2002年，世界卫生组织将药物警戒定义为"发现、评价、认识和预防药品不良反应或其他任何与药物相关问题的科学活动"。

2004年11月，国际人用药品注册技术协调会（The International Conference on Harmonization of Technical Requirements for Registration of Pharmaceuticals for Human Use，ICH）出台的《药物警戒计划指南》正式将上市前药品安全评估与上市后监测整合到药物警戒活动范围中，药物警戒的工作内容已经不仅仅是简单的药品不良反应被动监测，而是发展为主动地、系统地、持续地进行风险管理的一种活动和理念，即在药品生命周期的全过程中，主动地综合运用科学手段来发现、评估、沟通风险信息，实现药品风险最小化，并通过广泛的社会合作和恰当的沟通，将药品安全信息正确地传播给公众。

2020年中国国家药品监督管理局发布的《药物警戒质量管理规范》将药物警戒定义为"对药品不良反应及其他用药有害反应进行监测、识别、评估和控制的活动"。

2. 药物警戒的范围

依据世界卫生组织的定义，目前，药物警戒的范围包括以下十个方面：①药品不良反应监测；②药物误用或用药差错；③药物滥用；④假药和劣药；⑤药物和器械（材）的用法错误；⑥过期药品；⑦用药剂量不当（过量或不足）；⑧无足够依据扩展适应证；⑨不良的药物相互作用或药物-食物相互作用；⑩与药品相关的死亡率等。

（二）国际药物警戒体系

1. 欧盟的药物警戒体系

2012年6月19日，欧盟委员会发布了药物警戒法规的实施方案［Commission Implementing Regulation（EU）No 520/2012］。2012年7月2日，欧盟实施新的《药物警戒质量管理规范》（good pharmacovigilance practices，GVP）。目前，欧盟是拥有最先进和最全面的药物警戒监测系统的区域之一。

欧盟《药物警戒质量管理规范》由欧洲药品管理局（European Medicines Agency，EMA）发布，由若干模块组成，每一个模块都是药物警戒活动的一个主要过程。截至2015年9月，已正式发布的12个模块包括了药物警戒体系和质量体系、药物警戒系统主文件、药物警戒的监测、风险管理系统、不良反应的报告与管理、定期安全性更新报告、上市后安全性研究、信号管理、额外监测、安全性沟通和风险最小化的措施等。

2. 世界卫生组织的药物警戒体系

世界卫生组织2010年推荐的国家药物警戒体系主要由五个部分构成：①国家药物警戒中心。该中心有指定的工作人员（至少一名全职），稳定的基本经费，明确的任务、结构和作用，并与世界卫生组织国际药物监测项目合作；②国家药物不良反应的自发报告系统，并按全国性个案安全报告表格汇报（ICSR），如ADR报告表；③专业的国家数据库或系统，收集和管理药品不良反应报告；④国家药品不良反应或药物警戒咨询委员会，对不良反应的因果关系评估、风险评估、风险管理、事件调查以及必要时的危机管理，包括危机沟通等方面提供技术支持；⑤清晰的沟通策略，以便开展日常沟通和危机沟通。在药物警戒体系中，药物警戒活动围绕药品质量问题、药品不良反应和用药差错等风险因素展开。

二、药物警戒与药品不良反应监测的关系

药物警戒与药品不良反应监测均以保障公众用药安全，提高安全用药水平，增进人民群众健康为目的，但药物警戒与药品不良反应监测工作也存在一定的差异。

1. 监测对象不同

药品不良反应监测的对象是药品不良反应，即合格药品在正常用法、用量下出现的与用药目的无关的或意外的有害反应。而药物警戒监测的对象除了药品不良反应，还包括与药品相关的其他安全问题，如用药错误、药源性疾病等。即药物警戒的监测对象更为广泛，药品不良反应监测属于药物警戒的活动之一。

2. 具体的监测目的不同

药品不良反应监测的目的是收集未知的药品不良反应的信号，尽早发现未能在新药临

床试验中发现的药品不良反应；而药物警戒的目的是监测与减少、避免可能发生的任何药源性损害，增进管理和专业人士与公众之间在药物安全方面的有效沟通。

3．监测期限不同

药物警戒贯穿于药品上市前研究、上市后安全性监测及再评价、最后的撤市和淘汰整个药品生命周期；而药品不良反应监测一般在药品上市后进行。

4．研究方法不同

药品不良反应监测一般采用自发报告、集中监测、处方事件监测、数据库链接等方法进行监测，而药物警戒除了采用这些方法外，还使用比较性的观察性研究、定向临床调查和描述性研究等方法。

三、药品不良反应监测与管理制度的发展

1．国际药品不良反应监测与管理发展

20世纪50年代，新药层出不穷，随着药品品种和数量的增多，合并用药和长程疗法不断增加。1961年，系列报道揭示的沙利度胺（反应停）不良反应事件的严重后果引起了世界各国的高度重视。1962年，美国出台《基福弗-哈里斯药品修正案》（*Kefauver-Harris Drug Amendments*）规定新药上市前必须向FDA提供实质性的证据证明其安全性和有效性，并要求对新药研究提供更有力的监督；制药商必须在标签上说明药品副作用等。这一药害事件也促使欧洲建立了自发报告预警系统和相关立法。1963年，WHO在第16次世界卫生大会通过了一项决议（WHA16.36），目的是为了加快药品不良反应信息的传递，重申采取行动的必要性。1964年，英国药品安全委员会成立药物不良反应登记处，实行药物不良反应监察自发报告制度即黄色卡片制度（yellow card system）。1965年，欧盟出台与医药产品相关的法律、法规或行政行为的指令（EC Directive 65/65），意图在各成员国之间建立协调一致的药品审批标准，如建立5年一度的药品上市再评审制度，如果某药品被证明是在正常使用条件下对人体有害，或缺乏治疗效果，或定性和定量成分不清楚，各成员国主管部门有权暂停或撤销已授权上市的药品。

1968年，WHO建立国际药品监测计划（International Drug Monitoring Programme）。1970年，WHO药物监测中心（Drug Monitoring Centre）在日内瓦成立。之后，1978年该中心迁至瑞典的普萨拉，更名为世界卫生组织国际药物监测合作中心（Collaborating Centre for International Monitoring），又称为瑞典乌普萨拉监测中心（Uppsala Monitoring Centre，UMC）。国际药品监测计划由成员国的国家药品警戒中心、WHO总部和乌普萨拉监测中心形成的网络构成。国际药品监测计划中，各成员国需要将药品不良反应个体案例的安全报告数据提交到WHO乌普萨拉监测中心的全球数据库（VigiBase）。到2014年10月，VigiBase已收到超过一千万份的不良反应报告。2015年4月，WHO启动新的数据库系统（VigiAccess），VigiAccess是一个新的Web应用程序将允许任何人查询数据库的信息，并鼓励报告个体的药品不良反应。截至2020年9月，已有170个国家加入了国际药品监测计划（其中正式成员国140个，副成员国30个）。我国于1989年成立了中国药品不良反应监测中心，1998年成为WHO国际药品监测合作计划的正式成员国。

2. 我国药品不良反应监测与管理制度的发展与现状

1988年，卫生部开展药品不良反应报告的试点工作，在北京、上海、广东和湖北等地14所医院进行药品不良反应监测报告试点工作。1989年，组建卫生部国家药品不良反应监察中心；1998年，国家药品监督管理局成立后，进一步加强药品不良反应监测工作，同年3月，我国正式加入WHO国际药品监测计划，成为第68个成员国。1999年11月，国家药品监督管理局和卫生部联合颁布了《药品不良反应监测管理办法（试行）》。2001年，《药品管理法》（2001年修订本）中明确规定国家实行药品不良反应报告制度，明确了药品不良反应报告制度的法律依据。同年，国家药品不良反应监测远程网络中心开通，并建立了国家药品不良反应信息通报制度和各地药品不良反应病例报告情况通报制度。2003年，国家药品不良反应监测中心首次向社会公布药品不良反应信息。

2004年3月，国家药品监督管理局和卫生部联合发布《药品不良反应报告和监测管理办法》，并建立药品不良反应监测信息网络系统。2004年7月，国家食品药品监督管理局药品评价中心、国家药品不良反应监测中心主办的《中国药物警戒》杂志创刊。2005年3月，国家食品药品监督管理局开始发布《药物警戒快讯》。

为了满足医疗卫生体制改革要求，适应药品监管形势的变化和解决药品不良反应监测工作出现的新问题，2011年5月卫生部再次修订并发布新的《药品不良反应报告和监测管理办法》，于2011年7月1日起施行。该管理办法共8章67条，包括总则职责、报告与处置、重点监测、评价与控制、信息管理、法律责任和附则。《药品不良反应报告和监测管理办法》进一步明确了省级以下药品监管部门和药品不良反应监测机构的职责，规范了报告程序和要求，增加了对严重药品不良反应、群体药品不良事件调查核实评价的要求，增加了"药品重点监测"的要求，并对生产企业主动开展监测工作提出更明确和更高的要求。

2013年3月，国家食品药品监督管理总局药品评价中心（国家药品不良反应监测中心）网上开始发布"企业药品安全性警示信息"。2015年7月，国家食品药品监督管理总局发布《药品不良反应报告和监测检查指南（试行）》，适用于食品药品监督管理部门开展对药品生产企业不良反应报告和监测工作的检查。

2019年8月26日，新修订的《药品管理法》明确规定"国家建立药物警戒制度，对药品不良反应及其他与用药有关的有害反应进行监测、识别、评估和控制。药品上市许可持有人、药品生产企业、药品经营企业和医疗机构应当经常考察本单位所生产、经营、使用的药品质量、疗效和不良反应。发现疑似不良反应的，应当及时向药品监督管理部门和卫生健康主管部门报告。"

目前，我国已建立了覆盖全国的药品不良反应监测网络。全国已建立34个省级药品不良反应监测中心和全国各地州市的地市级药品不良反应监测中心。各级各类医疗机构、药品生产经营企业均已通过药品不良反应监测网络报送药品不良反应报告，2019年，药品上市许可持有人直接报告药品不良反应监测系统正式运行。医疗机构仍是报告的主要来源。截至2019年，国家药品不良反应监测中心已在189家三级医疗机构建立药品不良反应监测哨点。

全面监测药品不良反应，保障人民大众用药安全

在人民的诸多利益中，生命安全是人民最基本的权利，身体健康是人民幸福最基础的保障。坚持人民至上，必须做到生命至上；坚持生命至上，才能真正做到人民至上。为中国人民谋幸福是中国共产党的初心和使命，坚持人民至上、生命至上，是中国共产党的内在价值取向，是习近平新时代中国特色社会主义思想的重要组成部分。

为全面贯彻落实中央有关加强新时代药品安全工作的要求，进一步加强药品不良反应监测评价体系和能力建设。始终把确保人民群众健康权益放在首位，坚持科学化、法治化、国际化、现代化的发展方向和职业化、专业化的建设要求，持续加强药品不良反应监测评价体系建设，不断提高监测评价能力，全面促进公众用药、用械、用妆安全。

随着人们对健康和生活质量的日益关注，药品不良反应的危害已经越来越引起全社会的重视。国家建立健全药品不良反应监测报告制度，尽量避免和减少药品不良反应给人们造成的各种危害。作为医学院校的学生，未来从事的工作与患者的健康和生命息息相关，所以要自觉树立起患者健康至上的理念、系统全面地掌握医学理论知识，为祖国的医学事业添砖加瓦。

四、我国药品不良反应报告主体及监测管理机构

《药品不良反应报告和监测管理办法》规定：国家实行药品不良反应报告制度。药品生产企业（包括进口药品的境外制药厂商）、药品经营企业、医疗机构应当按照规定报告所发现的药品不良反应；国家药品监督管理局主管全国药品不良反应报告和监测工作，地方各级药品监督管理部门主管本行政区域内的药品不良反应报告和监测工作。各级卫生行政部门负责本行政区域内医疗机构与实施药品不良反应报告制度有关的管理工作。地方各级药品监督管理部门应当建立健全药品不良反应监测机构，负责本行政区域内药品不良反应报告和监测的技术工作；国家鼓励公民、法人和其他组织报告药品不良反应。

（一）药品不良反应报告的主体

药品上市许可持有人、药品生产企业（包括进口药品的境外制药厂商）、药品经营企业、医疗机构是药品不良反应报告的主体，应当建立药品不良反应报告和监测管理制度。药品生产企业应当设立专门机构并配备专职人员，药品经营企业和医疗机构应当设立或者指定机构并配备专（兼）职人员，承担本单位的药品不良反应报告和监测工作。

（二）药品不良反应监测管理行政部门

1. 国家食品药品监督管理部门

负责全国药品不良反应报告和监测的管理工作，并履行以下主要职责：①与卫生行

政部门共同制定药品不良反应报告和监测的管理规定和政策，并监督实施；②与卫生行政部门联合组织开展全国范围内影响较大并造成严重后果的药品群体不良事件的调查和处理，并发布相关信息；③对已确认发生严重药品不良反应或者药品群体不良事件的药品依法采取紧急控制措施，做出行政处理决定，并向社会公布；④通报全国药品不良反应报告和监测情况；⑤组织检查药品生产、经营企业的药品不良反应报告和监测工作的开展情况，并与卫生行政部门联合组织检查医疗机构的药品不良反应报告和监测工作的开展情况。

2. 省、自治区、直辖市药品监督管理部门

负责本行政区域内药品不良反应报告和监测的管理工作，并履行以下主要职责：①根据本办法与同级卫生行政部门共同制定本行政区域内药品不良反应报告和监测的管理规定，并监督实施；②与同级卫生行政部门联合组织开展本行政区域内发生的影响较大的药品群体不良事件的调查和处理，并发布相关信息；③对已确认发生严重药品不良反应或者药品群体不良事件的药品依法采取紧急控制措施，做出行政处理决定，并向社会公布；④通报本行政区域内药品不良反应报告和监测情况；⑤组织检查本行政区域内药品生产、经营企业的药品不良反应报告和监测工作的开展情况，并与同级卫生行政部门联合组织检查本行政区域内医疗机构的药品不良反应报告和监测工作的开展情况；⑥组织开展本行政区域内药品不良反应报告和监测的宣传、培训工作。

3. 设区的市级、县级负责药品监督管理的部门

负责本行政区域内药品不良反应报告和监测的管理工作，与同级卫生行政部门联合组织开展本行政区域内发生的药品群体不良事件的调查，并采取必要控制措施组织开展本行政区域内药品不良反应报告和监测的宣传、培训工作。

4. 县级以上卫生行政部门

负责加强对医疗机构临床用药的监督管理，在职责范围内依法对已确认的严重药品不良反应或者药品群体不良事件采取相关的紧急控制措施。

（三）药品不良反应监测技术机构

1. 国家药品不良反应监测中心

负责全国药品不良反应报告和监测的技术工作，并履行以下主要职责：①承担国家药品不良反应报告和监测资料的收集、评价反馈和上报，以及全国药品不良反应监测信息网络的建设和维护；②制定药品不良反应报告和监测的技术标准和规范，对地方各级药品不良反应监测机构进行技术指导；③组织开展严重药品不良反应的调查和评价，协助有关部门开展药品群体不良事件的调查；④发布药品不良反应警示信息；⑤承担药品不良反应报告和监测的宣传、培训、研究和国际交流工作。

2. 省级药品不良反应监测机构

负责本行政区域内的药品不良反应报告和监测的技术工作，并履行以下主要职责：①承担本行政区域内药品不良反应报告和监测资料的收集、评价、反馈和上报，以及药品不良反应监测信息网络的维护和管理；②对设区的市级、县级药品不良反应监测机构进行技术指导；③组织开展本行政区域内严重药品不良反应的调查和评价，协助有关部门开展药品群体不良事件的调查；④组织开展本行政区域内药品不良反应报告和监测的宣传培训工作。

3. 设区的市级、县级药品不良反应监测机构

负责本行政区域内药品不良反应报告和监测资料的收集、核实、评价、反馈和上报；开展本行政区域内严重药品不良反应的调查和评价；协助有关部门开展药品群体不良事件的调查；承担药品不良反应报告和监测的宣传、培训等工作。

五、药品不良反应报告的基本要求

（一）药品不良反应报告的方式与要求

1. 报告方式

药品上市许可持有人、药品生产企业、经营企业和医疗机构获知或者发现可能与用药有关的不良反应，应当通过国家药品不良反应监测信息网络报告；不具备在线报告条件的，应当通过纸质报表报所在地药品不良反应监测机构，由所在地药品不良反应监测机构代为在线报告。

2. 报告内容的要求

药品不良反应报告应当真实、完整、准确。药品生产企业、经营企业和医疗机构应当建立并保存药品不良反应报告和监测档案。

3. 药品不良反应报告的评价

各级药品不良反应监测机构应当对本行政区域内的药品不良反应报告和监测资料进行评价和管理。药品生产企业、经营企业和医疗机构应当配合药品监督管理部门、卫生行政部门和药品不良反应监测机构对药品不良反应或者群体不良事件的调查，并提供调查所需的资料。

（二）药品不良反应的信息管理

1. 信息反馈的要求

各级药品不良反应监测机构应当对收到的药品不良反应报告和监测资料进行统计和分析，并以适当形式反馈。国家药品不良反应监测中心应当根据对药品不良反应报告和监测资料的综合分析和评价结果，及时发布药品不良反应警示信息。

2. 信息发布的要求

省级以上药品监督管理部门应当定期发布药品不良反应报告和监测情况。影响较大并造成严重后果的药品群体不良事件或其他重要的药品不良反应信息和需要统一发布的信息，由国家食品药品监督管理部门和卫生行政部门统一发布。

3. 信息利用的要求

在药品不良反应报告和监测过程中获取的商业秘密、个人隐私、患者和报告者信息应当予以保密。鼓励医疗机构、药品生产企业、药品经营企业之间共享药品不良反应信息。药品不良反应报告的内容和统计资料是加强药品监督管理、指导合理用药的依据。

（三）药品重点监测管理

1. 药品重点监测的概念

药品重点监测是指为进一步了解药品的临床使用和不良反应发生情况，研究不良反应的发生特征、严重程度、发生率等，开展的药品安全性监测活动。

2. 药品重点监测的对象

药品生产企业应当经常考察本企业生产药品的安全性，对新药监测期内的药品和首次进口5年内的药品，应当开展重点监测，并按要求对监测数据进行汇总、分析、评价和报告；对本企业生产的其他药品，应当根据安全性情况主动开展重点监测。

3. 药品重点监测的管理

省级以上药品监督管理部门根据药品临床使用和不良反应监测情况，可以要求药品生产企业对特定药品进行重点监测；必要时，也可以直接组织药品不良反应监测机构、医疗机构和科研单位开展药品重点监测。省级以上药品监督管理部门可以联合同级卫生行政部门指定医疗机构作为监测点，承担药品重点监测工作。

省级以上药品不良反应监测机构负责对药品生产企业开展的重点监测进行监督、检查，并对监测报告进行技术评价。

六、药品不良反应的报告与处置

（一）个例药品不良反应

1. 报告范围

新药监测期内的国产药品应当报告该药品的所有不良反应；其他国产药品，报告新的和严重的不良反应。进口药品自首次获准进口之日起5年内，报告该进口药品的所有不良反应；满5年的，报告新的和严重的不良反应。

2. 报告时限

药品生产、经营企业和医疗机构发现或者获知新的、严重的药品不良反应应当在15日内报告，其中死亡病例须立即报告；其他药品不良反应应当在30日内报告。有随访信息的，应当及时报告。

3. 报告的内容

药品生产、经营企业和医疗机构应当主动收集药品不良反应，获知或者发现药品不良反应后应当详细记录、分析和处理，填写药品不良反应/事件报告表并报告。

个人发现新的或者严重的药品不良反应，可以向经治医师报告，也可以向药品生产企业、经营企业或者当地的药品不良反应监测机构报告，必要时提供相关的病历资料。

4. 报告的一般处置

设区的市级、县级药品不良反应监测机构应当对收到的药品不良反应报告的真实性、完整性和准确性进行审核。严重药品不良反应报告的审核和评价应当自收到报告之日起3个工作日内完成，其他报告的审核和评价应当在15个工作日内完成。

省级药品不良反应监测机构应当在收到下一级药品不良反应监测机构提交的严重药品不良反应评价意见之日起7个工作日内完成评价工作。

5. 对死亡病例的调查与处置

药品生产企业应当对获知的死亡病例进行调查，详细了解死亡病例的基本信息、药品使用情况、不良反应发生及诊治情况等，并在15日内完成调查报告，报药品生产企业所在地的省级药品不良反应监测机构。

设区的市级、县级药品不良反应监测机构应当对死亡病例进行调查，详细了解死亡病例的基本信息、药品使用情况、不良反应发生及诊治情况等，自收到报告之日起15个工作日内完成调查报告，报同级药品监督管理部门和卫生行政部门，以及上一级药品不良反应监测机构。

对死亡病例，事件发生地和药品生产企业所在地的省级药品不良反应监测机构均应当及时根据调查报告进行分析、评价，必要时进行现场调查，并将评价结果报省级药品监督管理部门和卫生行政部门，以及国家药品不良反应监测中心。国家药品不良反应监测中心应当及时对死亡病例进行分析、评价，并将评价结果报国家药品监督管理部门与国家卫生行政部门。

（二）药品群体不良事件

1. 报告的方式与内容

药品生产企业、经营企业和医疗机构获知或者发现药品群体不良事件后，应当立即通过电话或者传真等方式报所在地的县级负责药品监督管理部门、卫生行政部门和药品不良反应监测机构，必要时可以越级报告；同时填写药品群体不良事件基本信息表，对每一病例还应当及时填写药品不良反应/事件报告表，通过国家药品不良反应监测信息网络报告。

2. 对药品群体不良事件的调查要求

设区的市级、县级负责药品监督管理部门获知药品群体不良事件后，应当立即与同级卫生行政部门联合组织开展现场调查，并及时将调查结果逐级报至省级药品监督管理部门和卫生行政部门。

省级药品监督管理部门与同级卫生行政部门联合对设区的市级、县级的调查进行督促、指导，对药品群体不良事件进行分析、评价，对本行政区域内发生的影响较大的药品群体不良事件，还应当组织现场调查，评价和调查结果应当及时报国家药品监督管理局与国家卫生健康委员会。

对全国范围内影响较大并造成严重后果的药品群体不良事件，国家药品监督管理部门应当与卫生行政部门联合开展相关调查工作。

药品生产企业获知药品群体不良事件后应当立即开展调查，详细了解药品群体不良事件的发生、药品使用、患者诊治以及药品生产、储存、流通、既往类似不良事件等情况，在7日内完成调查报告，报所在地省级药品监督管理部门和药品不良反应监测机构；药品经营企业发现药品群体不良事件应当立即告知药品生产企业，同时迅速开展自查。

3. 对药品群体不良事件的处置

药品生产企业应迅速开展自查，分析事件发生的原因，必要时应当暂停生产、销售、使用和召回相关药品，并报所在地省级药品监督管理部门。药品经营企业应迅速开展自查，必要时应当暂停药品的销售，并协助药品生产企业采取相关控制措施。

医疗机构发现药品群体不良事件后应当积极救治患者，迅速开展临床调查，分析事件发生的原因，必要时可采取暂停药品的使用等紧急措施。

药品监督管理部门可以采取暂停生产、销售、使用或者召回药品等控制措施。卫生行政部门应当采取措施积极组织救治患者。

（三）境外发生的严重药品不良反应

1. 报告的范围与时限

进口药品和国产药品在境外发生的严重药品不良反应（包括自发报告系统收集的、上市后临床研究发现的、文献报道的），药品生产企业应当填写境外发生的药品不良反应/事件报告表，自获知之日起30日内报送国家药品不良反应监测中心。国家药品不良反应监测中心要求提供原始报表及相关信息的，药品生产企业应当在5日内提交。

进口药品和国产药品在境外因药品不良反应被暂停销售、使用或者撤市的，药品生产企业应当在获知后24小时内书面报国家药品监督管理部门和国家药品不良反应监测中心。

2. 对境外发生的严重药品不良反应报告的处置

国家药品不良反应监测中心应当对收到的药品不良反应报告进行分析、评价，每半年向国家药品监督管理局与国家卫生健康委员会报告，发现提示药品可能存在安全隐患的信息应当及时报告。

（四）定期安全性更新报告

1. 报告的范围

设立新药监测期的国产药品，应当自取得批准证明文件之日起每满1年提交一次定期安全性更新报告，直至首次再注册，之后每5年报告一次，其他国产药品，每5年报告一次。

首次进口的药品，自取得进口药品批准证明文件之日起每满1年提交一次定期安全性更新报告，直至首次再注册，之后每5年报告一次。定期安全性更新报告的汇总时间以取得药品批准证明文件的日期为起点计，上报日期应当在汇总数据截止日期后60日内。

2. 报告的内容

药品生产企业应当对本企业生产药品的不良反应报告和监测资料进行定期汇总分析，汇总国内外安全性信息，进行风险和收益评估，撰写定期安全性更新报告。定期安全性更新报告的撰写规范由国家药品不良反应监测中心负责制定。

3. 报告的提交

国产药品的定期安全性更新报告向药品生产企业所在地省级药品不良反应监测机构提交。进口药品（包括进口分包装药品）的定期安全性更新报告向国家药品不良反应监测中心提交。

4. 报告的处理

省级药品不良反应监测机构应当对收到的定期安全性更新报告进行汇总、分析和评价，于每年4月1日前将上一年度定期安全性更新报告统计情况和分析评价结果报省级药品监督管理部门和国家药品不良反应监测中心。

国家药品不良反应监测中心应当对收到的定期安全性更新报告进行汇总、分析和评价，于每年7月1日前将上一年度国产药品和进口药品的定期安全性更新报告统计情况和分析评价结果报国家药品监督管理局与卫生健康委员会。

七、药品不良反应的评价与控制

（一）报告主体的评价与控制

药品上市许可持有人、药品生产企业应当对收集到的药品不良反应报告和监测资料进行分析、评价，并主动开展药品安全性研究。药品上市许可持有人、药品生产企业对已确认发生严重不良反应的药品，应当通过各种有效途径将药品不良反应、合理用药信息及时告知医务人员、患者和公众；采取修改标签和说明书，暂停生产、销售、使用和召回等措施，减少和防止药品不良反应的重复发生。对不良反应严重的药品，应当主动申请注销其批准证明文件。药品上市许可持有人、药品生产企业应当将药品安全性信息及采取的措施报所在地省级药品监督管理局和国家药品监督管理局。

药品经营企业和医疗机构应当对收集到的药品不良反应报告和监测资料进行分析和评价，并采取有效措施减少和防止药品不良反应的重复发生。

（二）技术与行政监督机构的评价与控制

1. 技术监测机构的评价

省级药品不良反应监测机构应当每季度对收到的药品不良反应报告进行综合分析，提取需要关注的安全性信息，并进行评价，提出风险管理建议，及时报省级药品监督管理部门、卫生行政部门和国家药品不良反应监测中心。国家药品不良反应监测中心应当每季度对收到的严重药品不良反应报告进行综合分析，提取需要关注的安全性信息，并进行评价，提出风险管理建议，及时报国家药品监督管理局与卫生健康委员会。

2. 行政监督机构的控制措施

省级药品监督管理部门根据分析评价结果，可以采取暂停生产、销售、使用和召回药品等措施，并监督检查，同时将采取的措施通报同级卫生行政部门。国家药品监督管理局根据药品分析评价结果，可以要求企业开展药品安全性、有效性相关研究。必要时，应当采取责令修改药品说明书，暂停生产、销售、使用和召回药品等措施，对不良反应严重的药品，应当撤销药品批准证明文件，并将有关措施及时通报卫生健康委员会。

（三）违法的法律责任

1. 药品生产企业的行政责任

药品生产企业有下列情形之一的，由所在地药品监督管理部门给予警告，责令限期改正，可以并处五千元以上三万元以下的罚款：①未按照规定建立药品不良反应报告和监测管理制度，或者无专门机构、专职人员负责本单位药品不良反应报告和监测工作的；②未建立和保存药品不良反应监测档案的；③未按照要求开展药品不良反应或者群体不良事件报告、调查、评价和处理的；④未按照要求提交定期安全性更新报告的；⑤未按照要求开展重点监测的；⑥不配合严重药品不良反应或者群体不良事件相关调查工作的；⑦其他违反本办法规定的。药品生产企业有前款规定第④项、第⑤项情形之一的，按照《药品注册管理办法》的规定对相应药品不予再注册。

2. 药品经营企业的行政责任

药品经营企业有下列情形之一的，由所在地药品监督管理部门给予警告，责令限期改正；逾期不改的，处三万元以下的罚款：①无专职或者兼职人员负责本单位药品不良反应监测工作的；②未按照要求开展药品不良反应或者群体不良事件报告、调查、评价和处理的；③不配合严重药品不良反应或者群体不良事件相关调查工作的。

3. 医疗机构的行政责任

医疗机构有下列情形之一的，由所在地卫生行政部门给予警告，责令限期改正；逾期不改的，处三万元以下的罚款；情节严重并造成严重后果的由所在地卫生行政部门对相关责任人给予行政处分：①无专职或者兼职人员负责本单位药品不良反应监测工作的；②未按照要求开展药品不良反应或者群体不良事件报告、调查、评价和处理的；③不配合严重药品不良反应和群体不良事件相关调查工作的。药品监督管理部门发现医疗机构有前款规定行为之一的，应当移交同级卫生行政部门处理。卫生行政部门对医疗机构做出行政处罚决定的，应当及时通报同级药品监督管理部门。

4. 监督管理部门的行政责任

各级药品监督管理部门、卫生行政部门和药品不良反应监测机构及其有关工作人员在药品不良反应报告和监测管理工作中违反本办法，造成严重后果的，依照有关规定给予行政处分。

5. 民事责任

药品生产、经营企业和医疗机构违反相关规定，给药品使用者造成损害的，依法承担赔偿责任。

第三节　药品上市后再评价

药品是人们预防和治疗疾病的重要物质，但它在发挥防治疾病作用的同时，也具有一定的不确定性与风险性，如不可预知或不可避免的不良反应等。20世纪60年代的"反应停"药害事件，使世界各国药品监督管理部门清楚地意识到加强药品上市后的再评价和监测管理的必要性和迫切性。建立上市后再评价与监测管理制度，以预先识别药物风险信息，降低药品风险，确保上市药品的安全性和有效性，提高药品质量，成为各国完善药品监督管理体系的重要内容。

一、药品上市后再评价的概念和意义

（一）药品上市后再评价的概念

我国2019年修订实施的《药品管理法》突出了对药品上市后的评价管理，设专门一章对"药品上市后管理"进行了规定，明确要求药品上市许可持有人应当制定药品上市后风险管理计划，主动开展药品上市后研究，对药品的安全性、有效性和质量可控性进行进一步确证，加强对已上市药品的持续管理；药品上市许可持有人应当对已上市药品的安全性、有效性和质量可控性定期开展上市后评价。必要时，国务院药品监督管理部门可以责令药品上市许可持有人开展上市后评价或者直接组织开展上市后评价；经评价，对疗效不确切、不良反应严重或者因其他原因危害人体健康的药品，应当注销药品注册证书。

药品上市后再评价是根据医药最新科技水平，从药学、临床医学、药物流行病学、药物经济学及药物政策等方面，对已批准上市药品的有效性、安全性、质量可控性、经济性以及使用合理性等进行系统评估的科学过程。它是药品上市前研究的延续，是预防和控制药品安全风险、确认和提升药品质量、遴选药品相关目录、整顿和淘汰药品品种的重要依据。

（二）药品上市后再评价的意义

药品上市后的再评价是药品监督管理工作中不可或缺的重要一环，其意义主要体现在以下三方面。

1. 保障公众用药安全和合法权益，保护和促进公众健康

由于药品上市前临床研究的局限性，其评价结果只能作为是否达到获准上市所要求的相对安全性、有效性的依据，而不能充分反映在更广泛人群、更长时间中临床使用的实际效果。通过药品上市后的再评价，可发现药品上市前未发现的、新的风险因素，如药品使用禁忌证、合并用药、特殊人群用药安全、长期用药安全性等。

2. 完善我国药品监督管理过程，促进管理决策的科学化

上市后的药品再评价涉及药品生产、供应和使用环节的药品安全性和有效性信息的收集、确认、监测和评价。建立上市前和上市后的药品再评价体系，是实现我国有效药品监督管理的前提。

3. 规范我国的药品市场秩序，促进药品开发

药品上市后的再评价是对上市药品的市场价值进行重新定位的过程。依据药品再评价结果，一方面，用来限制高风险药品的使用，或是撤销或淘汰市场上疗效不确切、不良反应严重或者其他原因危害人体健康的药品；另一方面，在再评价过程中，也可能发现药品新的利用信息、新的适用人群、新的治疗指征、新的使用途径或是药品标签上的使用限制减少等，为制药企业药品的市场开发策略提供新的思路。

相关案例

停用"康泰克"事出有因

2009年11月15日，原国家食品药品监督管理局发布通告：为确保人民群众用药安全，暂停使用和销售所有含苯丙醇胺（PPA）的药品制剂。通告称，根据国家药品不良反应监测中心提供的现有统计资料及有关资料显示，服用如康泰克缓释胶囊等含PPA的药品制剂，易发生心律失常、高血压等严重不良反应；美国食品药品监督管理局近期

也有服用含PPA药品后发生出血性中风或脑出血病例的报道。这表明该药品制剂存在不安全问题。

康泰克自1989年以来一直在中国生产销售，为什么10年后才发现它有问题，宣布停止使用？实际上，经过临床验证、获得正式批准的药品上市后被再追踪疗效与安全性，是非常正常的；发现其有严重的不可逆问题后停止它的销售和使用，也是依照国际惯例；这并非表示康泰克属伪劣药品，而是一种对人民负责的表现。

为什么经各国药品管理部门严格审批的药品，在质量检验合格、正常用法用量情况下还会引起不良反应，甚至严重的不良反应，主要有以下原因：

（1）药品都是因其含有一定的化学成分才能具有药理作用的，但由于其有效成分在化学结构上的复杂性，一种药物往往具有一种以上的药理作用。人们希望它发挥的作用属于治疗作用，人们不希望它发挥的作用，就会成为毒副作用。

（2）临床实践表明，不同种族、民族、年龄、性别的人，在遗传、新陈代谢、体内酶系统的活性等方面具有不同的特点，即使同一个人，在肝、肾脏功能等生理病理状况不同的情况下，对药物药理作用的反应情况也存在着一定的差异。

（3）新药的审批主要是根据动物试验和临床试验的结果，但是临床试验的时间短、人数少，有些病人虽有适应证，但按规定不能参加，试验期间一般不许合并用药，因而许多发生率低、潜伏期长的不良反应在药品审批时难以发现。

二、药品上市后再评价的内容

药品上市后再评价的内容主要围绕药品安全性评价、药品质量评价、临床有效性评价和经济性评价四个方面展开。

1. 药品上市后安全性评价

上市后的药品安全性评价旨在进一步提炼、确认或否认在更广泛人群使用后出现的药品安全问题，如少见的药品不良反应或副作用、新的危害、特殊的风险因素等，为采取有效措施，预防或降低用药风险，提高公众用药安全性提供依据。

2. 药品上市后质量评价

药品一旦获准上市后，除非由于严重安全性问题退市或因不再适应市场需求或企业不再生产而自然淘汰，其生命周期是漫长的。而随着现代制药技术的不断发展，人们对药品质量的要求也在不断地提高。通过对早年获准上市的老药，尤其是仿制药的质量再评价，确定其是否满足不断提高的质量标准和药品品质需求，是各国药品上市后监管的重要内容。

3. 药品上市后临床有效性评价

药品上市后在临床患者中应用的有效率（如药品缓解症状或改善基本身体状况的程度）长期的治疗效应（如生命维持的时间和质量）、意想不到的收益、新的适应证以及临床疗效中存在的可影响药品疗效的各种因素（如治疗方案准确的剂量、患者使用的年龄、病理生理状况、合并用药与食物的作用等）的研究是上市后再评价的另一重要内容。上市后的临床有效性评价可充分补充上市前研究的不足，更全面地认识药物的性质，掌握真实状态下患者的应用规律。其评价的内容包括对现有临床适应证疗效的再评价、药品依从性的再评价和新的收益或新适应证疗效的再评价，并根据具体情况采取相应措施。

4. 药品上市后经济性评价

药物经济学评价是目前很多国家新药品种审评以及上市后市场前景预测、价格制定的重要依据，也是药品上市后再评价的重要内容之一，是临床合理用药、医院药品采购、国家基本药物和医疗保险报销目录品种遴选、医疗保险报销政策制定的重要依据。目前，很多国家已经将药物经济学评价作为医疗保险报销决策的重要依据之一，并制定了相应的药物经济学评价指南。

三、药品上市后再评价制度

目前，很多国家都建立了药品上市后再评价的相关制度，如美国20世纪70年代开始实施的药效研究实施方案，1988年FDA启动的药品质量不等效性报告制度，日本1997年开始实施的"药品品质再评价工程"，欧盟2001年发布的药品上市后安全性研究指令等。

我国1984年制定、2011年修订的《药品管理法》中，对已生产药品再评价做了规定。"十二五"时期，我国基本形成药品全生命周期的安全监管制度，颁布实施了《药物非临床研究质量管理规范》《药物临床试验质量管理规范》《药品生产质量管理规范》《药品经营质量管理规范》，从实验室到医院的全过程监管制度基本形成，覆盖全品种、全链条的药品追溯体系逐步建立。2017年2月21日，国务院发布的"十三五"国家药品安全规划提出，"十三五"期间，要实现药品质量进一步提高，分期分批对已上市的药品进行质量和疗效一致性评价；药品标准不断提升；审评审批体系逐步完善，实现按规定时限审评审批；检查能力进一步提升，使职业化检查员的数量素质满足检查需要；监测评价水平进一步提高，药品定期安全性更新报告评价率达到100%；药品检验检测和监管执法能力得到增强，药品检验检测机构达到国家相应建设标准。规划任务可以归结为加快推进仿制药质量和疗效一致性评价、深化药品医疗器械审评审批制度改革、健全法规标准体系、加强全过程监管、全面加强能力建设等5项主要任务。在2019年修订实施的《药品管理法》中更是突出了药品上市后管理，强调药品上市许可持有人通过风险管理计划加强对已上市药品的持续管理。目前，我国已经实施或正在建立的药品再评价措施与制度包括新药Ⅳ期临床试验、中药注射剂安全性评价、仿制药质量一致性评价、处方药与非处方药转换评价等方面。

四、药品上市后再评价与监测管理

（一）药品上市后监测

药品上市后再评价是对已上市药品进行系统评估的科学过程，这一过程一方面需要根据医药最新科技水平，通过开展有针对性的专项评价项目或工作系统地进行；另一方面，需要基于上市后药品的日常质量监管和安全性监测数据，及时发现上市后药品的质量问题与安全隐患，为再评价提供参考和依据。因此，药品上市后监测是药品上市后再评价的重要依据和手段之一。目前，我国开展的药品上市后监测工作，主要包括药品不良反应报告与监测，以及药品质量检验与公告制度，侧重于对药品上市后的安全和质量开展评价和监测管理。

1. 药品不良反应报告与监测

药品不良反应报告与监测是药品上市后安全性监测的主要内容，是国际药物警戒工作的主要手段，也是药品安全性评价的主要依据。我国自1988年试点实施药品不良反应报告和监测管理制度，至2014年，已建立起包括全国24万余个医疗机构药品生产经营企业在内的药品不良反应监测网，累计提交药品不良反应报告表近790万份。1999—2019年，全国药品不良反应监测网累计收到药品不良反应/事件报告表1519万份，其中2019年收到151.4万份，来自医疗机构的报告占88.1%。2019年全国97.4%的县级地区报告了药品不良反应/事件，每百万人口平均报告数达到1130份。

2. 药品质量抽查检验与公告

药品质量抽查检验是上市后药品质量监督管理的重要手段，是药品上市后质量评价与品种整顿的重要依据之一。《药品管理法》规定，药品监督管理部门根据监督检查的需要，可以对药品质量进行抽查检验。国务院和省级药品监督管理部门应当定期公告药品质量抽查检验的结果。药品质量公告公布不合格药品目录和不符合检验标准规定的项目，起到督促企业完善生产流程和提高药品质量的作用。至2014年，国家药品监督管理部门累计发布国家药品质量公告100期；2015年至2020年10月，国家药品监督管理部门以通告方式发布有关药品不合格信息逾100条。以上公告和通告共涉及不符合有关规定药品5580余批次。

（二）药品监测与再评价后的处置措施

药品上市后监测与药品再评价结果是药品监督管理及相关部门进行药品监管处置的主要依据。根据《药品管理法》规定，国务院药品监督管理部门对已批准生产、销售的药品进行再评价，根据药品再评价结果，可以采取相应处置措施，包括：暂停生产、销售和使用；修改说明书；药品召回；撤市和淘汰。根据《药品管理法》的规定，对疗效不确切、不良反应严重或者其他原因危害人体健康的药品，应当撤销批准文号或者进口药品注册证书。已被撤销批准文号或者进口药品注册证书的药品，不得生产或者进口、销售和使用；已经生产或者进口的，由所在地药品监督管理部门监督销毁或者处理。

第四节　药品召回管理

对上市后存在缺陷的药品实行召回制度，是国际上为保障公众用药安全而常采取的一种药品监管措施。2007年7月，我国国务院出台《关于加强食品等安全监督管理的特别规定》，要求生产企业发现其产品存在安全隐患的应主动召回。2007年12月10日，国家食品药品监督管理局发布并施行《药品召回管理办法》(2020年最新修订)，以防止有安全隐患药品的危害进一步扩大，督促药品生产、经营和使用单位履行机构的社会责任、保护公众安全。

一、药品召回的定义与分类

（一）药品召回的定义

药品召回，是指药品生产企业（包括进口药品的境外制药厂商，下同）按照规定的程序收回已上市销售的存在安全隐患的药品。

安全隐患，是指由于研发、生产等原因可能使药品具有的危及人体健康和生命安全的不合理危险。已经确认为假劣药品的，不适用于召回程序。

（二）药品召回的分类

1. 药品召回的类型

药品召回分为主动召回与责令召回两类。

（1）主动召回：药品生产企业应当对收集的信息进行分析，对可能存在安全隐患的药品进行调查评估，对发现药品存在安全隐患的，应当决定召回。

（2）责令召回：药品监督管理部门经过调查评估，认为存在药品安全隐患时，药品生产企业应当召回药品而未主动召回的、应当责令药品生产企业召回药品。必要时，药品监督管理部门可以要求药品生产企业、经营企业和使用单位立即停止销售和使用该药品。

2. 药品召回的级别

根据药品安全隐患的严重程度，药品召回分为：

（1）一级召回：使用该药品可能引起严重健康危害的；

（2）二级召回：使用该药品可能引起暂时的或者可逆的健康危害的；

（3）三级召回：使用该药品一般不会引起健康危害，但由于其他原因需要收回的。

药品生产企业应当根据召回分级与药品销售和使用情况，科学设计药品召回计划并组织实施。

二、药品召回管理制度

（一）药品召回的管理机构

国家药品监督管理局监督全国药品召回的管理工作。

国家药品监督管理局和省、自治区、直辖市药品监督管理局应当建立药品召回信息公开制度，采用有效途径向社会公布存在安全隐患的药品信息和药品召回的情况。

召回药品的生产企业所在地省药品监督管理局负责药品召回的监督管理工作，其他省药品监督管理局应当配合、协助做好药品召回的有关工作。

（二）药品安全隐患的调查与评估

药品生产企业应当建立健全药品质量保证体系和药品不良反应监测系统，收集、记录药品的质量问题与药品不良反应信息，并按规定及时向药品监督管理部门上报。药品生产企业应对药品可能存在的安全隐患进行调查。药品监督管理部门对药品可能存在的安全隐患开展调查时，药品生产企业应当予以协助。药品经营企业、使用单位应当配合药品生产企业或者药品监督管理部门开展有关药品安全隐患的调查，提供有关资料。药品安全隐患调查主要调查发生的药品不良事件的种类、范围、原因以及所涉及的药品在生产、运输、使用环节可能存在的问题，评估对人群尤其是主要用药人群和特殊、高危人群的潜在或既成危害，包括危害的严重程度与紧急程度以及可能的后果。

三、药品召回的实施

（一）药品召回的主体

药品生产企业是药品召回的主体。药品生产企业应当按照规定建立和完善药品召回制度，收集药品安全的相关信息，对可能具有安全隐患的药品进行调查、评估，召回存在安全隐患的药品。

药品经营企业、使用单位应当协助药品生产企业履行召回义务，按照召回计划的要求及时传达、反馈药品召回信息，控制和收回存在安全隐患的药品。

药品经营企业、使用单位发现其经营、使用的药品存在安全隐患的，应当立即停止销售或者使用该药品，通知药品生产企业或者供货商，并向药品监督管理部门报告。

药品生产企业、经营企业和使用单位应当建立和保存完整的购销记录，保证销售药品的可溯源性。

知识拓展

充分利用药品大数据，加快实现药品召回信息化

原国家食品药品监督管理总局于2015年1月4日发布了《关于药品生产经营企业全面实施药品电子监管有关事宜的公告》（2015年第1号），要求建立覆盖全品种、全过程、可追溯的药品电子监管体系，在2015年年底前实现全部制剂品种、全部生产和流通过程的电子监管，此举显然加快了药品电子信息化的步伐。

具体的药品召回预警流程：一旦出现药品不良反应或者药品存在风险需要紧急召回时，由生产企业征得所在地省级药品监管部门同意后，立即对相应的缺陷药品启动报警程序，程序一旦触发，药品电子监管网后台将自动向下游各级批发企业及使用单位发送紧急召回信号；如果下游企业购进了风险批次产品，电子监管网联网便会出现预警信息，直到药品召回完成，相关企业紧急召回时，预警信号才会自动解除。

充分利用药品电子监管网召回系统，通过定向设计，实现召回产品统计及分析功能，可以在线准确了解已召回情况、未召回产品分布数据，明确药品生产企业召回的方向性，及时与下游召回进程慢的企业沟通，并且将召回扫码数据及时上传，在后台及时准确地统计数据，避免药品生产企业及监管人员花费大量精力核实具体数据，此举可有效提高工作效率，真正体现出药品召回全程电子监管的优势。

（二）药品召回中的主体责任

1. 主动召回中药品生产企业的责任

药品生产企业应当对收集的信息进行分析，对可能存在安全隐患的药品进行调查评估，发现药品存在安全隐患的，应当决定召回。药品生产企业在做出药品召回决定后，应当制定召回计划并组织实施。药品生产企业在启动药品召回后，应当将调查评估报告和召回计划提交给所在地省级药监部门备案。

药品生产企业对召回药品的处理应当有详细的记录，并向药品生产企业所在地省级药监部门报告。药品生产企业在召回完成后，应当对召回效果进行评价。药品生产企业在做出药品主动召回决定后需采取的措施与时间要求如表7-1所示。

表7-1 药品生产企业三级主动召回过程中应采取的措施与召回时刻表

药品生产企业主动召回采取的措施	一级召回	二级召回	三级召回
通知有关药品经营、使用单位停止销售和使用，并向所在地省级药品监督管理部门报告	24 小时	48 小时	72 小时
省级药品监督管理部门应当将收到一级药品召回的调查评估报告和召回计划报告国家药品监督管理部门	24 小时	48 小时	72 小时
提交调查评估报告和召回计划给所在地省级药品监督管理部门备案	1 日	3 日	7 日
报告药品召回进展情况给所在地省级药品监督管理部门	每日	每3日	每7日

2. 责令召回中药品生产企业的责任

药品生产企业在收到责令召回通知书后，应当通知药品经营企业和使用单位，制定、提交召回计划，并组织实施。

3. 进口药品的境外制药厂商与境内进口单位的责任

进口药品的境外制药厂商在境外实施药品召回的，应当及时报告国家药品监督管理部门；在境内进行召回的，由进口单位按照《药品召回管理办法》的规定负责具体实施。

（三）召回主体的法律责任

（1）药品监督管理部门确认药品生产企业因违反法律、法规、规章造成上市药品存在安全隐患，依法应当给予行政处罚，但该企业已经采取召回措施主动消除或者减轻危害后果的，依照《行政处罚法》（2021年修订）的规定从轻或者减轻处罚；违法行为轻微并及时纠正，没有造成危害后果的，不予处罚。药品生产企业召回药品的，不免除其依法应当承担的其他法律责任。

（2）药品生产企业违反本办法规定，发现药品存在安全隐患而不主动召回药品的，责令召回药品、并处应召回药品货值金额3倍的罚款；造成严重后果的，由原发证部门撤销药品批准证明文件，直至吊销药品生产许可证。

（3）药品经营企业、使用单位违反本办法第六条规定的，责令停止销售和使用，并处人民币1000元以上5万元人民币以下罚款；造成严重后果的，由原发证部门吊销药品经营许可证或者其他许可证。

（4）药品经营企业、使用单位拒绝配合药品生产企业或者药品监督管理部门开展有关药品安全隐患调查、拒绝协助药品生产企业召回药品的，予以警告，责令改正，可以并处人民币2万元人民币以下罚款。

复习思考题

1. 药品上市后再评价的意义是什么？
2. 比较药物警戒与药品不良反应监测的异同点。
3. 药品不良反应的监测方法有哪些？
4. 药品生产企业应如何处置药品群体不良事件？
5. 药品监督管理部门根据药品不良反应的评价结果可采取哪些控制措施？
6. 我国药品召回的含义是什么？如何分类和分级？
7. 主动召回和责令召回中药品生产企业的责任分别是什么？

（唐富山）

第九章　药品生产管理

药品生产是药品质量安全的重要环节，国家对药品生产质量有严格的规范要求，本章主要阐述药品生产，药品生产企业的概念、特点，国内外药品生产企业发展与管理概况，药品生产的准入管理，药品生产质量管理规范（good manufacturing practice，GMP）的主要内容，国际标准化组织及其国际标准等内容。

第一节　药品生产管理概述

一、药品生产

（一）药品生产的概念

药品生产（drug manufacturing）是指在特定的生产条件下，将原料通过加工制成能供医疗用的药品的过程。药品生产分为原料药的生产和制剂的生产。

原料药（active pharmaceutical ingredient，API）的生产依据原材料性质的不同可分为生药或其他生物产品、药用无机元素或无机化合物、药用有机化合物的加工制造。原料药是生产各类制剂的原料药物，是制剂中的有效成分，仅供生产制剂或临床配方使用，患者无法直接服用。

制剂（preparation）的生产是将原料药加工制备成适合患者使用的各种形式（即各种剂型，如汤剂、片剂、胶囊剂、注射剂等），各种不同剂型的加工、制备方法不尽相同。

（二）药品生产的特点

由于药品与人的生命健康息息相关，因此，国家对药品生产实行严格的监督管理，药品生产具体包括以下特点。

1. 准入条件严

《中华人民共和国药品管理法》规定从事药品生产活动，应当经所在地省、自治区、直辖市人民政府药品监督管理机构批准，取得药品生产许可证。无药品生产许可证的，不得生产药品。

2. 质量要求高

我国对药品实行法定的、强制性的国家药品标准，即药品必须符合国家药品标准。按是否符合药品标准，药品分为合格药品和不合格药品，在市场上流通的药品必须是合格药品。

3. 生产技术先进

随着社会经济的发展、生产技术水平的提高，在药品生产过程中使用先进的生产设备和生产工艺是药品生产企业的必然选择。先进的生产设备和生产工艺可以大幅度提高生产效率、改善生产环境、提高产品质量。

4. 生产环境要求严格

药品生产厂区及车间环境的卫生状况都会对药品质量产生较大影响，不同品种或同一品种不同批次的药品之间均可互为污染源。因此，药品生产对生产环境的卫生要求十分严格。

5. 生产管理法制化

由于药品是关系社会公众生命安危的特殊商品，政府颁布的《药品生产质量管理规范》对药品生产质量各环节的质量保证和质量控制均做出了明确、严格的规定，使药品生产置于法制化管理之下，依法管理，依法生产，违反者将承担相应的法律责任。

二、药品生产企业

（一）药品生产企业的概念

药品生产企业（pharmaceutical manufacturer），是指生产药品的专营企业或者兼营企业。药品生产企业是应用现代科学技术，自主进行药品生产经营活动，实行独立核算、自负盈亏、具有法人资格的基本经济组织。

（二）药品生产企业的特征

药品生产企业的性质包括经济性、营利性、独立性，此外，还具有知识技术密集及资本密集的特征。

1. 经济性

药品生产企业是从事药品生产、经营等经济性活动的组织，这是企业的首要特征。

2. 营利性

任何企业的活动都是以获取利润为目的，没有利润，企业将无法生存和发展。

3. 独立性

药品生产企业必须是一个独立核算、自主经营、自负盈亏、自我发展的独立经济实体。

4. 知识技术密集

药品生产企业的从业人员需具有较高的科学、技术、管理方面的知识水平，另外，技术装备复杂，更新换代迅速。

5. 资本密集

药品生产企业需要投资大量资本购置技术设备，生产前期资金周转较慢，投资效果也慢。

（三）药品生产企业的分类

药品生产企业可分为纯原料药、纯制剂、原料药和制剂综合、中药饮片、药用辅料、生物制品、体内外诊断试剂等生产企业。

三、国内外药品生产管理概况

（一）国外药品生产管理概况

1. 美国

美国的制药工业很发达，是美国最重要的高科技工业之一。美国既是制药大国，又是制药强国，对世界制药工业的发展具有举足轻重的影响。美国有深厚的科学技术储备和资金支撑，有完善的治理监管体系和产业发展环境，这些优势使美国的医药研发及生产能力一直保持在世界前列，处于世界制药工业的领导地位。美国国会于1963年颁布了世界上第一部《药品生产质量管理规范》（good manufacturing practice，GMP），美国是世界上最早实现GMP法制化的国家，其卓有成效的药品生产管理模式早已成为世界其他国家效仿和学习的榜样，美国执法机构FDA执法的公正性、严肃性和权威性得到了世界各国的普遍认同。美国药品生产管理的特点主要体现在三个方面：一是有雄厚的工业基础和经济实力；二是有严格的管理原则；三是重视新药研发。

2. 日本

日本的制药工业在20世纪50年代初期基本上同我国处于同一水平，然而经过20年的迅速发展，到了20世纪70年代，日本的药品产值跃居世界第二位。随着世界制药产业发展变化，2017年日本的制药产业产值落后于中国，居世界第三位。但日本国内有着广阔的医药产品市场，尤其是人口老龄化和较高的社会福利带来的庞大的药物需求，目前其总体制药产业发展较好。

日本从1973年开始制订并实施GMP，起步较晚，比美国晚了十年，比英国、法国、德国、瑞士等国也晚了几年。尽管如此，日本却是世界上第二个实现了GMP法制化的国家。日本的GMP从制订、实施到实现法制化共用了8年时间，其实施进程远快于我国。因此日本的药品生产管理水平得到了持续的提高。日本的药品生产管理主要有以下特点：一是适宜的政策；二是训练有素的人员；三是整个民族有较强的质量意识。

（二）我国药品生产管理概况

中国的制药工业从新中国成立之初非常薄弱的基础起步，经过70年的发展，现已跻身世界制药强国之列。统计数据显示，1978年我国医药工业总产值为72.8亿元人民币。到2017年，我国医药工业总产值达到35699亿元人民币，相当于1978年的490倍，医药产品销售额居世界第二位，占比10.7%。中国是目前全球医药市场份额增长最快的国家，2012—2017年五年复合增长率达72%。

1998年，国家药品监督管理局成立，GMP（1998年修订）颁布后，强制实施GMP制度。国家药品监督管理局规定2004年6月30日前，我国所有的原料药和制剂的生产企业必须全部通过GMP认证。自2008年1月1日起，所有中药饮片必须在符合GMP的条件下生产。2011年2月12日，新版药品GMP（2010年修订）颁布并于2011年3月1日起施行，自2011年3月1日起，新建药品生产企业、药品生产企业新建（改、扩建）车间应符合新版药品GMP的要求。现有药品生产企业将给予不超过5年的过渡期，并依据产品风险程度，按类别分阶段达到新版药品GMP的要求。国家药品监督管理局发布公告宣布，自2019年12月1日起，取消GMP认证，不再受理GMP认证申请，不再发放药品GMP证书。2020年国家药品监督管理局修订了生物制品及血液制品的GMP，作为《药品生产质量管理规范（2010年修订）》的配套文件予以施行。

第二节　药品生产监督管理办法

药品生产监督管理是指药品监督管理部门依法对药品生产条件和生产过程进行审查、许可、监督检查等管理活动。药品生产不同于一般产品的生产，国家对此制订了相关的法律、法规，旨在规范药品生产行为，加强药品生产的监督管理，确保药品质量。

国家药品监督管理局根据《药品管理法》（2001年修订）和《药品管理法实施条例》，于2002年12月11日颁布《药品生产监督管理办法》，2004年8月5日起施行。2020年1月22日新版《药品生产监督管理办法》由国家市场监督管理总局发布，2004年版废止。相对旧版，新版《药品生产监督管理办法》细化了药品监管部门在药品生产环节的监管事权，进一步明确药品上市许可持有人（包括自行生产或者委托生产）应当申请取得药品生产许可证，并细化了相关工作程序和要求等内容，自2020年7月1日起施行。新版《药品生产监督管理办法》共6章81条，规定了药品生产许可、生产管理、监督检查要求以及违反规定所承担的法律责任等内容。

一、生产许可

（一）从事药品生产应当符合的条件

（1）有依法经过资格认定的药学技术人员、工程技术人员及相应的技术工人，法定代表人、企业负责人、生产管理负责人（以下称生产负责人）、质量管理负责人（以下称质量负责人）、质量受权人及其他相关人员符合现行《药品管理法》《疫苗管理法》规定的条件；

（2）有与药品生产相适应的厂房、设施、设备和卫生环境；

（3）有能对所生产药品进行质量管理和质量检验的机构、人员；

（4）有能对所生产药品进行质量管理和质量检验的必要的仪器设备；

（5）有保证药品质量的规章制度，并符合《药品生产质量管理规范》要求。

从事疫苗生产活动的，还应当具备下列条件：

（1）具备适度规模和足够的产能储备；

（2）具有保证生物安全的制度和设施、设备；

（3）符合疾病预防、控制需要。

（二）药品生产企业的申请与审批

1. 申请

从事制剂、原料药、中药饮片生产活动，申请人应当按照本办法和国家药品监督管理局规定的申报资料要求，向所在地省药品监督管理部门提出申请。申请人应当对其申请材料全部内容的真实性负责。

2. 审批

省药品监督管理部门收到申请后，对符合条件进行受理的，应当自受理之日起30日内做出决定。经审查符合规定的，予以批准，并自书面批准决定做出之日起10日内颁发药品生产许可证；不符合规定的，做出不予批准的书面决定并说明理由。

省药品监督管理部门颁发药品生产许可证的有关信息，应当予以公开，公众有权查阅。对申请办理药品生产许可证进行审查时，应当公开审批结果，并提供条件便于申请人查询审批进程。

（三）药品生产许可证管理

药品生产许可证有效期为5年，分为正本和副本。药品生产许可证样式由国家药品监督管理局统一制定。药品生产许可证电子证书与纸质证书具有同等法律效力。

药品生产许可证应当载明许可证编号、分类码、企业名称、统一社会信用代码、住所（经营场所）、法定代表人、企业负责人、生产负责人、质量负责人、质量受权人、生产地址和生产范围、发证机关、发证日期、有效期限等项目。企业名称、统一社会信用代码、住所（经营场所）、法定代表人等项目应当与市场监督管理部门核发的营业执照中载明的相关内容一致。

药品生产许可证载明事项分为许可事项和登记事项。许可事项是指生产地址和生产范围等。登记事项是指企业名称、住所（经营场所）、法定代表人、企业负责人、生产负责人、质量负责人、质量受权人等。变更药品生产许可证许可事项的，向原发证机关提出药品生产许可证变更申请。未经批准，不得擅自变更许可事项。变更药品生产许可证登记事项的，应当在市场监督管理部门核准变更或者企业完成变更后30日内，向原发证机关申请药品生产许可证变更登记。

药品生产许可证有效期届满，需要继续生产药品的，应当在有效期届满前6个月，向原发证机关申请重新发放药品生产许可证。任何单位或者个人不得伪造、变造、出租、出借、买卖药品生产许可证。省药品监督管理部门应当在办理工作完成后10日内将药品生产许可证核发、重新发证、变更、补发、吊销、撤销、注销等办理情况在药品安全信用档案中更新。

二、生产管理

（一）药品生产活动

从事药品生产活动，应当遵守《药品生产质量管理规范》，按照国家药品标准、经药品监督管理部门核准的药品注册标准和生产工艺进行生产，按照规定提交并持续更新场地管理文件，对质量体系运行过程进行风险评估和持续改进，保证药品生产全过程持续符合法定要求。生产、检验等记录应当完整准确，不得编造和篡改。

疫苗上市许可持有人应当具备疫苗生产、检验必需的厂房设施设备，配备具有资质的管理人员，建立完善质量管理体系，具备生产出符合注册要求疫苗的能力，超出疫苗生产能力确需委托生产的，应当经国家药品监督管理局批准。

从事药品生产活动，应当对使用的原料药、辅料、直接接触药品的包装材料和容器等相关物料供应商或者生产企业进行审核，保证购进、使用符合法规要求。生产药品所需的原料、辅料，应当符合药用要求以及相应的生产质量管理规范要求。直接接触药品的包装材料和容器应当符合药用要求，符合保障人体健康、安全的标准。

药品生产企业应当采取防止污染、交叉污染、混淆和差错的控制措施，定期检查评估控制措施的适用性和有效性，以确保药品达到规定的国家药品标准和药品注册标准，并符合《药品生产质量管理规范》要求。药品上市许可持有人和药品生产企业不得在药品生产厂房生产对药品质量有不利影响的其他产品。

列入国家实施停产报告的短缺药品清单的药品，药品上市许可持有人停止生产的，应当在计划停产实施6个月前向所在地省、自治区、直辖市药品监督管理部门报告；发生非预期停产的，在3日内报告所在地省、自治区、直辖市药品监督管理部门。必要时，向国家药品监督管理局报告。药品监督管理部门接到报告后，应当及时通报同级短缺药品供应保障工作会商联动机制的牵头单位。

（二）人员要求

1. 主要人员职责（表9-1）

表9-1　药品上市持有人与药品生产企业主要人员的职责

类别	职责
药品上市许可持有人的法定代表人、主要负责人	应当对药品质量全面负责，履行以下职责： （1）配备专门质量负责人独立负责药品质量管理； （2）配备专门质量受权人独立履行药品上市放行责任； （3）监督质量管理体系正常运行； （4）对药品生产企业、供应商等相关方与药品生产相关的活动定期开展质量体系审核，保证持续合规； （5）按照变更技术要求，履行变更管理责任； （6）对委托经营企业进行质量评估，与使用单位等进行信息沟通； （7）配合药品监督管理部门对药品上市许可持有人及相关方的延伸检查； （8）发生与药品质量有关的重大安全事件，应当及时报告并按持有人制定的风险管理计划开展风险处置，确保风险得到及时控制； （9）其他法律、法规规定的责任。
药品生产企业的法定代表人、主要负责人	对本企业的药品生产活动全面负责，履行以下职责： （1）配备专门质量负责人独立负责药品质量管理，监督质量管理规范执行，确保适当的生产过程控制和质量控制，保证药品符合国家药品标准和药品注册标准； （2）配备专门质量受权人履行药品出厂放行责任； （3）监督质量管理体系正常运行，保证药品生产过程控制、质量控制以及记录和数据真实性； （4）发生与药品质量有关的重大安全事件，应当及时报告并按企业制定的风险管理计划开展风险处置，确保风险得到及时控制； （5）其他法律、法规规定的责任。

2. 人员健康检查

药品上市许可持有人、药品生产企业应当每年对直接接触药品的工作人员进行健康检查并建立健康档案，避免患有传染病或者其他可能污染药品疾病的人员从事直接接触药品的生产活动。

（三）质量管理

药品上市许可持有人应当建立药品质量保证体系，配备专门人员独立负责药品质量管理，对受托药品生产企业、药品经营企业的质量管理体系进行定期审核，监督其持续具备质量保证和控制能力。

药品上市许可持有人、药品生产企业在药品生产中，应当开展风险评估、控制、验证、沟通、审核等质量管理活动，对已识别的风险及时采取有效的风险控制措施，以保证产品质量。

经批准或者通过关联审评审批的原料药、辅料、直接接触药品的包装材料和容器的生产企业，应当遵守国家药品监督管理局制定的质量管理规范以及有关审评审批的要求，确保质量保证体系持续合规，接受药品上市许可持有人的质量审核，接受药品监督管理部门的监督检查或者延伸检查。

药品上市许可持有人、药品生产企业应当按照品种每年对所生产的药品进行产品质量回顾分析、记录，以确认工艺的稳定可靠性以及原料、辅料、成品现行质量标准的适用性。

（四）确认与验证

药品生产企业应当按照确认与验证计划实施相关工作。定期对设施、设备、生产工艺及清洁方法进行评估，确认其持续保持验证状态。

（五）药品信息

药品包装操作应当采取降低混淆和差错风险的措施，药品包装应当确保有效期内的药品储存运输过程中不受污染。药品说明书和标签中的表述应当科学、规范、准确，文字应当清晰易辨，不得以粘贴、剪切、涂改等方式进行修改或者补充。

（六）出厂放行

药品生产企业应当建立药品出厂放行规程，明确出厂放行的标准、条件，并对药品质量检验结果、关键生产记录和偏差控制情况进行审核，对药品进行质量检验。符合标准、条件的，经质量受权人签字后方可出厂放行。

药品上市许可持有人应当建立药品上市放行规程，对药品生产企业出厂放行的药品检验结果和放行文件进行审核，经质量受权人签字后方可上市放行。

中药饮片符合国家药品标准或者省、自治区、直辖市药品监督管理部门制定的炮制规范的，方可出厂、销售。

（七）自检与年度报告

药品上市许可持有人、药品生产企业应当每年进行自检，监控药品生产质量管理规范的实施情况，评估企业是否符合相关法规要求，并提出必要的纠正和预防措施。

药品上市许可持有人应当建立年度报告制度，按照国家药品监督管理局规定每年向省、自治区、直辖市药品监督管理部门报告药品生产、销售、上市后研究、风险管理等情况。疫苗上市许可持有人应当按照规定向国家药品监督管理局进行年度报告。

（八）风险评估与药物警戒

药品上市许可持有人应当持续开展药品风险-获益评估和控制工作，制定上市后药品风险管理计划，主动开展上市后研究，对药品的安全性、有效性和质量可控性进行进一步确证，加强对已上市药品的持续管理。

药品上市许可持有人应当建立药物警戒体系，按照国家药品监督管理局制定的药物警戒质量管理规范开展药物警戒工作。药品上市许可持有人、药品生产企业应当经常考察本单位的药品质量、疗效和不良反应。发现疑似不良反应的，应当及时按照要求报告。

（九）委托生产

药品上市许可持有人委托生产药品的，应当符合药品管理的有关规定。药品上市许可持有人委托符合条件的药品生产企业生产药品的，应当对受托方的质量保证能力和风险管理能力进行评估，根据国家药品监督管理局制定的药品委托生产质量协议指南要求，与其签订质量协议以及委托协议，监督受托方履行有关协议约定的义务。受托方不得将接受委托生产的药品再次委托第三方生产。经批准或者通过关联审评审批的原料药应当自行生产，不得再委托他人生产。

（十）工艺及人员变更

药品上市许可持有人应当按照《药品生产质量管理规范》的要求对生产工艺变更进行管理和控制，并根据核准的生产工艺制定工艺规程。生产工艺变更应当开展研究，并依法取得批准、备案或者进行报告，接受药品监督管理部门的监督检查。

药品上市许可持有人、药品生产企业的质量管理体系相关的组织机构、企业负责人、生产负责人、质量负责人、质量受权人发生变更的，应当自发生变更之日起30日内，完成登记手续。疫苗上市许可持有人应当自发生变更之日起15日内，向所在地省、自治区、直辖市药品监督管理部门报告生产负责人、质量负责人、质量受权人等关键岗位人员的变更情况。

（十一）境外生产管理

药品上市许可持有人为境外企业的，应当指定一家在中国境内的企业法人，履行《药品管理法》与本办法规定的药品上市许可持有人的义务，并负责协调配合境外检查工作。药品上市许可持有人的生产场地在境外的，应当按照《药品管理法》与本办法规定组织生产，配合境外检查工作。

思政元素

追求品质　诚信制药

北京同仁堂药店内有一副对联："炮制虽繁必不敢省人工；品味虽贵必不敢减物力"。对联的意思是：制药的工序既多又繁杂，但是不能因其繁杂图省事就省了人力；制药所用原料的价格很贵，但是不敢因此就减少原料与药力。同仁堂在药品生产上十分注重药品质量，正是靠着这份承诺，使同仁堂从一家普通的家庭药铺发展成国药第一品牌。

"诚信"是任何一家药品生产企业都必须严格遵守的底线，也是中华民族的优秀传统美德。每一位制药人要从自身做起，不能因为贪图一时的利益，置人们的健康于不顾。在药品生产过程中要把好原料关，按照要求生产药品，保证药品质量，力求"做好药、做良心药、做有效药"。传承制药古训，诚信制药，是药品生产企业最大的社会责任。

三、监督检查

（一）监督检查部门

省级药品监督管理部门负责对本行政区域内药品上市许可持有人以及制剂、化学原料药、中药饮片生产企业的监督管理。

个人和组织发现药品上市许可持有人或者药品生产企业进行违法生产活动的，有权向药品监督管理部门举报，药品监督管理部门应当按照有关规定及时核实、处理。

（二）监督检查的具体规定

1. 监督检查的主要内容

（1）药品上市许可持有人、药品生产企业执行有关法律、法规及实施《药品生产质量管理规范》《药物警戒质量管理规范》以及有关技术规范等情况；

（2）药品生产活动是否与药品品种档案载明的相关内容一致；

（3）疫苗储存、运输管理规范执行情况；

（4）药品委托生产质量协议及委托协议；

（5）风险管理计划实施情况；

（6）变更管理情况。

监督检查包括许可检查、常规检查、有因检查和其他检查。

2. 监督检查的具体要求

（1）省级药品监督管理部门应当对原料、辅料、直接接触药品的包装材料和容器等供应商、生产企业开展日常监督检查，必要时开展延伸检查。

（2）药品监督管理部门应当建立健全职业化、专业化检查员制度，明确检查员的资格标准、检查职责、分级管理、能力培训、行为规范、绩效评价和退出程序等规定，提升检查员的专业素质和工作水平。检查员应当熟悉药品法律、法规，具备药品专业知识。药品监督管理部门应当根据监管事权、药品产业规模及检查任务等，配备充足的检查员队伍，保障检查工作需要。有疫苗等高风险药品生产企业的地区，还应当配备相应数量的具有疫苗等高风险药品检查技能和经验的药品检查员。

（3）省级药品监督管理部门根据监管需要，对持有药品生产许可证的药品上市许可申请人及其受托生产企业，按要求进行上市前的药品生产质量管理规范符合性检查。

（4）省、自治区、直辖市药品监督管理部门应当坚持风险管理、全程管控原则，根据风险研判情况，制定年度检查计划并开展监督检查。年度检查计划至少包括检查范围、内容、方式、重点、要求、时限、承担检查的机构等。

（5）省、自治区、直辖市药品监督管理部门应当根据药品品种、剂型、管制类别等特点，结合国家药品安全总体情况、药品安全风险警示信息、重大药品安全事件及其调查处理信息等，以及既往检查、检验、不良反应监测、投诉举报等情况确定检查频次。

（6）国家药品监督管理局和省、自治区、直辖市药品监督管理机构组织监督检查时，应当制订检查方案，明确检查标准，如实记录现场检查情况，需要抽样检验或者研究的，按照有关规定执行。检查结论应当清晰明确，检查发现的问题应当以书面形式告知被检查单位。需要整改的，应当提出整改内容及整改期限，必要时对整改后情况实施检查。

在进行监督检查时，药品监督管理部门应当指派两名以上检查人员实施监督检查，检查人员应当向被检查单位出示执法证件。药品监督管理部门工作人员对知悉的商业秘密应当保密。

现场检查结束后，应当对现场检查情况进行分析汇总，并客观、公平、公正地对检查中发现的缺陷进行风险评定并作出现场检查结论。派出单位负责对现场检查结论进行综合研判。

（7）国家药品监督管理局和省、自治区、直辖市药品监督管理部门通过监督检查发现药品生产管理或者疫苗储存、运输管理存在缺陷，有证据证明可能存在安全隐患的，应当依法采取相应措施。

（8）开展药品生产监督检查过程中，发现存在药品质量安全风险的，应当及时向派出单位报告。药品监督管理部门经研判属于重大药品质量安全风险的，应当及时向上一级药品监督管理部门和同级地方人民政府报告。开展药品生产监督检查过程中，发现存在涉嫌违反药品法律、法规、规章的行为，应当及时采取现场控制措施，按照规定做好证据收集工作。药品监督管理部门应当按照职责和权限依法查处，涉嫌犯罪的，移送公安机关处理。

（9）省、自治区、直辖市药品监督管理部门应当依法将本行政区域内药品上市许可持有人和药品生产企业的监管信息归入药品安全信用档案管理，并保持相关数据的动态更新。监管信息包括药品生产许可、日常监督检查结果、违法行为查处、药品质量抽查检验、不良行为记录和投诉举报等内容。

（10）国家药品监督管理局和省、自治区、直辖市药品监督管理部门在生产监督管理工作中，不得妨碍药品上市许可持有人、药品生产企业的正常生产活动，不得索取或者收受财物，不得谋取其他利益。

第三节　药品生产质量管理规范

一、药品生产质量管理规范概述

《药品生产质量管理规范》(good manufacturing practice for pharmaceutical products，GMP)。GMP是一套系统的、科学的管理制度，是药品生产和质量管理的基本准则。国际人用药品注册技术协调会由欧盟、美国及日本发起，并由三方成员国的药品管理当局以及制药企业管理机构共同组成。2018年6月7日，中国国家药品监督管理局当选为国际人用药品技术要求协调理事会（ICH）管理委员会成员，因此在药品生产质量监管领域，ICH的标准也是我国需要执行的标准。

（一）我国GMP的产生与发展

我国最早的GMP产生于20世纪80年代初。中国医药工业公司和中国药材公司于1981年、1982年分别制定了医药行业的《中成药生产管理规定》和《药品生产管理规范》。1988年颁布了我国第一部《药品生产质量管理规范》(1988年版)。此后又经历1992年和1998年两次修订。2004年，《药品生产质量管理规范》(1998年版)第一次在全国强制性实施，截至2004年6月30日，实现了所有原料药和制剂均在符合药品GMP的条件下生产的目标。随着经济发展和社会进步，新的理念和要求不断更新和涌现，我国现行药品GMP需要与时俱进，以适应国际药品GMP发展趋势，也是药品安全自身的要求。因此，原国家食品药品监督管理总局在总结10多年实施药品GMP工作的基础上，组织专家深入调研，参考世界卫生组织推荐的GMP，历经5年修订、两次公开征求意见，于2011年2月12日正式发布《药品生产质量管理规范（2010年修订）》，并于2011年3月1日起施行。2020年国家药品监督管理局对《药品生产质量管理规范（2010年修订）》的生物制品及血液制品的附录进行了修订，作为《药品生产质量管理规范（2010年修订）》配套文件予以发布并施行。

新版药品GMP条款数量较1998年版GMP增加近4倍，吸收了国际先进经验，结合我国国情，按照"软件、硬件并重"的原则，在药品生产质量管理过程中应用计算机化系统，贯彻质量风险管理和药品生产全过程管理的理念，更加注重科学性，强调指导性和可操作性，达到了与世界卫生组织药品GMP的一致性。

> **知识拓展**
>
> ### 国外GMP的产生与发展
>
> GMP是从药品生产中获取的经验、教训的总结和人类智慧的结晶。人类社会经历了多次较大的药物灾难，特别是20世纪60年代初的"反应停"事件，给人们敲响了药物安全的警钟。公众要求对药品生产等方面制定严格监管的法律。在此背景下，美国于1963年率先颁布了GMP，这是世界上最早的一部GMP。美国GMP的实施，使药品在

生产过程中的质量有了切实的保证，效果显著。

继美国颁布、实施GMP后，一些发达国家和地区纷纷仿照美国的先例先后制定和颁布了本国和本地区的GMP。1969年世界卫生组织（WHO）在第22届世界卫生大会上建议各成员国采用GMP制度，以确保药品质量。1975年，WHO的GMP正式颁布。此后，世界上有越来越多的国家开始重视并起草本国GMP。随着GMP的不断发展和完善，GMP对药品在生产过程中的质量保证作用日益增强，实施GMP的重要性随之得到了世界各国的普遍认同，符合GMP要求成为药品融入国际医药市场的"通行证"。

（二）GMP 的分类

从不同的角度可对GMP进行不同的分类。

1. 按适用范围分类

可将GMP分为以下三类：

（1）国际组织颁布的GMP：是适用于多个国家或地区的GMP，如WHO的GMP、欧洲自由贸易联盟制订的GMP、东南亚国家联盟的GMP等。

（2）不同国家颁布的GMP：是由国家权力机构制定的、适用于某个国家的GMP，如美国FDA（食品药品监督管理局）、英国卫生和社会保险部、日本厚生省及我国国家药品监督管理局等制订的GMP。

（3）学会颁布的GMP：是由工业组织制订的、仅适用于行业或组织内部的GMP，如美国制药工业联合会、中国医药工业公司、瑞典工业协会等制订的GMP。

2. 按性质分类

可将GMP划分为以下两类：

（1）作为法律规定、具有法律效应的GMP：如美国、日本等发达国家的GMP。

（2）作为建议性的规定、不具有法律效应的GMP：如WHO的GMP、我国医药工业公司于1982年制订的GMP就不具有法律效应（不具有强制执行的约束力）。

（三）GMP 的中心指导思想及实施意义

1. GMP的中心指导思想

任何药品的质量都是生产出来的，而不是检验出来的。因此，要保证药品的质量，必须强调预防为主，控制药品生产过程中所有影响药品质量的因素（主要为人员、设备、原料、工艺、环境等5个方面），实行全面质量管理，使药品的生产在符合要求、不混杂、无污染、均匀一致的条件下进行。

2. 实施GMP的意义

（1）实施GMP是保证和提升药品质量的需要。GMP是药品生产和质量管理所遵循的基本原则和方法，GMP最大的特点在于既重视结果，又重视过程，既强调硬件，又强调软件，主张用严格和规范的工作质量来保证和提高药品质量。

（2）实施GMP是提高制药企业核心竞争力的需要。GMP的实施有利于促进企业提高人员素质和经营管理水平，有利于企业采用新技术、新工艺、新设备和新材料，实现节能减排，清洁生产，全面提高产品质量和经济效益，从而提高企业的核心竞争力。

（3）实施GMP是加强药品监督管理的需要。通过实施GMP认证管理，将药品生产监督管理纳入了规范化、法制化管理的轨道，健全了药品生产的监管管理体系，为药品监管部门全面监督管理药品质量提供了法律保证。

（4）实施GMP是发展国际医药贸易的需要。GMP已成为国际医药贸易对药品生产质量的重要要求，成为国际通用的药品生产及质量管理所必须遵循的原则，是药品进入国际市场的先决条件。

二、我国《药品生产质量管理规范（2010年修订）》的主要内容

2020年4月23日，国家药品监督管理局按照《药品生产质量管理规范（2010年修订）》第三百一十条规定，对生物制品附录进行了修订，作为《药品生产质量管理规范（2010年修订）》配套文件予以发布，自2020年7月1日起施行。2020年6月30日，国家药品监督管理局发布《药品生产质量管理规范（2010年修订）》血液制品附录修订稿，作为《药品生产质量管理规范（2010年修订）》配套文件，自2020年10月1日起施行。2021年5月24日，国家药品监督管理局发布了《药品检查管理办法（试行）》的通知。

我国《药品生产质量管理规范（2010年修订）》分基本要求（正文）和对不同类别药品的特殊要求（附录）两部分。正文共14章313条，其主要内容如下所述。

（一）总则

（1）说明制定GMP的依据是《药品管理法》及其实施条例。

（2）明确企业应当建立药品质量管理体系。该体系应当涵盖影响药品质量的所有因素，包括确保药品质量符合预定用途的有组织、有计划的全部活动。

（3）明确本规范是药品生产管理和质量控制的基本要求。明确本规范的目的是最大限度地降低药品生产过程中污染、交叉污染以及混淆、差错等风险，确保持续稳定地生产出符合预定用途和注册要求的药品。

（4）明确规定企业应诚实守信，禁止任何虚假、欺骗行为。

（二）质量管理

1. 质量保证

质量保证是质量管理体系的一部分。企业必须建立质量保证系统，同时建立完整的文件体系，以保证系统有效运行。

（1）质量保证系统应当确保的内容：采购和使用的原辅料和包装材料正确无误；中间产品得到有效控制；确认、验证的实施；严格按照规程进行生产、检查、检验和复核；每批产品经质量受权人批准后方可放行；在贮存、发运和随后的各种操作过程中有保证药品质量的适当措施；按照自检操作规程，定期检查评估质量保证系统的有效性和适用性。

（2）药品生产质量管理的基本要求：制定生产工艺，系统地核查并证明其可持续稳定地生产出符合要求的产品；生产工艺及其重大变更均经过验证；配备所需的资源（如具有适当的资质并经培训合格的人员，足够的厂房和空间，适用的设备和维修保障，正确的原辅料、包装材料和标签，经批准的工艺规程和操作规程，适当的贮运条件等）；生产全过程应当有记录，偏差均经过调查并记录；批记录和发运记录应当能够追溯批产品的完整历史，并妥善保存、便于查阅；降低药品发运过程中的质量风险；建立药品召回系统，确保能够召回任何一批已发运销售的产品；调查导致药品投诉和质量缺陷的原因，并采取措施，防止类似质量缺陷再次发生。

2. 质量控制

质量控制包括相应的组织机构、文件系统以及取样、检验等，确保物料或产品在放行前完成必要的检验，确认其质量符合要求。

质量控制的基本要求：应当配备适当的设施、设备、仪器和经过培训的人员，有效、可靠地完成所有质量控制的相关活动；应当有批准的操作规程，用于原辅料、包装材料、中间产品、待包装产品和成品的取样、检查、检验以及产品的稳定性考察，必要时进行环境监测；由经授权的人员按照规定的方法对原辅料、包装材料、中间产品、待包装产品和成品取样；检验方法应当经过验证或确认；取样、检查、检验应当有记录，偏差应当经过调查并记录；物料、中间产品、待包装产品和成品必须按照质量标准进行检查和检验，并有记录；物料和最终包装的成品应当有足够的留样，以备必要的检查或检验；成品的留样包装应当与最终包装相同。

3. 质量风险管理

质量风险管理是在整个产品生命周期中采用前瞻或回顾的方式，对质量风险进行评估、控制、沟通、审核的系统过程。

药品生产企业确认药品生产过程中的风险，首先应该明确药品的特征，分析影响这些特征的关键因素，确定风险的大小，根据风险的大小确定企业管理资源的投入和控制的方法。通过质量风险管理将有效的监管和评价资源用到最具有风险的环节，这样既提高了工作效率，又可以保证药品的安全、有效和质量稳定。

（三）机构与人员

1. 机构

制药企业必须建立与药品生产相适应的管理机构，其设置一般为质量管理部门、生产管理部门、工程部门、供应部门、储运部门、市场策划部门、研究开发部门、销售部门和人力资源部门。质量管理部门可以分设质量保证部门和质量控制部门。

质量管理部门必须独立于其他部门，以独立履行质量保证和质量控制职责。质量管理部门应当参与所有与质量有关的活动，负责审核所有有关GMP的文件。质量管理部门人员不得将职责委托给其他部门的人员。

2. 关键人员

（1）企业负责人职责：企业负责人是药品质量的主要责任人，全面负责企业日常管理。为确保企业实现质量目标并按照GMP要求生产药品，企业负责人应当负责提供必要的资源，合理计划、组织和协调，保证质量管理部门独立履行其职责。

（2）生产管理负责人资质及主要职责：①资质。生产管理负责人应当至少具有药学或相关专业本科学历（或中级专业技术职称或执业药师资格），具有至少三年从事药品生产和质量管理的实践经验，其中至少有一年的药品生产管理经验，接受过与所生产产品相关的专业知识培训。②主要职责。确保药品按照批准的工艺规程生产、贮存，以保证药品质量；确保严格执行与生产操作相关的各种操作规程；确保批生产记录和批包装记录经过指定人员审核并送交质量管理部门；确保厂房和设备的维护保养，以保持其良好的运行状态；确保完成各种必要的验证工作；确保生产相关人员经过必要的上岗前培训和继续培训，并根据实际需要调整培训内容。

（3）质量管理负责人资质及主要职责

资质：质量管理负责人应当至少具有药学或相关专业本科学历（或中级专业技术职称或执业药师资格），具有至少五年从事药品生产和质量管理的实践经验，其中至少一年的药品质量管理经验，接受过与所生产产品相关的专业知识培训。

主要职责：确保原辅料、包装材料、中间产品、待包装产品和成品符合经注册批准的要求和质量标准；确保在产品放行前完成对批记录的审核；确保完成所有必要的检验；批准质量标准、取样方法、检验方法和其他质量管理的操作规程；审核和批准所有与质量有关的变更；确保所有重大偏差和检验结果超标已经过调查并得到及时处理；批准并监督委托检验；监督厂房和设备的维护，以保持其良好的运行状态；确保完成各种必要的确认或验证工作，审核和批准确认或验证方案和报告；确保完成自检；评估和批准物料供应商；确保所有与产品质量有关的投诉已经过调查，并得到及时、正确的处理；确保完成产品的持续稳定性考察计划，提供稳定性考察的数据；确保完成产品质量回顾分析；确保质量控制和质量保证人员都已经过必要的上岗前培训和继续培训，并根据实际需要调整培训内容。

（4）生产管理负责人和质量管理负责人共同的职责

审核和批准产品的工艺规程、操作规程等文件；监督厂区卫生状况；确保关键设备经过确认；确保完成生产工艺验证；确保企业所有相关人员都经过必要的上岗前培训和继续培训，并根据实际需要调整培训内容；批准并监督委托生产；确定和监控物料和产品的贮存条件；保存记录；监督本规范执行状况；监控影响产品质量的因素。

（5）质量受权人的资质和职责

资质：质量受权人应当至少具有药学或相关专业本科学历（或中级专业技术职称或执业药师资格），具有至少五年从事药品生产和质量管理的实践经验，从事过药品生产过程控制和质量检验工作。

质量受权人应当具有必要的专业理论知识，并经过与产品放行有关的培训，方能独立履行其职责。

主要职责：参与企业质量体系建立、内部自检、外部质量审计、验证以及药品不良反应报告、产品召回等质量管理活动；承担产品放行的职责，确保每批已放行产品的生产、检验均符合相关法规、药品注册要求和质量标准；在产品放行前，质量受权人必须按照要求出具产品放行审核记录，并纳入批记录。

3．培训

企业职工的培训由人力资源部门和质量管理部门负责，对药品生产企业所有员工进行培训，是全面质量管理的要求之一。与此同时，还要建立完善的培训体系及考核与培训档案管理制度。

4．人员卫生

（1）对工作服的相关规定：工作服的选材、式样及穿戴方式应当与所从事的工作和空气洁净度级别要求相适应，并不得混用。洁净工作服的质地应光滑，不产生静电，不脱落纤维和颗粒性物质；无菌工作服必须包盖全部头发、胡须及脚部，并能阻留人体脱落物。不同空气洁净度级别使用的工作服应分别清洗、整理，必要时消毒或灭菌。工作服洗涤、灭菌时不应带入附加的颗粒物质并应制定清洗周期。

（2）对工作人员的相关规定：①一般生产区。直接接触药品的生产人员上岗前应当接受健康检查，以后每年至少进行一次健康检查；体表有伤口、患有传染病或其他可能污染药品疾病的人员不得从事直接接触药品的生产；操作人员应当避免裸手直接接触药品、与药品直接接触的包装材料和设备表面。②洁净区。洁净区仅限于该区域生产操作人员和经批准的人员进入。进入洁净生产区的人员不得化妆和佩戴饰物。

D级区：应将头发、胡须等相关部位遮盖。应穿普通的工作服。应采取适当措施，以避免带入洁净区外的污染物。

C级区：应将头发、胡须等相关部位遮盖，应戴口罩。应穿手腕处可收紧的连体服或衣裤分开的工作服。工作服应不脱落纤维或微粒。

A/B级区：应用头罩将所有头发以及胡须等相关部位全部遮盖，应戴经灭菌的手套和脚套。工作服应为灭菌的连体工作服，不脱落纤维或微粒，并能滞留身体散发的微粒。

（四）厂房与设施

制药企业的厂房与设施等硬件条件是实施GMP的基础条件，也是保证药品质量的先决条件。

1．总体设计与要求

（1）厂房的选址、设计、布局、建造、改造和维护必须符合药品生产要求，应当能够最大限度地避免污染、交叉污染、混淆和差错，便于清洁、操作和维护。

（2）应当根据厂房及生产防护措施综合考虑选址，厂房所处的环境应当能够最大限度地降低物料或产品遭受污染的风险。

（3）企业应当有整洁的生产环境；厂区的地面、路面及运输等不应当对药品的生产造成污染；生产、行政、生活和辅助区的总体布局应当合理，不得互相妨碍；厂区和厂房内的人、物流走向应当合理。

（4）应当对厂房进行适当维护，并确保维修活动不影响药品的质量。应当按照详细的书面操作规程对厂房进行清洁或必要的消毒。

（5）厂房应当有适当的照明、温度、湿度和通风，确保生产和贮存的产品质量以及相关设备性能不会直接或间接地受到影响。

（6）厂房、设施的设计和安装应当能够有效防止昆虫或其他动物进入。应当采取必要的措施，避免所使用的灭鼠药、杀虫剂、烟熏剂等对设备、物料、产品造成污染。

（7）应当采取适当措施，防止未经批准人员的进入。生产、贮存和质量控制区不应当作为非本区工作人员的直接通道。

2. 生产区

（1）为降低污染和交叉污染的风险，厂房、生产设施和设备应当根据所生产药品的特性、工艺流程及相应洁净度级别要求合理设计、布局和使用，并符合下列要求：①生产特殊性质的药品，如高致敏性药品（如青霉素类）或生物制品（如卡介苗或其他用活性微生物制备而成的药品），必须采用专用和独立的厂房、生产设施和设备。青霉素类药品产尘量大的操作区域应当保持相对负压，排至室外的废气应当经过净化处理并符合要求，排风口应当远离其他空气净化系统的进风口；②生产 β - 内酰胺结构类药品、性激素类避孕药品必须使用专用设施（如独立的空气净化系统）和设备，并与其他药品生产区严格分开；③生产某些激素类、细胞毒性类、高活性化学药品应当使用专用设施（如独立的空气净化系统）和设备；④生产高活性、高毒性、高致敏性药品的空气净化系统，其排风应当经过净化处理；⑤药品生产厂房不得用于生产对药品质量有不利影响的非药用产品。

（2）生产区和贮存区应当有足够的空间，确保有序地存放设备、物料、中间产品、待包装产品和成品，避免不同产品或物料的混淆、交叉污染，避免生产或质量控制操作发生遗漏或差错。

（3）应当根据药品品种、生产操作要求及外部环境状况等配置空调净化系统，使生产区有效通风，并有温度、湿度控制和空气净化过滤，保证药品的生产环境符合要求。

（4）各种管道、照明设施、风口和其他公用设施的设计和安装应当避免出现不易清洁的部位，应当尽可能在生产区外部对其进行维护。

（5）排水设施应当大小适宜，并安装防止倒灌的装置。应当尽可能避免明沟排水；不可避免时，明沟宜浅，以方便清洁和消毒。

（6）制剂的原辅料称量通常应当在专门设计的称量室内进行。

（7）产尘操作间（如干燥物料或产品的取样、称量、混合、包装等操作间）应当保持相对负压或采取专门的措施，防止粉尘扩散、避免交叉污染并便于清洁。用于药品包装的厂房或区域应当合理设计和布局，以避免混淆或交叉污染。如同一区域内有数条包装线，应当有隔离措施。

（8）生产区应当有适度的照明，目视操作区域的照明应当满足操作要求。

（9）生产区内可设中间控制区域，但中间控制操作不得给药品带来质量风险。

（10）洁净区的规定：

① 洁净区的分级与监测。洁净区的设计必须符合相应的洁净度要求，包括达到"静态"和"动态"的标准。"静态"是指所有生产设备均已安装就绪，但没有生产活动且无操作人员在场的状态。"动态"是指生产设备按预定的工艺模式运行并有规定数量的操作人员在现场操作的状态。按照GMP要求，将无菌药品生产所需的洁净区分为以下4个级别，具体标准见表9-2和9-3。

A级：高风险操作区，如灌装区、放置胶塞桶、敞口安瓿瓶、敞口西林瓶的区域及无菌装配或连接操作的区域。通常用层流操作台（罩）来维持该区的环境状态。层流系统在其工作区域必须均匀送风，风速为0.36～0.54 m/s（指导值）。应有数据证明层流的状态并须验证。在密闭的隔离操作器或手套箱内，可使用单向流或较低的风速。B级：指无菌配制和灌装等高风险操作A级区所处的背景区域。C级和D级：指生产无菌药品过程中重要程度较低的洁净操作区。应对A、B、C级洁净区的悬浮粒子进行动态监测。同时对微生物实施动态监控。

表9-2   洁净区空气悬浮粒子标准

洁净度级别	悬浮粒子最大允许数 /（粒 / 立方米）			
	静态		动态	
	≥0.5 μm	≥5.0 μm	≥0.5 μm	≥5.0 μm
A 级	3520	20	3520	20
B 级	3520	29	35 2000	2900
C 级	3 52 000	2900	35 20 000	29 000
D 级	35 20 000	29 000	不做规定	不做规定

表9-3   洁净区微生物监测的动态标准

级别	浮游菌 /（cfu/m³）	沉降菌（φ90 mm）/（cfu /4 小时）	表面微生物	
			暴露皿（φ55 mm）/（cfu / 皿）	5 指手套 /（cfu / 手套）
A 级	<1	<1	<1	< 1
B 级	10	5	5	5
C 级	100	50	25	—
D 级	200	100	50	—

各类药品的生产均应当在GMP规定的相应级别的洁净区内进行。其中，无菌药品的生产分为最终灭菌产品和非最终灭菌产品的生产。下面以非最终灭菌药品的无菌操作为例说明各洁净级别的适用范围，详见表9-4。

表9-4   各洁净级区域适用范围（非最终灭菌药品）

洁净度级别	非最终灭菌产品的无菌生产操作示例
B 级背景下的 A 级	1. 处于未完全密封状态下产品的操作和转运，如产品灌装（或灌封）、分装、压塞、轧盖等； 2. 灌装前无法除菌过滤的药液或产品的配制； 3. 直接接触药品的包装材料、器具灭菌后的装配以及处于未完全密封状态下的转运和存放； 4. 无菌原料药的粉碎、过筛、混合、分装。
B 级	1. 处于未完全密封状态下的产品置于完全密封容器内的转运； 2. 直接接触药品的包装材料、器具灭菌后处于密闭容器内的转运和存放。
C 级	1. 灌装前可除菌过滤的药液或产品的配制； 2. 产品的过滤。
D 级	直接接触药品的包装材料、器具的最终清洗、装配或包装、灭菌。

② 洁净区的管理。生产厂房应按生产工艺流程及相应洁净度级别要求合理布局。洁净区布局宜遵循的原则：不同洁净级别的房间和区域，宜按洁净度由高至低的顺序由内向外布置；空气洁净度级别相同的房间应尽量集中。

洁净区的内表面（墙壁、地面、天棚）应当平整光滑、无裂缝、接口严密、无颗粒物脱落，避免积尘，便于有效清洁，必要时应当进行消毒。

洁净区与非洁净区之间、不同级别洁净区之间的压差应当不低于10帕斯卡。必要时，相同洁净度级别的不同功能区域（操作间）之间也应当保持适当的压差梯度。

口服液体、固体、腔道用药（含直肠用药）、表皮外用药品、非无菌的眼用制剂暴露工序及其直接接触药品的包装材料最终处理的暴露工序区域，应参照D级洁净区的要求设置与管理。

3. 仓储区

应当有足够的空间，确保有序存放待验、合格、不合格、退货或召回的原辅料、包装材料、中间产品、待包装产品和成品等各类物料和产品。

仓储区的设计和建造应当确保良好的仓储条件，能够满足物料或产品的贮存条件（如温湿度、避光）和安全贮存的要求，并有通风和照明设施。高活性的物料或产品以及印刷包装材料应当贮存于安全的区域。

4. 质量控制区

质量控制实验室应与生产区分开，生物检定、微生物和放射性同位素的实验室还应当彼此分开。实验室应有足够的区域用于样品处置、留样和稳定性考察样品的存放以及记录的保存。

5. 辅助区

休息室的设置不应当对生产区、仓储区和质量控制区造成不良影响；更衣室和盥洗室应当方便人员进出，并与使用人数相适应。盥洗室不得与生产区和仓储区直接相通。

（五）设备

1. 总体要求

设备的设计、选型、安装、改造和维护必须符合生产要求，应尽可能降低产生污染、交叉污染、混淆和差错的风险，便于操作、维护和保养，易清洁、消毒或灭菌。生产设备不得对药品质量产生任何不利影响。

用于生产和检验的衡器、量具、仪器和仪表等其量程和精度应符合生产和检验要求，并有合格标志。

与药品直接接触的生产设备表面应当平整、光洁、易清洗或消毒、耐腐蚀，不得与药品发生化学反应、吸附药品或向药品释放物质。设备所用的润滑剂、冷却剂等不得对药品或容器造成污染，应当尽可能使用食用级或级别相当的润滑剂。

2. 具体管理规定

（1）建立设备管理档案：药品生产企业必须对企业内全部的设备、仪器、仪表、衡器进行登记，建立设备台账、设备履历卡和完整的设备管理档案，并有专人管理。生产设备应当有明显的状态标识，主要固定管道应当标明内容物名称和流向。

（2）设备的维护、维修、清洁和使用：药品生产企业应当制定设备的预防性维护计划和操作规程，并应有相应的记录。经改造或重大维修的设备应当进行再确认，符合要求后方可用于生产。在设备的保养和维修过程中，不得影响产品质量。不合格的设备如有可能应当搬出生产和质量控制区，未搬出前，应当有醒目的状态标识。生产设备的清洗应该制定清洗规程，并有相应的记录。

（3）生产设备的状态标识：生产设备应当有明显的状态标识，标明设备编号和内容物（如名称、规格、批号）；没有内容物的应当标明清洁状态。主要固定管道应当标明内容物名称和流向。对在维修的设备应标明维修标识；不合格的设备如有可能应当搬出生产和质量控制区，未搬出前，应当有醒目的状态标识。

（4）定期校准：为了确保生产和检验数据的准确、可靠，企业应定期对生产和检验用关键衡器、量具、仪表、设备及仪器进行校准和检查，有明显的合格标识，标明其校准有效期，并保存相关记录。

3. 制药用水

药品生产企业的制药用水应适合其特定用途，并符合《中华人民共和国药典》的质量标准及相关要求。制药用水至少应采用饮用水。

水处理设备及其输送系统的设计、安装、运行和维护应当确保制药用水达到设定的质量标准。

纯化水、注射用水储罐和输送管道所用材料应当无毒、耐腐蚀；储罐的通气口应当安装不脱落纤维的疏水性除菌滤器；管道的设计和安装应当避免死角、盲管。纯化水、注射用水的制备、贮存和分配应当能够防止微生物滋生。纯化水可采用循环，注射用水可采用70℃以上保温循环。

应当对制药用水及原水的水质进行定期监测，并有相应的记录。应当按照操作规程对纯化水、注射用水管道进行清洗消毒，并有相关记录。发现制药用水微生物污染达到警戒限度、纠偏限度时应当按照操作规程处理。

（六）物料与产品

物料是指原料、辅料和包装材料等，产品包括药品的中间产品、待包装产品和成品。

1. 总体要求

药品生产所用的原辅料、与药品直接接触的包装材料应当符合相应的质量标准。药品上直接印字所用油墨应当符合食用标准。制药企业应建立物料和产品的操作规程，指定专人保管，并有相关记录。物料供应商的确定及变更应当进行质量评估，并经质量管理部门批准后方可采购。

2. 原辅料

企业应当制定相应的操作规程，采取核对或检验，确认每一包装内的原辅料正确无误。每批原辅料均应按批取样、检验、放行。

进入仓储区内的原辅料应当有适当的标识，并至少标明下述内容：指定的物料名称和企业内部的物料代码；企业接收时设定的批号；物料质量状态（如待验、合格、不合格、已取样）；有效期或复验期。只有经质量管理部门批准放行并在有效期或复验期内的原辅料方可使用。贮存期内，如发现对质量有不良影响的特殊情况，应当进行复验。

配料时，应按照操作规程，认真核对物料后，精确称量或计量，并作好标识。用于同一批药品生产的所有配料应当集中存放，并作好标识。配制的每一物料及其重量或体积应当由他人独立进行复核，并有复核记录。

3. 中间产品和待包装产品

应当在适当的条件下贮存。应当有明确的标识，并至少标明下述内容：产品名称和企业内部的产品代码；产品批号；数量或重量（如毛重、净重等）；生产工序（必要时）；产品质量状态（必要时，如待验、合格、不合格、已取样）。

4. 包装材料

应当由专人按照操作规程发放，并采取措施避免混淆和差错，确保用于药品生产的包装材料正确无误。与药品直接接触的包装材料和印刷包装材料的管理和控制要求与原辅料相同。

应当建立印刷包装材料设计、审核、批准的操作规程，确保印刷包装材料印制的内容与药品监督管理部门核准的一致，并建立专门的文档，保存经签名批准的印刷包装材料原版实样。

印刷包装材料应当设置专门区域妥善存放，由专人保管，并按照操作规程和需求量发放。每批或每次发放的与药品直接接触的包装材料或印刷包装材料，均应当有识别标志，标明所用产品的名称和批号。过期或废弃的印刷包装材料应当予以销毁并记录。

5. 成品

放行前应当待验贮存。成品的贮存条件应当符合药品注册批准的要求。

6. 特殊管理的物料和产品

麻醉药品、精神药品、医疗用毒性药品（包括药材）、放射性药品、药品类易制毒化学品及易燃、易爆和其他危险品的验收、贮存、管理应当执行国家有关的规定。

7. 其他

（1）不合格的物料、中间产品、待包装产品和成品的每个包装容器上均应当有清晰醒目的标志，并在隔离区内妥善保存，其处理应当经质量管理负责人批准，并有记录。

（2）产品回收需经预先批准，并对相关的质量风险进行充分评估以决定是否回收，并有相应记录。

（3）制剂产品不得进行重新加工。不合格的制剂中间产品、待包装产品和成品一般不得进行返工。只有不影响产品质量、符合相应质量标准，且进行相关风险充分评估后，才允许返工处理，返工应当有相应记录。

（4）企业应当建立药品退货的操作规程，并有相应的记录，内容至少应当包括产品名称、批号、规格、数量、退货单位及地址、退货原因及日期、最终处理意见。同一产品同一批号不同渠道的退货应当分别记录、存放和处理。

（七）确认与验证

"确认"是厂房、设施、设备能在设定的条件下正确运行并可以达到预期结果的一系列活动。

"验证"是证明在药品的生产过程中，任何操作规程、生产工艺、质量控制方法或系统，确实能达到预期结果的有文件证明的一系列活动。

1. 确认或验证的方式及适用范围

（1）确认的方式：厂房、设施、设备的确认包括设计确认、安装确认、运行确认和性能确认。

（2）验证的方式：验证包括前验证、回顾性验证、同步验证和再验证。

（3）当影响产品质量的主要因素，如原辅料、与药品直接接触的包装材料、生产设备、生产环境（或厂房）、生产工艺、检验方法等发生变更时，应当进行确认或验证。

（4）清洁方法应当经过验证，证实其清洁的效果，以有效防止污染和交叉污染。清洁验证应当综合考虑设备使用情况、所使用的清洁剂和消毒剂、取样方法和位置以及相应的取样回收率、残留物的性质和限度、残留物检验方法的灵敏度等因素。

（5）确认和验证不是一次性的行为。首次确认或验证后，应当根据产品质量回顾分析情况进行再确认或再验证。关键的生产工艺和操作规程应当定期进行再验证，确保其能够达到预期结果。

（6）企业应当根据验证的结果确认工艺规程和操作规程。

2. 确认或验证的基本内容

包括厂房、设施、设备和检验仪器的确认、生产过程验证（工艺验证）、产品验证以及计算机系统的验证等各个方面。

3. 确认或验证的基本程序

首先，根据确认或验证的对象制定方案，并经审核、批准。

其次，按照预先确定和批准的方案实施，并有记录。确认或验证工作完成后，应当写出报告，并经审核、批准。确认或验证的结果和结论（包括评价和建议）应当有记录并存档。

4. 确认或验证文件

应包括总计划、方案、记录、报告、评价和建议等。验证报告包括验证目的、工艺过程和操作规程、使用的设备、质量标准、取样方法和检查操作规程等内容。

（八）文件管理

GMP中的"文件"是指一切涉及药品生产质量管理的书面标准和实施中的记录结果。"文件管理"是指文件的设计、制订、审核、批准、复制、分发、培训、执行、归档、变更、保存和销毁的一系列过程的管理活动。文件管理是企业质量保证体系的最基本要素，企业除了制订各项管理制度、标准操作程序外，还应重视"痕迹"管理，即要及时、正确地记录各项实施情况且保存完整的执行记录，从而保证药品生产经营活动的全过程规范化运作。

文件包括两大类：标准和记录。

1. 标准

标准是指在药品生产质量管理过程中预先制定的书面要求，分为技术标准、管理标准和操作标准。

（1）技术标准分为质量标准和工艺规程。

（2）管理标准是企业为了行使计划、指挥、控制、协调等管理职能而使管理过程标准化、规范化而制订的制度、规定、标准、程序、办法等书面要求。

（3）操作标准即企业制订的各个岗位的操作规程。它是用来指导设备操作、维护与清洁、验证、环境控制、取样和检验等药品生产活动的通用性文件，也称标准操作规程（standard operating procedure，SOP）。

2. 记录

记录是反映药品生产质量管理过程中执行标准情况的结果。记录分为过程记录、台账记录和凭证三大类。其中过程记录分为批生产记录、批包装记录、批检验记录、放行审核记录、批销售记录等，这些批记录又统称为"批档案"。

（1）批生产记录：经批准的批生产记录是批产品生产的标准和依据。每批产品均应有相应的批生产记录，可追溯该批产品的生产历史以及与质量有关的情况。内容包括：产品名称、规格、批号；生产日期；工序负责人签名；操作人员、复核人员签名；原辅料的批号及数量；相关生产操作、工艺参数，所用设备的编号；相关生产工序产量及物料平衡计算；生产过程的控制记录及特殊问题记录。

批生产记录应字迹清晰、内容真实、数据完整，并由操作人及复核人签名。记录应保持整洁，不得撕毁和任意涂改；更改时，在更改处签名，并使原数据仍可辨认。批生产记录应按批号归档，保存至药品有效期后1年。未规定有效期的药品，其批生产记录至少保存3年。

（2）批包装记录内容包括产品名称、规格、包装形式、批号、生产日期和有效期；待包装产品的批号、数量以及成品的批号和计划数量；包装操作日期；包装操作负责人及操作人员签名；包装材料名称、批号和使用数量；根据工艺规程所进行的检查记录；包装操作所用设备；对特殊问题或异常事件的记录；印刷包装材料和待包装产品的名称、代码，以及发放、使用、销毁或退库的数量、实际产量以及物料平衡检查。前次包装操作的清场记录（副本）及本次包装清场记录（正本）。

遇到药品出现零头包装时，只限两个批号为一个合箱，合箱外应标明全部批号，并建立合箱记录。

（3）批检验记录包括请验单、取样记录、检验原始记录、检验报告书、检验报告书交接记录、各类检验台账等。其中，检验原始记录进一步分为原辅料、包装材料检验原始记录、水质检验记录、环境监测检验记录、卫生监控检验记录、中间产品、成品检验原始记录等。

检验原始记录由检验员及时填写，记录要求真实、准确，不得弄虚作假，编造数据。记录完整、无漏项，无缺页损角，字迹清晰，色调一致，书写正确，无涂改，修改正确，有依据，有结论，检验人、复核人签名。

批检验记录按品种、规格归档，保存至药品有效期后1年。未规定有效期的，至少保存3年，到期的记录、台账按《文件管理规程》销毁。

相关案例

长春长生生物科技有限责任公司疫苗事件

2018年7月15日，国家药品监督管理局发布通告，长春长生生物科技有限责任公司在冻干人用狂犬病疫苗生产过程中存在记录造假等严重违反《药品生产质量管理规范》（药品GMP）行为。国家药品监督管理局要求吉林省食品药品监督管理局收回该企业药品GMP证书，责令停止狂犬疫苗的生产，责成企业严格落实主体责任，全面排查风险隐患，主动采取控制措施，确保公众用药安全。2018年7月16日，长春长生生物科技有限责任公司发布公告，表示正对有效期内所有批次的冻干人用狂犬病疫苗全部实施召回。7月29日，公安机关对长春长生生物科技有限责任公司董事长等18名犯罪嫌疑人提请批捕。8月17日，国家市场监督管理总局对问题疫苗案件相关工作人员问责。10月16日，国家药品监督管理局和吉林省食品药品监督管理局分别对长春长生公司做出多项行政处罚，没收违法所得，并处违法生产销售货值金额三倍的罚款，两项合计罚款人民币91亿元。

（九）生产管理

1. 生产管理总体要求

（1）生产文件管理：所有药品的生产和包装均应当按照批准的工艺规程和操作规程进行操作并有相关记录。

（2）批号管理：在规定限度内具有同一性质和质量，并在同一连续生产周期中生产出来的一定数量的药品为一批。批号是指用于识别批的一组数字或字母加数字，用以追溯该批药品的生产历史。企业应建立划分批次、编制批号的操作规程，划分生产批次，并根据生产批次编制唯一的生产批号。

（3）物料平衡管理：每批产品应当检查产量和物料平衡，确保物料平衡符合设定的限度。如有差异，必须查明原因，确认无潜在质量风险后，方可按照正常产品处理。

（4）状态标识管理：所有物料、中间产品或待包装产品的容器及主要设备、操作室应当贴签标识或以其他方式标明生产中的产品或物料名称、规格和批号。容器、设备或设施所用标识应当清晰明了，可采用不同的颜色区分被标识物的状态（如待验、合格、不合格或已清洁等）。

（5）清场管理：每次生产结束后应当进行清场，确保设备和工作场所没有遗留与本次生产有关的物料、产品和文件。下次生产开始前，应当对前次清场情况进行确认。

2. 防止生产过程中的污染和交叉污染的措施

生产过程中应尽可能采取措施，防止污染和交叉污染。

3. 生产操作管理

（1）生产开始前应进行检查，确保设备和工作场所没有上批遗留的产品、文件或与本批产品生产无关的物料，设备处于已清洁及待用状态。

（2）进行中间控制和必要的环境监测，并予以记录。

（3）每批药品的每一生产阶段完成后必须由生产操作人员清场，并填写清场记录。清场记录内容包括操作间编号、产品名称、批号、生产工序、清场日期、检查项目及结果、清场负责人及复核人签名。清场记录应当纳入批生产记录。

4. 包装操作管理

包装操作规程应当规定降低污染和交叉污染、混淆或差错风险的措施。

（十）质量控制与质量保证

1. 质量控制实验室管理

质量控制实验室的人员、设施、设备应当与产品性质和生产规模相适应。质量控制负责人应当具有足够的管理实验室的资质和经验。质量控制实验室应当建立检验结果超标调查的操作规程。任何检验结果超标都必须按照操作规程进行完整的调查，并有相应的记录。试剂、试液、培养基、检定菌以及标准品或对照品按规定管理。

2. 物料和产品放行

企业应当分别建立物料和产品批准放行的操作规程，明确批准放行的标准、职责，并有相应的记录。在批准放行前，应对每批药品进行质量评价，保证药品及其生产符合GMP要求，药品的质量评价应有明确的结论，如批准放行、不合格或其他决定。每批药品均应当由质量受权人签名批准放行。

3. 持续稳定性考察

质量管理部门应进行持续稳定性考察，其目的是在有效期内监控已上市药品的质量，以发现药品与生产相关的稳定性问题（如杂质含量或溶出度特性的变化），并确定药品能够在标示的贮存条件下，符合质量标准的各项要求。持续稳定性考察应有考察方案，结果应有报告。

4. 变更控制

企业应建立变更控制系统，对所有影响产品质量的变更进行评估和管理。质量管理部门应当指定专人负责变更控制，应当保存所有变更的文件和记录。

5. 偏差处理

企业应当建立偏差处理的操作规程，规定偏差的报告、记录、调查、处理以及所采取的纠正措施，并有相应的记录。

6. 其他

质量管理部门还应当制订纠正措施和预防措施、供应商的评估和批准、投诉与不良反应处理、产品质量回顾分析等方面的管理文件与操作规程，按照规程进行相关的工作，保存好相关的记录。

（十一）产品发运与召回

每批产品均应当有发运记录，发运记录应至少保存至药品有效期后1年。根据发运记录，应当能够追查每批产品的销售情况，必要时应当能够及时全部追回。

药品生产企业应根据《药品召回管理办法》建立药品召回制度。并制定药品召回操作规程，对可能具有安全隐患的药品进行调查、评估，召回存在安全隐患的药品。召回的进展过程应当有记录，并有最终报告。

（十二）自检

质量管理部门应当定期组织对企业进行自检，自检应当有计划，对机构与人员、厂房与设施、设备、物料与产品、确认与验证、文件管理、生产管理、质量控制与质量保证、委托生产与委托检验、产品发运与召回等项目定期进行检查，以证实与GMP的一致性。自检应有记录。自检完成后应形成自检报告，内容包括自检过程中观察到的所有情况、评价的结论以及提出纠正和预防措施的建议。

第四节　国际标准化组织及ISO9000标准

一、国际标准化组织简介

国际标准化组织（International Standard Organization，ISO）成立于1947年，设在瑞士的日内瓦，是目前世界上最大、具有民间性质的国际标准化组织。其主要活动是制定ISO标准，协调世界范围内的标准化工作，报道国际标准化的交流情况，以及同其他国际性组织进行合作、共同研究有关标准化问题。1978年我国成为ISO的正式成员。

二、ISO 9000标准

ISO 9000标准是由国际标准化组织质量管理和质量保证技术委员会（ISO/TC176）制定的所有国际标准的集合，颁布于1987年3月，其后又数次修订，已被世界各国广泛采用和认同。ISO 9000标准总结了世界上许多国家的质量管理经验而制定，是质量管理体系通用的要求或指南，目前已成为国际公认的质量保证基础。

ISO 9000标准已被全世界150多个国家和地区等同采用为国家标准，我国已将此标准等同转化为国家标准GB/T19000标准（2000年版）。

三、GMP与ISO 9000的比较

1. GMP与ISO 9000的相同点

GMP与ISO 9000的目的都是保证产品质量，确保产品质量达到一定要求；二者又都是采用控制影响产品质量因素的方式来达到保证产品质量的目的；都强调预防为主，对过程实施控制，从事后把关变为事前控制，变管结果为管因素。

2. GMP与ISO 9000的不同点

（1）性质不同。许多国家和地区的GMP具有法律效力，强制企业实行，而ISO 9000则是推荐性标准，不强制企业实行。

（2）适用范围不同。ISO 9000适用于各类产品和各行各业，而GMP只适用于药品生产企业，是专门为药品生产企业制定的质量要求。

复习思考题

1．什么是GMP？药品GMP有何特点？药品GMP的主要内容是什么？
2．开办药品生产企业必须具备哪些条件？
3．列表说明现行GMP对人员的要求。
4．简述药品生产许可证变更类型。
5．GMP对洁净区如何分级？
6．比较GMP与ISO 9000的异同点。

（姚　娟）

第十章 药品经营管理

加强药品经营质量管理，保证人民用药安全有效，是《药品管理法》的重要内容之一，药品经营企业的经营条件、经营行为对药品质量、人类用药安全及有效有重要影响。本章主要介绍与药品经营活动有关的法律、法规，药品经营的概念、特点以及药品流通的特殊性。

第一节 药品经营管理概述

一、药品经营管理的概念

经营属于商品经济的范畴，它随商品经济的产生而产生，随商品经济的发展而发展。在商品经济条件下，社会生产过程是直接生产过程与流通过程的统一。商品生产者不仅需要通过生产过程把物质产品生产出来，形成商品的使用价值和价值，而且还要进入市场，经过流通过程把商品销售出去，转移到消费者手中，这时商品的使用价值和价值才能实现。因此，商品经济越发展，市场经营越重要。

经营的概念有广义和狭义之分。广义的经营，包括企业的经营目标、经营方针、经营思想、经营战略、经营体制在内的供产销全过程的一切经济活动。狭义的经营专指市场营销活动，是市场营销机制及其有关的购销活动。

药品经营（handling of drugs）是指专门从事药品经营活动的独立的经济部门，它根据发展医药经济的内在要求和市场供求规律，将药品生产企业生产出来的药品，通过购进、储存、销售、储运等经营活动，供应给医疗单位、社会药店、消费者，完成药品从生产领域向消费领域的转移，从而满足人民防病、治病、康复保健和防疫救灾的用药要求，实现药品的经济、社会价值。

药品经营管理就是药品经营企业制定经营方针和目标，确定经营思想和战略，完善营销机制和策略，并用以指导经营的一系列管理活动。

《药品经营质量管理规范》（good supply practice，GSP）意即产品供应规范，是控制医药商品流通环节所有可能发生质量事故的因素，从而防止质量事故发生的一整套管理程序，医药商品在其生产、经营和销售的全过程中，由于内、外因素作用，随时都有可能发生质量问题，必须在所有环节上采取严格措施，才能从根本上保证医药商品质量。

二、药品经营活动的特点

药品作为特殊商品，其经营活动具有专业性、政策性、综合性的特点。

（一）专业性

药品管理专业性强。药品经营企业经营的品种多、规格多、数量大、流动性大，参与药品流通的机构人员多，其过程较一般商品复杂。由于药品购进、储存、销售过程易出差错和产生污染，所以对药品经营企业提出了严格的要求，必须具备符合GSP的经营场所、仓储条件、运输条件及一系列质量保证的管理制度，同时必须配备依法经过资格认定的药学技术人员，确保药品在流通过程中的质量。

（二）政策性

为加强药品监督管理，保证药品质量，保障人体用药安全，维护人民身体健康和用药的合法权益。国家制定了一系列有关流通管理的法规及规范性文件，主要有《药品管理法》《药品管理法实施条例》《药品流通监督管理办法》《药品经营质量管理规范》《药品经营质量管理规范实施细则》《药品经营质量管理规范认证管理办法》《药品经营许可证管理办法》。此外，药品流通还要遵守价格、广告等管理政策，必须依法经营，确保人民用药合理、安全、有效。

（三）综合性

药品经营企业开展经营活动，除了药品的购进、储存、销售，还要同金融、交通运输、医院药房、社会药房等各行业人员及医师、药师、患者等联系。既有专业技术性工作，又有事务性工作；企业既要处理好经济效益和社会效益之间的关系，又要处理好国家、集体、个人之间的关系。

思政元素

守法经营

守法经营是中华民族弥足珍贵的优良传统，是中国五千年文明古国颠扑不破的真理。古往今来，诚实守法、一诺千金的故事不胜枚举，留下了一段又一段感人的佳话。诚实不欺、公平经营造就了历史上闻名退迩的徽商、晋商与宁波、潮州诸商。在社会主义市场经济日趋成熟的今天，守法经营的范畴更加宽广，守法经营的内涵更加深远，守法经营的作用更加明显，已渐渐地发展成为公民立身之本、领导为政之要、政府兴业之基、企业经商之道。

市场经济是法制经济，只有在法制的框架下市场才能有序运行。在法制的有效保障下，企业才能安全、高效发展。因此，守法经营是对企业自身最有效的保护。将企业的经营管理及内外各种关系完全纳入法制轨道，是企业安全、有序发展的可靠保证。

三、药品经营管理体制的发展历程

中华人民共和国成立至1984年我国《药品管理法》出台，医药流通体制基本上是集中统一管理模式。传统医药站始建于20世纪50年代初，最初设立是因为在计划经济体制下，药品紧缺，产品供不应求，国家出于宏观调控、合理分配药品资源的目的，在北京、广州、上海、天津和沈阳市这五个制药企业相对集中的中心城市成立了一级药品采购供应站，并直属中国医药公司管理。中国医药公司是当时全国医药商业的行政主管单位。药品按照国家计划生产，统购统销，价格上实行统一控制，分级管理。在这段时期，国民经济得到了巩固，形成了较为完整的经营网络和供应体系，基本上保证了这一时期医药市场的需要。同时，在其他省会城市、地级市和县市设立二级或三级批发站，药品供应的唯一渠道就是通过各级医药站层层下达指标、层层调拨，进口药品统一掌握，由一级批发站进口后，再层层分配。这种四级批发模式造成了整个医药流通渠道的效率低下。

进入20世纪80年代，国家开始从计划经济向市场经济转换，特别是到了20世纪90年代，医药商业管理体制发生了一系列深刻的变化。购销政策放开，企业自主权扩大，逐步形成了一个开放式、多渠道、少环节和跨地区跨层次收购供应的市场格局的新的医药商品流通体制。在这一时期，流通体制增强了企业活力，扩大了医药商品的流通，促进了医药经济的发展。但是，流通领域内无序竞争和过度竞争现象严重。全国的医药批发企业由计划经济时代的2000家迅速发展到17 000余家。医药商业公司迅速发展，给传统医药产品带来了巨大的冲击。一些贸易公司也加入药品批发企业行列，许多国有医药公司及其经营部被集团或个人承包，经营方式灵活，给国有医药站造成很大挑战。因此，各地医药站实际上处于竞争状态，医药企业的效益大幅度滑坡，使整个医药行业面临困难。

1998年以后，我国政府对医药行业加大了改革力度，尤其是在我国加入WTO之后，医药行业面临的挑战更加严峻，医药市场真正成为买方市场，医药市场化的进程加快。通过进一步深化改革，基本建立起布局合理、规模经营、服务高效、竞争有序、适应社会主义市场经济规律的医药流通体制。在此期间组建医药集团公司、推动企业联合、大力推行总经销、总代理、加快城乡网点建设，切实把农村用药纳入国有主渠道的供应范围等政策大大加快了医药商业的改革与发展。

随着我国药品流通领域的发展变化，为了加强药品经营质量的管理，保证人民用药安全有效，国家出台了一系列法律、法规规范药品流通市场。2013年，卫生部出台了《药品经营质量管理规范》，随后又发布了《药品经营质量管理规范实施细则》，要求药品经营企业必须在2014年12月31日前通过GSP认证。其目的是淘汰不符合要求的药品经营企业，净化药品流通秩序，规范药品经营企业的管理，保证流通环节中的药品质量。

2011年，商务部发布我国首个《全国药品流通行业发展规划纲要（2011—2015）》，明确提出：鼓励和支持药品流通企业做大做强，通过收购、合并、托管、参股和控股等多种方式，实现规模化、集约化和国际化经营。2016年12月29日，商务部发布《全国药品流通行业发展规划（2016—2020年）》（下称《规划》），规划提出五大任务，其中包括：提升行业集中度；发展现代绿色医药物流；推进"互联网＋药品流通"；提升行业开放水平；完善行业标准体系等细分目标。《规划》全面总结了"十二五"期间我国药品流通行业发展状况及取得的成绩，分析了行业当前存在的突出问题，展望了"十三五"时期行业发展面临的新形势。《规划》提出，"十三五"期间我国药品流通行业发展的总体目标是到2020年，药品流通行业发展基本适应全面建成小康社会的总体目标和人民群众不断增长的健康需求，形成统一开放、竞争有序、网络布局优化、组织化程度和流通效率较高、安全便利、群众受益的现代药品流通体系。

截至2020年末，全国共有药品批发企业1.31万家，药品零售连锁企业6298家，下辖门店31.29万家，零售单体药店24.1万家，已经形成了以中国医药集团有限公司、华润医药集团有限公司为代表的全国性龙头企业和以广西柳州医药股份有限公司为代表的区域性龙头企业主导市场的局面。中国幅员辽阔，各地用药品种和习惯不同，药品零售也有较强的区域性特征，除四大药房外，重庆桐君阁大药房连锁有限责任公司、云南健之佳健康连锁店股份有限公司等在各自区域同样具有优势。

四、药品流通的特殊性

药品流通是指药品从生产企业到药品批发企业，再到药品零售企业或医疗机构，最终到用药者手中的全过程，该过程经历储存、运输、销售等环节。流通过程中的各个环节必须依据相关法律、规章的要求，对药品的质量进行控制，以保证药品在流通过程中的质量安全。

（一）药品流通过程的特点

（1）药品经营企业经营的药品品种多，规格多，数量大，流动性大。根据用户的需要，将来自不同地点、众多药品生产企业的药品经过组合又重新分送到其他批发、零售企业和医疗单位，在药品购进、销售这个集散过程中，药品的差错和污染等情况随时都有可能发生。

（2）药品在运输过程中会遇到恶劣气候和其他一些物理因素带来的不利影响，会引起药品质量的变化。药品批发企业应尽量创造良好条件，使不利影响减少到最低限度。

（3）药品在流通过程中均以包装的状态出现，其质量情况的识别，多数依靠外观，包装标志、文字所提示的药品名称、规格、有效期、序号、储存条件等作为管理的依据。

（4）药品从生产出来到使用之前，大部分时间是在仓库里存放，仓库的条件对药品质量会产生不可忽视的影响。

（二）药品的消费特点

1. 患者使用药品的间接性

处方药凭医师处方销售、购买和使用，所以，患者用药绝大多数是由医生决定。非处方药尽管不需医生处方即可购买，但药品知识专业性较强，因此，消费者在购买和使用时会十分关注药师的意见。

2. 一定时空范围内的应急性

药品用于防病、治病，而疾病往往具有突发性特征，必须让"药等病"而不能"病等药"，特别是一旦有灾情或疫情，药品的消费需求会激增，因而必须有必要的储备以应急需。

3. 疾病对药品的特异选择性

药品的用途是防病、治病，疾病对药品的特异性选择决定了其功能的专属性，这种特殊的选择作用无法替代，因而要求药品品种齐全。

（三）药品市场营销特点

1. 营销的责任重大

药品的营销肩负着防病治病的重任，因此，各国都制订相当严格的产业政策、行业规范和专门法律、法规，以引导药品的生产和经营行为。

2. 市场随机因素较多

影响医药市场需求的因素很多，如政策性对药品市场的影响；医师的用药观念对药品市场的影响；药品价格、广告宣传及药品市场的潜在顾客的影响。此外，季节性需求、气候异常引起的流行性疫情、突发的灾害和事故等。这些情况一旦发生，药品需求量会迅速增大，而且时间性强，给药品营销工作带来很大难度。

3. 营销的专业化程度高

它主要体现在三个方面：一是必须配备与经营药品相适应的检测设备和仪器，才能保证药品质量；二是必须按药品的理化性质配备相应的储存条件、运输条件，才能保证药品的安全、有效；三是必须配备具有一定专业基础知识和业务素质较高的营销人员，才能保证营销服务工作优质高效，满足用户需要。

第二节　药品经营企业的管理

一、药品经营许可证制度

国家对药品经营企业实行许可证制度，并对申请药品经营企业的程序做了规定。《药品管理法》规定："从事药品批发活动，应当经企业所在地省、自治区、直辖市人民政府药品监督管理部门批准，取得药品经营许可证；从事药品零售活动，应当经企业所在地县级以上地方人民政府药品监督管理部门批准，取得药品经营许可证。无药品经营许可证的，不得经营药品。药品经营许可证应当标明有效期和经营范围，到期重新审查发证。药品监督管理部门实施药品经营许可，除依据《药品管理法》第五十二条规定的条件外，还应当遵循方便群众购药的原则。"

《药品经营许可证管理办法》对药品经营许可证的发证、换证、变更及监督管理工作提出了具体规定，使其管理更加规范。国家食品药品监督管理局发布2004年2月4日发布《药品经营许可证管理办法》。《药品经营许可证管理办法》共6章34条，自2004年4月1日起施行，2017年11月修正主要内容如下所述。

（一）适用范围

药品经营许可证发证、换证、变更及监督管理适用本办法。

（二）申领药品经营许可证的条件

根据《药品管理法》第五十二条规定，从事药品经营活动应当具备以下条件：①有依法经过资格认定的药师或者其他药学技术人员；②有与所经营药品相适应的营业场所、设备、仓储设施和卫生环境；③有与所经营药品相适应的质量管理机构或者人员；④有保证药品质量的规章制度，并符合国务院药品监督管理部门依据本法制定的《药品经营质量管理规范》要求。

（三）申领药品经营许可证的程序

开办药品批发企业需按照以下程序办理药品经营许可证：

申办人向拟办企业所在地的省、自治区、直辖市食品药品监督管理机构提出筹建申请，并提交以下材料：①拟办企业法定代表人、企业负责人、质量负责人学历证明原件、复印件及个人简历；②执业药师执业证书原件、复印件；③拟经营药品的范围；④拟设营业场所、设备、仓储设施及周边卫生环境等情况。

食品药品监督管理部门对申办人提出的申请，应当根据下列情况分别做出处理：①申请事项不属于本部门职权范围的，应当即时做出不予受理的决定，发给不予受理通知书，并告知申办人向有关食品药品监督管理部门申请。②申请材料存在可以当场更正错误的，应当允许申办人当场更正。③申请材料不齐或者不符合法定形式的，应当当场或者在5日内发给申办人补正材料通知书，一次性告知需要补正的全部内容。逾期不告知的，自收到申请材料之日起即为受理。④申请事项属于本部门职权范围，材料齐全、符合法定形式，或者申办人按要求提交全部补正材料的，发给申办人受理通知书。受理通知书中注明的日期为受理日期。

食品药品监督管理部门自受理申请之日起30个工作日内，依据本办法第四条规定对申报材料进行审查，做出是否同意筹建的决定，并书面通知申办人。不同意筹建的，应当说明理由，并告知申办人享有依法申请行政复议或者提起行政诉讼的权利。

申办人完成筹建后，向受理申请的食品药品监督管理部门提出验收申请，并提交以下材料：①药品经营许可证申请表；②企业营业执照；③拟办企业组织机构情况；④营业场所、仓库平面布置图及房屋产权或使用权证明；⑤依法经过资格认定的药学专业技术人员资格证书及聘书；⑥拟办企业质量管理文件及仓储设施、设备目录。

受理申请的食品药品监督管理部门在收到验收申请之日起30个工作日内，依据开办药品批发企业验收实施标准组织验收，做出是否发给药品经营许可证的决定。符合条件的，发给药品经营许可证；不符合条件的，应当书面通知申办人并说明理由，同时告知申办人享有依法申请行政复议或提起行政诉讼的权利。

（四）药品经营许可证应当载明的项目

药品经营许可证包括正本、副本，均具有同等法律效力。由国家食品药品监督管理局统一制定。药品经营许可证应当载明企业名称、法定代表人或企业负责人姓名、经营方式、经营范围、注册地址、仓库地址、药品经营许可证证号等。

（五）药品经营许可证的变更与换发

药品经营许可证变更分为许可事项变更和登记事项变更。许可事项变更是指经营方式、经营范围、注册地址、仓库地址（包括增减仓库）、企业法定代表人或负责人以及质量负责人的变更。登记事项变更是指上述事项以外的其他事项的变更。

（六）药品监督管理部门对持证企业监督检查

监督检查可以采取书面检查、现场检查或者书面与现场检查相结合的方式。发证机关可以要求持证企业报送药品经营许可证相关材料，通过核查有关材料，履行监督职责；发证机关可以对持证企业进行现场检查。有下列情况之一的企业，必须进行现场检查：①上一年度新开办的企业；②上一年度检查中存在问题的企业；③因违反有关法律、法规，受到行政处罚的企业；④发证机关认为需要进行现场检查的企业。药品经营许可证换证工作当年，监督检查和换证审查工作可一并进行。

（七）对监督检查中违法行为的依法处理

对监督检查中发现有违反《药品经营质量管理规范》要求的经营企业，由发证机关责令限期进行整改。有下列情形之一的，药品经营许可证由原发证机关注销：①药品经营许可证有效期届满未换证的；②药品经营企业终止经营药品或者关闭的；③药品经营许可证被依法撤销、撤回、吊销、收回、缴销和宣布无效的；④不可抗力导致药品经营许可证的许可事项无法实施的；⑤法律、法规规定的应当注销行政许可的其他的情形。

相关案例

特大非法经营药品案

由浙江省杭州市人民检察院提起公诉的特大非法经营药品案在杭州市中级人民法院开庭审理。该案涉案金额近3000万元，公安部和国家食品药品监督管理局列为重点督办的案件。2008年下半年至2009年11月间，丁某某结伙王某在未取得药品生产经营许可证的情况下，指令胡某某在江苏省宜兴市生产ELOTI、EMATI、SORENIC等治疗肿瘤用药，并进行直销或者邮寄给深圳的杜某进行非法分销，销售金额共计687.5057万元。2009年11月24日，公安机关在杭州市某快递公司当场查获ELOTI、SORENIC等药品23 620片。丁某某等犯罪嫌疑人悉数落网。未获取药品生产经营许可证进行非法生产销售，在法庭上，丁某某对检察机关指控的罪名及犯罪事实供认不讳。

二、药品流通监督管理办法

国家食品药品监督管理局发布的《药品流通监督管理办法》（以下简称《办法》）自

2007年5月1日起在全国施行。这是一部专门规范药品流通秩序、整顿治理药品流通渠道的行政规章，共5章47条，主要内容如下所述。

（一）适用范围

该《办法》适用于我国所有从事药品购销的单位和个人。

（二）药品生产、经营企业购销药品的监督管理

1. 药品生产经营企业对销售人员的管理要求及其责任

药品生产、经营企业对其药品购销行为负责，对其销售人员或设立的办事机构以本企业名义从事的药品购销行为承担法律责任；药品生产、经营企业应当对其购销人员进行药品相关的法律、法规和专业知识培训，建立培训档案，培训档案中应当记录培训时间、地点、内容及接受培训的人员；药品生产、经营企业应当加强对药品销售人员的管理，并对其销售行为做出具体规定。

2. 药品生产批发企业销售药品时应当提供的资料

药品生产企业、药品批发企业派出销售人员销售药品的，除规定的资料外，还应当提供加盖本企业原印章的授权书复印件。授权书原件应当载明授权销售的品种、地域、期限，注明销售人员的身份证号码，并加盖本企业原印章和企业法定代表人印章（或者签名）。销售人员应当出示授权书原件及本人身份证原件，供药品采购方核实。

药品生产企业、药品批发企业销售药品时，应当开具标明供货单位名称、药品名称、生产厂商、批号、数量、价格等内容的销售凭证。

3. 药品零售企业销售药品时应开具销售凭证

销售凭证包括药品名称、生产厂商、数量、价格、批号等内容。

4. 药品生产、经营企业不得从事的经营活动

包括：①药品生产、经营企业不得在经药品监督管理部门核准的地址以外的场所储存或者现货销售药品；②药品生产企业只能销售本企业生产的药品，不得销售本企业受委托生产的或者他人生产的药品；③药品生产、经营企业知道或者应当知道他人从事无证生产、经营药品行为的，不得为其提供药品；④药品生产、经营企业不得为他人以本企业的名义经营药品提供场所，或者资质证明文件，或者票据等便利条件；⑤药品生产、经营企业不得以展示会、博览会、交易会、订货会、产品宣传会等方式现货销售药品；⑥药品经营企业不得购进和销售医疗机构配制的制剂；⑦未经药品监督管理部门审核同意，药品经营企业不得改变经营方式。药品经营企业应当按照药品经营许可证许可的经营范围经营药品；⑧药品生产、经营企业不得以搭售、买药品赠药品、买商品赠药品等方式向公众赠送处方药或者甲类非处方药；⑨药品生产、经营企业不得采用邮售、互联网交易等方式直接向公众销售处方药；⑩禁止非法收购药品。

（三）医疗机构购进、储存药品的监督管理

1. 购进、储存药品的要求

包括：①医疗机构购进药品时，应当索取、查验、保存供货企业有关证件、资料、票

据。②医疗机构购进药品，必须建立并执行进货检查验收制度，并建有真实完整的药品购进记录。药品购进记录必须注明药品的通用名称、生产厂商（中药材标明产地）、剂型、规格、批号、生产日期、有效期、批准文号、供货单位、数量、价格、购进日期。药品购进记录必须保存至超过药品有效期1年，但不得少于3年。③医疗机构储存药品，应当制订和执行有关药品保管、养护的制度，并采取必要的冷藏、防冻、防潮、避光、通风、防火、防虫、防鼠等措施，保证药品质量。

2. 不得从事的行为

医疗机构和计划生育技术服务机构不得未经诊疗直接向患者提供药品。医疗机构不得采用邮售、互联网交易等方式直接向公众销售处方药。

（四）法律责任

本《办法》对违反药品流通监督管理规定的各种违法行为的处罚做出明确规定，使整顿药品流通秩序有法可依。无证生产、经营及违反许可证管理规定的违法行为均按《药品管理法》有关规定予以处罚。药品生产、经营企业在经药品监督管理部门核准的地址以外的场所储存药品的，按照《药品管理法实施条例》有关规定予以处罚。其他违法行为处以警告和罚款。

三、处方药与非处方药流通管理暂行规定

原国家药品监督管理局发布的《处方药与非处方药流通管理暂行规定》，自2000年1月1日起实施。该规定共6章27条，主要内容如下所述。

（一）适用范围

本规定适用于国内从事药品生产、批发、零售的企业及医疗机构。

（二）严格对特殊管理的药品监督管理

分类管理后对特殊管理药品的监督管理政策不变。国家实行特殊管理的处方药的生产销售、批发销售、调配、零售、使用仍按有关法律、法规执行。

（三）严格对药品生产、批发企业销售的监督管理

（1）处方药、非处方药的生产销售、批发销售业务必须由具有药品生产许可证、药品经营许可证的药品生产企业、药品批发企业经营。

（2）药品生产、批发企业必须按照分类管理、分类销售的原则和规定向相应的具有合法经营资格的药品零售企业和医疗机构销售处方药和非处方药，药品购销记录按有关药品监督管理规定保存备查。

（3）药品生产、批发企业不得以任何方式直接向患者推荐、销售处方药。

（四）加强并严格规定了零售处方药与甲类非处方药的条件和行为要求

（1）销售处方药和甲类非处方药的零售药店必须具有药品经营许可证，必须配备驻店

执业药师。药品经营许可证和执业药师证书应悬挂在醒目易见的地方。执业药师或相应的药学技术人员应佩戴标明其姓名、职业资格或技术职称内容的胸卡。

（2）处方药必须凭执业医师或执业助理医师处方销售、购买和使用。执业药师或药师必须对医师处方进行审核，签字后依据处方正确调配、销售药品。对处方不得擅自更改和代用。对有配伍禁忌和超剂量的处方，应当拒绝调配、销售，必要时，经处方医师更正或重新签字，方可调配、销售。零售药店对处方必须留存2年以上备查。

（3）非处方药可不凭医师处方销售、购买和使用，但患者可以要求在执业药师的指导下购买和使用。执业药师或药师对患者选购非处方药提供用药指导或提出寻求医生治疗的建议。

（4）处方药不得采用开架自选销售方式。处方药、非处方药不得采用有奖销售、附赠药品或礼品销售等销售方式。

（5）零售药店必须从具有药品经营许可证、药品生产许可证的药品批发企业、药品生产企业采购处方药和非处方药，并按有关药品监督管理规定保存采购记录备查。

四、城镇职工基本医疗保险定点零售药店管理

（一）定点零售药店的概念

定点零售药店是指经统筹地区劳动保障行政部门审查，并经社会保险经办机构确定的，为城镇职工基本医疗保险参保人员提供处方外配服务的零售药店。处方外配是指参保人员持定点医疗机构处方，在定点零售药店购药的行为。

（二）定点零售药店审查和确定的原则

《国务院关于建立城镇职工基本医疗保险制度的决定》中规定：基本医疗保险实行定点医疗机构（包括中医医院）和定点药店管理。劳动保障部会同卫生部、财政部等有关部门制定定点医疗机构和定点药店的资格审定办法。社会保险经办机构要根据中西医并举、基层、专科和综合医疗机构兼顾，方便职工就医的原则，负责确定定点医疗机构和定点药店，要引进竞争机制，保证基本医疗保险用药的品种和质量，合理控制药品服务成本，方便参保人员就医后购药和管理。

（三）定点零售药店应具备的资格和条件

（1）持有药品经营许可证、营业执照，经药品监督管理部门年检合格。

（2）遵守《药品管理法》及有关法规，有健全和完善的药品质量保证制度，能确保药品安全、有效，能确保服务质量。

（3）严格执行国家、省（自治区、直辖市）规定的药品价格政策，经物价部门监督检查合格。

（4）具备及时供应基本医疗保险用药和24小时提供服务的能力。

（5）能保证营业时间内至少有1名药师在岗，营业人员需经地级以上药品监督管理部门培训合格。

（6）严格执行城镇职工基本医疗保险制度有关政策规定，有规范的内部管理制度，配备必要的管理人员和设备。

（四）定点零售药店的管理要求

（1）统筹地区社会保险经办机构在获得定点资格的药店范围内确定定点零售药店，统一发定点零售药店标牌，并向社会公布，供参保人员选择购药。

（2）社会保险经办机构要与定点零售药店签订包括服务范围、服务内容、服务质量、药费结算办法以及医药费审核与控制等内容的协议，明确双方的责任、权利和义务。协议有效期一般为1年。任何一方违反协议，对方均有权解除协议，但须提前通知对方和参保人，并报劳动保障行政部门备案。

（3）外配处方必须由定点医疗机构医师开具，有医师签名和定点医疗机构盖章。处方要有药师审核签字，并保存2年以上备查。

（4）定点零售药店应配备专（兼）职管理人员，与社会保障经办机构共同做好各项管理工作。对外配处方药分别管理，单独建账。定点零售药店要定期向统筹地区社会保险经办机构报告处方外配服务及费用发生情况。

（5）劳动保障行政部门要组织药品监督检查、物价、医药行业主管部门等有关部门，加强对定点零售药店处方外配服务和管理的监督检查。要对定点零售药店的资格进行年度审核。对违反规定的定点零售药店，劳动保障行政部门可视不同情况，责令其限期改正，或取消定点资格。

五、加强药品现代物流发展

2005年国家食品药品监督管理局公布了《关于加强药品监督管理促进药品现代物流发展的意见》，其主要内容如下所述：

（1）药品监督管理部门要提高对加强和发展药品现代物流的认识，要从社会主义市场经济体制改革与建设的角度来认识加强药品监管、促进药品现代物流发展的重要性。推行药品现代流通模式，促进医药商业现代化，是改变我国药品流通现状、规范我国药品流通秩序的治本之策。

（2）申请新开办的药品批发企业，要按照《药品经营许可证管理办法》《药品经营质量管理规范》的规定，坚持药品批发企业的现代物流准入条件，坚持药品批发企业要具有适合药品储存和实现药品入库、传送、分拣、上架、出库的现代物流系统装置和设备，具有独立的计算机管理信息系统，能覆盖企业药品的购进、储存、销售各环节管理以及经营全过程的质量控制。

（3）鼓励具有现代化物流条件的药品批发企业通过兼并、重组、联合发展，促进规范化、规模化发展，使企业做大做强。允许其接受已持有许可证的药品企业委托的药品储存、配送服务业务。

（4）允许有实力并具有现代物流基础设施及技术的企业为已持有许可证的药品企业开展第三方药品现代物流配送，第三方药品现代物流企业应在不同区域设有储运设施，其仓储、运输条件要优于《开办药品批发企业验收实施标准（试行）》中相关条件的要求。

（5）积极支持具有现代物流基础设施及技术的药品企业参与农村药品配送，在农村"两网"建设中实现更大规模、更大区域的集中配送、连锁经营。

（6）加强药品监督管理信息化建设。现代物流的重要特征就是信息流与现代储运业务紧密结合。药品现代物流企业要具备先进的管理技术和手段，要采用互联网技术实现资源共享、数据共用、信息互通。

六、基本药物全品种电子监管

为贯彻落实国务院办公厅《关于印发医药卫生体制五项重点改革2010年度主要工作安排的通知》精神，根据《关于基本药物进行全品种电子监管工作的通知》要求，国家食品药品监督管理局研究制定了基本药物全品种电子监管实施目标。

（一）药品电子监管概念

药品电子监管是利用现代信息技术、网络技术、编码技术和已建成的第三方技术平台，建立对规定入网药品目录的品种的监控、追溯系统。2016年2月，原国家食品药品监督管理总局发布公告，暂停执行药品电子监管码，原查询通道已关闭。

（二）基本药物电子监管的实施

（1）生产基本药物品种的中标企业，在2011年3月31日前加入药品电子监管网，基本药物品种出厂前，生产企业须按规定在上市产品最小销售包装上加印（贴）统一标识的药品电子监管码，并通过监管网进行数据采集和报送；凡经营基本药物品种的企业，须按规定进行监管码信息采集和报送。

（2）2011年4月1日起，对列入基本药物目录的品种，未入网及未使用药品电子监管码统一标识的，一律不得参与基本药物招标采购。对未中标的基本药物目录品种生产企业的电子监管工作，要按照原国家食品药品监督管理局的部署逐步完成。

（3）药品电子监管网的技术服务机构及运营维护管理机构必须确保网络的正常运行和数据的安全、可靠，做好企业入网、赋码、核注核销、监管追溯等各个环节的技术服务工作，及对入网企业的技术指导和培训工作。

（三）基本药物电子监管的意义

基本药物电子监管的实施，对于提高监管效率、更大程度确保公众用药安全起到积极的推动作用。它有利于有效打击制售假劣药品行为。基本药物电子监管网实施闭环运行，使得非法药品无法进入国家正规销售使用渠道，有利于问题药品的追溯召回。由于对入网药品的流量、流向和库存进行实时掌控，因此，发生药害时，通过该网能够在最短的时间内，以最快的速度进行问题药品的追溯、召回，有利于保护药品生产企业的利益，正规产品能得到有效保护。

第三节 药品经营质量管理规范

《药品经营质量管理规范》（good supply practice，GSP）是针对药品经营企业计划采购、购进验收、储存、销售及售后服务等环节而制定的保证药品符合质量标准的一项管理制度。其核心是通过严格的管理制度来约束企业的行为，对药品经营全过程进行质量控制，保证向用户提供优质的药品。

一、《药品经营质量管理规范》的产生

1982年，日本药品经营企业制定的《医药品供应管理规范》被介绍到我国。

1984年，卫生部制定了《医药商品质量管理规范（试行）》，在医药行业内试行，即医药行业的GSP。

1992年，卫生部正式颁布了《医药商品质量管理规范》，这标志着GSP已经成为政府规章。

1993年，卫生部制定了《医药商品质量管理规范达标企业（批发）验收细则（试行）》，1994年在全国医药批发企业中开展GSP达标企业的验收试点工作。

2000年4月，卫生部发布了GSP，2000年11月制定了《药品经营质量管理规范实施细则》，2003年4月修订并发布了《药品经营质量管理规范认证管理办法》。此后GSP分别于2013年、2015年、2016年修订并发布实施。

现行GSP是国家食品药品监督管理总局2016年6月30日发布的一部强制性的行政规章，是我国第一部强制执行的GSP。它对药品批发企业、药品零售企业的质量要求分别做了详细的阐述和解释，在药品的购进、储运、销售等环节实行质量管理，技术要求更为具体化、提高了可操作性，确保了GSP在全国药品经营企业中全面推行。2019年12月1日，国家药品监督管理局取消药品GSP认证。

知识拓展

日本的GSP

日本是实施GSP较早的国家。日本的GSP共计12章，主要包括双方责任制、实施办法、教育培训、运输管理、自行监督五个方面的内容。早在1945年，随着日本经济的不断发展及国民健康保险制度的普及，药品批发及零售企业，在激烈的医药市场竞争中，为了各自的生存与发展，期待产生一个能共同遵守的"标准"来约束各自的行为。药品不同于一般的商品，必须绝对保证其安全、有效。因此，药品批发业的使命和义务是随时为消费者提供任何数量的任何产品（包括亏本的产品），即树立质量第一的观念。为了保证此观念的顺利执行，必须有一种法律来规范或约束批发商的行为，日本的GSP应运而生。经过多年的实践，目前已经形成了一套比较成熟的做法。

二、《药品经营质量管理规范》的主要内容

现行GSP共4章184条。第一章总则，阐明了GSP制定的目的和依据，基本要求，以及适用范围。第二章药品批发的质量管理，主要包括管理职责、人员与培训、设施与设备、进货、验收与检验、储存与养护、出库与运输、销售与售后服务等内容。第三章药品零售的质量管理，主要包括管理职责、人员与培训、设施与设备、进货与运输、陈列与储存、销售与服务。第四章附则，包括用语含义，制定GSP实施细则，GSP的解释和施行时间。

（一）药品批发企业的经营质量管理

1. 管理职责的规定

督促相关部门和岗位人员执行药品管理的法律、法规及本规范；组织制订质量管理体系文件，并指导、监督文件的执行；负责对供货单位和购货单位的合法性、购进药品的合法性以及供货单位销售人员、购货单位采购人员的合法资格进行审核，并根据审核内容的变化进行动态管理；负责质量信息的收集和管理，并建立药品质量档案；负责药品的验收，指导并监督药品采购、储存、养护、销售、退货、运输等环节的质量管理工作；负责不合格药品的确认，对不合格药品的处理过程实施监督；负责药品质量投诉和质量事故的调查、处理及报告；负责假劣药品的报告；负责药品质量查询；负责指导设定计算机系统质量控制功能；负责计算机系统操作权限的审核和质量管理基础数据的建立及更新；组织验证、校准相关设施设备；负责药品召回的管理；负责药品不良反应的报告；组织质量管理体系的内审和风险评估；组织对药品供货单位及购货单位质量管理体系和服务质量的考察和评价；组织对被委托运输的承运方运输条件和质量保障能力的审查；协助开展质量管理教育和培训；其他应当由质量管理部门履行的职责。

2. 人员与培训的要求

企业应当配备符合以下资格要求的质量管理、验收及养护等岗位人员：从事质量管理工作的，应当具有药学中专或者医学、生物、化学等相关专业大学专科以上学历或者具有药学初级以上专业技术职称；从事验收、养护工作的，应当具有药学或者医学、生物、化学等相关专业中专以上学历或者具有药学初级以上专业技术职称；从事中药材、中药饮片验收工作的，应当具有中药学专业中专以上学历或者具有中药学中级以上专业技术职称；从事中药材、中药饮片养护工作的，应当具有中药学专业中专以上学历或者具有中药学初级以上专业技术职称；直接收购地产中药材的，验收人员应当具有中药学中级以上专业技术职称。

3. 硬件设施的规定

企业应当具有与其药品经营范围、经营规模相适应的经营场所和库房。库房的选址、设计、布局、建造、改造和维护应当符合药品储存的要求，防止药品的污染、交叉污染、混淆和差错。药品储存作业区、辅助作业区应当与办公区和生活区分开一定距离或者有隔离措施。

库房的规模及条件应当满足药品安全储存的要求，便于开展储存作业：库房内、外环境整洁，无污染源，库区地面硬化或者绿化；库房内墙、顶光洁，地面平整，门窗结构严密；库房有可靠的安全防护措施，能够对无关人员进入实行可控管理，防止药品被盗、替换或者混入假药；有防止室外装卸、搬运、接收、发运等作业受异常天气影响的措施。

库房应当配备以下设施设备：

药品与地面之间有效隔离的设备；避光、通风、防潮、防虫、防鼠等设备；有效调控温湿度及室内外空气交换的设备；自动监测、记录库房温湿度的设备；符合储存作业要求的照明设备；用于零货拣选、拼箱发货操作及复核的作业区域和设备；包装物料的存放场所；验收、发货、退货的专用场所；不合格药品专用存放场所；经营特殊管理的药品有符合国家规定的储存设施。

经营中药材、中药饮片的，应当有专用的库房和养护工作场所，直接收购地产中药材的应当设置中药样品室（柜）。

储存、运输冷藏、冷冻药品的，应当配备以下设施设备：

与其经营规模和品种相适应的冷库，储存疫苗的应当配备两个以上独立冷库；用于冷库温度自动监测、显示、记录、调控、报警的设备；冷库制冷设备的备用发电机组或者双回路供电系统；对有特殊低温要求的药品，应当配备符合其储存要求的设施设备；冷藏车及车载冷藏箱或者保温箱等设备。

运输药品应当使用封闭式货物运输工具。运输冷藏、冷冻药品的冷藏车及车载冷藏箱、保温箱应当符合药品运输过程中对温度控制的要求。冷藏车具有自动调控温度、显示温度、存储和读取温度监测数据的功能；冷藏箱及保温箱具有外部显示和采集箱体内温度数据的功能。储存、运输设施设备的定期检查、清洁和维护应当由专人负责，并建立记录和档案。

4. 质量管理制度

质量管理体系内审的规定；质量否决权的规定；质量管理文件的管理；质量信息的管理；供货机构、购货机构、供货机构销售人员及购货单位采购人员等资格审核的规定；药品采购、收货、验收、储存、养护、销售、出库、运输的管理；特殊管理药品的规定；药品有效期的管理；不合格药品、药品销毁的管理；药品退货的管理；药品召回的管理；质量查询的管理；质量事故、质量投诉的管理；药品不良反应报告的规定；环境卫生、人员健康的规定；质量方面的教育、培训及考核规定；设施设备保管和维护的管理；设施设备验证和校准的管理；记录和凭证的管理；计算机系统的管理；药品追溯的规定；其他应当规定的内容。

5. 文件管理

GSP及其实施细则要求，流通过程的进货、存货、销货应有按批号可追踪的原始记录，要求对所经营药品必须收集质量标准，建立质量档案。

（1）GSP标准类文件主要有：①业务经营的规定；②首次经营品种的质量审核办法；③药品入库验收、在库养护、出库复核程序；④顾客投诉处理程序；⑤不合格药品处理程序；⑥企业自检程序及人员培训操作程序；⑦各级人员质量责任及有关经营质量管理各项制度。

（2）GSP记录（凭证）类文件主要有：①药品经营审批表；②药品质量验收记录；③药品拒收报告单；④药品入库验收登记表；⑤有效期、使用期药品催销表；⑥库房温、湿度记录表；⑦库存药品养护检查记录；⑧药品出库复核记录；⑨销货退回药品台账等。

（3）档案管理是GSP软件管理的重要内容之一，是各项管理的依据和记录。主要档案有：①人事教育档案；②职工健康档案；③药品质量档案；④药品养护档案；⑤用户访问档案以及合同管理档案等。

（二）药品零售企业经营管理

1. 人员与培训

企业从事药品经营和质量管理工作的人员，应当符合有关法律、法规及本规范规定的资格要求，不得有相关法律法规禁止从业的情形。企业法定代表人或者企业负责人应当具备执业药师资格。企业应当按照国家有关规定配备执业药师，负责处方审核，指导合理用药。质量管理、验收、采购人员应当具有药学或者医学、生物、化学等相关专业学历或者具有药学专业技术职称。从事中药饮片质量管理、验收、采购人员应当具有中药学中专以上学历或者具有中药学专业初级以上专业技术职称。营业员应当具有高中以上文化程度或者符合省级食品药品监督管理部门规定的条件。中药饮片调剂人员应当具有中药学中专以上学历或者具备中药调剂员资格。

企业各岗位人员应当接受相关法律、法规及药品专业知识与技能的岗前培训和继续培训。

企业应当按照培训管理制度制定年度培训计划并开展培训，使相关人员能正确理解并履行职责。培训工作应当做好记录并建立档案。企业应当为销售特殊管理的药品、国家有专门管理要求的药品、冷藏药品的人员接受相应培训提供条件，使其掌握相关法律、法规和专业知识。

在营业场所内，企业工作人员应当穿着整洁、卫生的工作服。

企业应当对直接接触药品岗位的人员进行岗前及年度健康检查，并建立健康档案。患有传染病或者其他可能污染药品的疾病的，不得从事直接接触药品的工作。

在药品储存、陈列等区域不得存放与经营活动无关的物品及私人用品，在工作区域内不得有影响药品质量和安全的行为。

2. 经营场所

药品零售企业和零售连锁门店应有与经营规模相适应的营业场所和药品仓库。其营业场所和仓库面积要求：①大型零售企业营业场所面积不低于100 m²，仓库不低于30 m²；②中型零售企业营业场所面积不低于50 m²，仓库不低于20 m²；③小型零售企业营业场所面积不低于40 m²，仓库不低于20 m²；④零售连锁门店营业所面积不低于40 m²。

药品零售营业场所应宽敞、整洁，营业用货架、柜台齐备，销售柜组标志醒目，药品与非药品、内服药与外服药、易串味的药品与一般药品应分开存放；处方药与非处方药应分柜摆放；低温保存药品必须进入冷藏设备，危险、特殊、贵重药品应存放专库和专柜。

药品储存库房内要避光、避风、阴凉、干燥，符合药品养护条件；要有防尘、防潮、防污染和防虫、防鼠、防霉变的设备。库内药品做到分类定位、按生产日期（或批号）的顺序整齐存放，实行色标管理；货位上设货位牌。

3. 管理与制度

药品零售企业和零售连锁门店应依照批准的经营方式和经营范围经营药品。企业主要负责人对企业经营药品的质量负领导责任。

企业应设置质量管理机构和专职质量管理人员，具体负责企业质量管理工作，结合企业实际，制定各项质量管理制度。

质量管理制度应包括以下内容：①有关业务和管理岗位的质量责任；②药品购进、验收、储存、陈列、养护等环节管理规定；③首营企业和首营品种的审核规定；④药品销售的处方管理规定；⑤对特殊管理药品的购进、储存、保管和销售的规定；⑥药品不良反应报告和服务质量的管理规定等。

4. 零售企业经营质量管理

（1）药品购进、出库的验收

严格执行GSP及其实施细则和购入、出库的质量管理制度，对质量可疑的药品须送药品检验所，检验合格后方可入库。对购进药品，应建立完整的购进记录。购进记录应保存至超过药品有效期1年，但不得少于2年。

药品零售连锁门店必须接受企业配送中心的药品配送，不得独立购进药品。门店的验收人员应按送货凭证对照实物，进行品名、规格、批号、生产厂商以及数量的核对。如发现质量问题的药品，应及时退回配送中心并向总部质量管理机构报告。

（2）药品在库养护

对库存的药品要经常检查，防止过期失效、霉烂变质。过期失效、霉烂变质的药品不得上柜销售，应立即放入不合格药品区内集中销毁，并做好不合格药品记录。

（3）药品销售

销售药品时，处方要经执业药师或具有药师以上（含药师和中药师）职称的人员审核后方可调配和销售。对处方所列药品不得擅自更改和代用。对有配伍禁忌和超剂量的处方，应当拒绝调配、销售。必要时，须经原处方医生更正或重新签字方可调配和销售。审核调配或销售人员均应在处方上签字或盖章。处方保存2年备查。

药品零售企业和零售连锁门店在销售中应做到以下几点：①营业时间内，应有执业药师或药师在岗，并佩戴标明姓名、执业药师或其技术职称等内容的胸卡。②处方药销售，执业药师或药师对处方进行审核并签字后，方可依据处方调配、销售药品。无医师开具的处方不得销售处方药。非处方药可不凭处方出售。但如果顾客要求，执业药师或药师应负责对药品的购买和使用进行指导。销售人员应正确地向顾客介绍药品的性能、用途、用法、用量和注意事项等。不得夸大其词，蒙骗消费者。③药品拆零销售使用的工具、包装袋应清洁和卫生。出售时应在药袋上写明药品名称、规格、用法、用量、有效期等内容。④销售特殊管理的药品，必须凭盖有医疗单位公章的医生处方限量供应，销售及复核人员均应在处方上签字或盖章，处方保存2年备查。⑤严格执行国家的价格管理，明码标价，品名清晰、标签对位。⑥药品零售企业和零售连锁门店应制定服务公约，其公约对外公布，张挂醒目、内容准确、文字规范。公布监督电话和设置顾客意见簿。

复习思考题

1. 药品经营活动有何特点?
2. 药品流通过程及药品市场营销的特点是什么?
3. 简述申领药品经营许可证的程序。
4. 简述《药品流通监督管理办法》的主要内容。
5. 定点零售药店应具备哪些资格和条件?
6. 简述《药品经营质量管理规范》的主要内容。
7. GSP对药品经营过程质量管理有哪些规定?
8. GSP对药品批发企业储存与养护药品有何规定?

（李春花）

第十一章 医疗机构药事管理

医疗机构药事管理是医疗工作的重要组成部分。医疗机构药事管理不仅是整个药事管理工作的必要环节，也是对前期药品研究开发管理、生产管理和经营管理成果的检验，是药事管理学研究的重要内容。本章介绍医疗机构药剂科（部）、药事管理与药物治疗委员会、医院调剂与制剂业务管理和临床药学业务管理等方面的内容。

第一节 医疗机构药事管理概述

2002年，卫生部与国家中医药管理局共同制定了《医疗机构药事管理暂行规定》，该规定实施后，医疗机构药事管理工作取得了很大的进步，合理用药水平明显提高。2011年，在总结各地实施情况的基础上，结合当前国家药物政策以及医疗机构药事管理工作的新形势和新任务，卫生部、国家中医药管理局和总后勤部卫生部共同对《医疗机构药事管理暂行规定》进行了修订，制定了《医疗机构药事管理规定》，该规定自2011年3月1日起施行。

一、医疗机构概念及类别

（一）医疗机构的概念

医疗机构是以救死扶伤、防病治病、保护人们健康为宗旨，从事疾病诊断、治疗活动的社会组织。

开办医疗机构须依照法定程序申请、审批、登记领取医疗机构执业许可证。床位不满100张的医疗机构，其许可证每年校验1次，100张床位以上的医疗机构每3年校验1次。任何单位和个人，未取得医疗机构执业许可证，不得开展诊疗活动，擅自执业的应承担相应的法律责任。

（二）医疗机构的类别

目前我国医疗机构的主要类别有：①综合医院、中医医院、中西医结合医院、民族医医院、专科医院、康复医院；②妇幼保健院；③社区卫生服务中心、社区卫生服务站；④中心卫生院、乡（镇）卫生院、街道卫生院；⑤疗养院；⑥综合门诊部、专科门诊部、中医门诊部、中西医结合门诊部、民族医门诊部；⑦诊所、中医诊所、民族医诊所、卫生所、医务室、卫生保健所、卫生站；⑧村卫生室（所）；⑨急救中心、急救站；⑩临床检验中心；⑪专科疾病防治院、专科疾病防治所、专科疾病防治站；⑫护理院、护理站；⑬医学检验实验室、病理诊断中心、医学影像诊断中心、血液透析中心、安宁疗护中心；⑭其他诊疗机构等。

另外，根据国务院体制改革办公室、卫生部等8个部门发布的《关于城镇医药卫生体制改革的指导意见》，建立新的医疗机构分类管理制度，即非营利性医疗机构和营利性医疗机构分类管理。国家坚持非营利性医疗机构在医疗服务体系中占主导地位的政策。非营利性医疗机构分为政府办和非政府办非营利性医疗机构。政府办的非营利性医疗机构由同级财政给予合理补助，并按扣除财政补助和药品差价收入后的成本制定医疗服务价格；非政府办的非营利性医疗机构不享受政府补助，医疗服务执行政府指导价。营利性医疗机构医疗服务价格放开，依法自主经营，照章纳税。

二. 医疗机构药事管理的概念和内容

（一）医疗机构药事管理的概念和特点

医疗机构药事管理是指医疗机构以病人为中心，以临床药学为基础，对临床用药全过程进行有效的组织实施与管理，促进临床科室科学、合理用药的药学技术服务和相关的药品管理工作。

卫生部、国家中医药管理局负责全国医疗机构药事管理工作的监督管理。县级以上地方卫生行政部门、中医药行政部门负责本行政区域内医疗机构药事管理工作的监督管理。军队卫生行政部门负责军队医疗机构药事管理工作的监督管理。

医疗机构药事管理具有专业性、实践性和服务性强的特点。专业性指医疗机构药事管理不同于一般行政管理工作，具有明显的药学专业特征；实践性指医疗机构药事管理是各种管理职能和方法在医疗机构药事活动中的实际运用；服务性突出了医疗机构药事管理的目的，即保障医疗机构药学服务工作的正常运行和不断发展，围绕医疗机构的总目标，优质高效地向患者及其他人群提供医疗卫生保健的综合服务。

（二）医疗机构药事管理的内容

医疗机构药事管理是由若干相互联系、相互制约的部门管理和药学专业管理构成的一个整体，各项管理各自有其本身的特点，但又密切地相互联系、交叉和渗透在一起。它包含了对药品和其他物资的管理、对人的管理以及药品的经济管理等。具体来说，主要包括以下几个方面。

1. 组织管理

医院药学实践的组织体制和结构、各项规章制度的建立，各类人员按比例配备，各级人员的职责设置、考核及升、调、奖、惩等。

2. 药品供应管理

药学部门要掌握新药动态信息和市场信息，制定药品采购计划，加速周转，减少库存，保证药品供应，包括药品采购、储存、保管和供应等管理。

3. 调剂业务管理

药品调剂工作是药学技术服务的重要组成部分，医疗机构的药学专业技术人员必须严格执行操作规程、医嘱、处方管理制度，认真审查和核对，确保发出药品的准确、无误。调剂是药品从医院转移给患者的过程，严格把好调剂工作中的审查核对关，对药品合理使用有很重要的意义。要根据临床需要建立静脉用药集中调配中心（室），对肠外营养液和危害药品实行集中配制和供应。

4. 医疗机构制剂业务管理

医疗机构配制制剂，必须具备能够保证制剂质量的专业人员、场地、设施、设备、管理制度、检验仪器和卫生条件等。医疗机构制剂业务管理包括制剂室的审批、制剂品种的注册、制剂工艺规程和标准操作规程的制定、制剂质量检验等。

5. 药品质量监督管理

除了自配制剂以外，医院采购的药品同样要进行质量控制，对临床各科使用的药品，特别是特殊管理药品的使用情况要加强检查、监督和管理。

6. 临床药学业务管理

临床药师参与临床药物治疗和给药方案的调整工作，进行药物不良反应监测，开展药品使用中安全性、有效性、合理性的评价和管理。

7. 药物信息管理

除了在药品供应、调剂与制剂、药品质量监督管理中有大量信息需要管理外，要特别重视药品使用信息的积累和管理，为医护人员及患者提供用药咨询。

8. 经济管理

引入市场经营机制，在确保药品质量、服务质量的前提下，做好药品成本核算和账务管理。管好、用好资金，合理地增加收入、减少支出，保证社会效益和经济效益的同步增长，促进医院药学的发展。

9. 药学研究管理

开展临床药学和临床药理学研究。围绕合理用药、新药开发进行药效学、药物动力学、生物利用度以及药物安全性等研究；结合临床需要开展化学药品和中成药新制剂、新剂型的研究。

10. 药学专业技术人员的培养与管理

各类人员培训和继续教育管理等。

第二节　药事管理组织和药学部门

《医疗机构药事管理规定》指出"医疗机构药事管理和药学工作是医疗工作的重要组成部分。医疗机构根据实际工作需要，应设立药事管理组织和药学部门"。

一、药事管理与药物治疗学委员会

世界许多国家的医院都有类似的组织。美国和英国称为"药学和治疗学委员会"（pharmacy and therapeutics committee，PT委员会），德国称为药品委员会，日本称为药事委员会或药品选用委员会。国外把此类机构看作为咨询组织，起着沟通药学人员和其他医务人员的作用，其目的有两个：一是咨询，推荐医院用药，帮助制订药品的评价、遴选和治疗使用的有关规定；二是教育，完善医师、护士、药师与药品及其使用有关问题的知识的培训。

根据卫生部《医疗机构药事管理规定》，二级以上医院应当设立药事管理与药物治疗学委员会，其他医疗机构应当成立药事管理与药物治疗学组。

（一）组成

二级以上医院药事管理与药物治疗学委员会委员由具有高级技术职务任职资格的药学、临床医学、护理和医院感染管理、医疗行政管理等人员组成。成立医疗机构药事管理与药物治疗学组的医疗机构由药学、医务、护理、医院感染、临床科室等部门负责人和具有药师、医师以上专业技术职务任职资格人员组成。医疗机构负责人任药事管理与药物治疗学委员会（组）主任委员，药学和医务部门负责人任药事管理与药物治疗学委员会（组）副主任委员。药事管理与药物治疗学委员会（组）应当建立健全相应工作制度，日常工作由药学部门负责。

（二）职责

（1）贯彻执行医疗卫生及药事管理等有关法律、法规、规章。审核制定本机构药事管理和药学工作规章制度，并监督实施；

（2）制定本机构药品处方集和基本用药供应目录；

（3）推动药物治疗相关临床诊疗指南和药物临床应用指导原则的制定与实施，监测、评估本机构药物使用情况，提出干预和改进措施，指导临床合理用药；

（4）分析、评估用药风险和药品不良反应、药品损害事件，并提供咨询与指导；

（5）建立药品遴选制度，审核本机构临床科室申请的新购入药品、调整药品品种或者供应企业和申报医院制剂等事宜；

（6）监督、指导麻醉药品、精神药品、医疗用毒性药品及放射性药品的临床使用与规范化管理；

（7）对医务人员进行有关药事管理法律、法规、规章制度和合理用药知识教育培训；向公众宣传安全用药知识。

二、药学部门

医院药学部门是医院专业技术科室，具体负责药品管理、药学专业技术服务和药事管理工作，开展以病人为中心，以合理用药为核心的临床药学工作，组织药师参与临床药物治疗，提供药学专业技术服务。其主要工作包括本医院药品保障供应与管理；处方适宜性审核、药品调配以及安全用药指导；实施临床药师制，直接参与临床药物治疗；药学教育、与医院药学相关的药学研究等。

（一）设置

医疗机构应当根据本机构功能、任务、规模设置相应的药学部门，配备和提供与药学部门工作任务相适应的专业技术人员、设备和设施。三级医院设置药学部，并可根据实际情况设置二级科室；二级医院设置药剂科；其他医疗机构设置药房。一般来说，具有一定规模的综合性医院的药剂科（部），分为中药房和西药房两大部分。根据卫生部、国家中医药管理局、总后勤部卫生部发布的《医疗机构药事管理规定》及综合医院、中医医院分级管理标准的有关要求，医院药剂科组织管理的规定和组织形式如下所述：

（1）二、三级医院必须设立药剂科（部、处），作为医院的职能科室。一级医院设立药事科，作为医技科室，应有专人负责药剂工作。

（2）一级中医医院必须开展中药加工、调剂、煎煮、贮存等业务并建立科室。二级中医医院应设中、西药调剂室和中药加工炮制室、中药制剂室、西药制剂室、煎药室、药品质量检验室、情报资料室。有条件可设灭菌制剂、临床药学、制剂研究（药物研究）等科室。三级中医医院药剂科（部、处）必须设立上述所有科室。中药加工炮制室和煎药室可独立设置或根据需要附属于调剂或制剂室管理。综合性一、二、三级医院，中药科室的设置可根据本院中西药或中西医结合业务工作开展的实际情况考虑，原则上可参考同级中医医院，与其相一致。

（3）综合性医院药剂科（部），可根据医院规模、专业性质和工作职责范围，设立相应的药事组织机构，如图11-1所示。

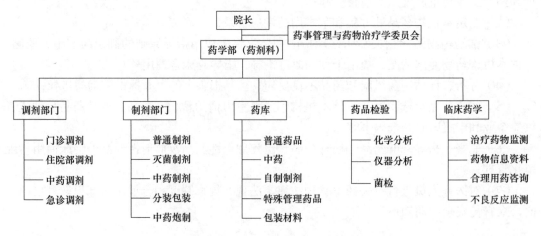

图 11-1　我国综合性医院药剂科组织机构示意图

（二）人员要求

（1）医疗机构药学专业技术人员不得少于本机构卫生专业技术人员的8%。建立静脉用药调配中心（室）的医疗机构应当根据实际需要另行增加药学专业技术人员数量。承担教学和科研任务的三级医院，应当根据其任务和工作量适当增加药学专业技术人员数量。

医疗机构应当根据本机构性质、任务、规模配备适当数量临床药师，三级医院临床药师不少于5名，二级医院临床药师不少于3名。临床药师应当具有高等学校临床药学专业或者药学专业本科毕业以上学历，并应当经过规范化培训。

（2）二级以上医院药学部门负责人应当具有高等学校药学专业或者临床药学专业本科以上学历及本专业高级技术职务任职资格；除诊所、卫生所、医务室、卫生保健所、卫生站以外的其他医疗机构药学部门负责人应当具有高等学校药学专业专科以上或者中等学校药学专业毕业学历及药师以上专业技术职务任职资格。

（3）三级综合医院药学部药学人员中具有高等医药院校临床药学专业或者药学专业全日制本科毕业以上学历的，应当不低于药学专业技术人员总数的30%；二级综合医院应当不低于20%。

（4）药学专业技术人员中具有副高级以上药学专业技术职务任职资格的人员，三级综合医院应当不低于13%，教学医院应当不低于15%，二级综合医院应当不低于6%。

（三）房屋要求

1. 门诊调剂室

二级综合医院：日门诊量100～500人次，调剂室面积80～110 m^2；日门诊量501～1500人次，调剂室面积110～160 m^2；日门诊量1501～2500人次，调剂室面积160～200 m^2。

三级综合医院：日门诊量1501～2500人次，调剂室面积200～280 m^2；日门诊量2500人次以上，每增加1000人次，调剂室面积递增60 m^2；日门诊量大于4500人次，每增加1000人次，调剂室面积递增40 m^2。

2. 住院调剂室

二级综合医院：病床100～500张，调剂室面积80～180 m^2。设置有静脉用药集中调配中心（室）、对静脉用药实行集中调配的药剂科，住院调剂室的面积应减少约30%；只对危害药物和肠道外营养液实施集中调配的医院，应根据其调配规模和工作量减少5%～10%。

三级综合医院：病床501～1000张，调剂室面积180～280 m^2；病床1000张以上，每增加100张床位，调剂室面积递增20 m^2。设有静脉用药集中调配中心，对静脉用药实行集中调配的医院，则住院调剂室的面积应当减少约30%；只对危害药物和肠外营养液实行集中调配的医院，应当根据其调配规模和工作量减少5%～10%。

3. 静脉用药调配中心（室）

二级综合医院：每日调配500袋（瓶）以下，调配室面积100～150 m^2；每日调配501～1000袋（瓶），调配中心面积150～300 m^2。

三级综合医院：每日调配1001～2000袋（瓶）：调配中心面积300～500 m^2；每日调配2001～3000袋（瓶）：调配中心面积500～650 m^2；每日调配3001袋（瓶）以上，每增加500袋（瓶）递增30 m^2。

4. 药品库

二级综合医院：病床100～500张，药库面积80～300 m^2。

三级综合医院：病床501～1000张，门诊量1000～2000人次/日，药库面积300～400 m^2；病床1000张和门诊量2000人次/日以上，每增加150张床或者门诊量1000人次/日，药库面积在400 m^{2}基础上递增30 m^2。

5. 其他部门工作室

（1）药剂科（部）应当设置办公室、药学信息室、临床药师办公室、药品质量控制室及必要的学习生活区等，并具有与其开展工作相适应的工作面积。

（2）药剂科（部）其他工作室用房面积应当按照性质、任务、规模等实际需要配置。

（3）上述住院调剂室和药品库面积，包含中成药用房面积，但不包括中药饮片用房面积。中药饮片调剂室及其药库面积，按照国家相关规定执行。

（四）药剂科（部）

1. 药剂科（部）的概念

医疗机构药剂科（部）又称医院药房，它是医疗机构中从事预防、诊断、治疗疾病所用药品的供应、调剂、配制制剂、提供临床药学服务、监督检查药品质量等工作的部门。医院药剂科（部）属医疗技术部门，具有专业技术性、业务监督性、信息指导性、管理效益性及工作服务性的特点。

2. 药剂科（部）的性质

医院药剂科（部）是在院长领导下的医院药学技术职能部门，既具有很强的专业技术性，又有执行药品政策法规和药品管理的职能性，是代表医院对全院药品实施监督管理的职能机构。

药剂科（部）具有以下性质：

（1）专业技术性，药剂科（部）的调剂、制剂、药检、临床药学及药学监护等工作都是专业技术性很强的工作，随着专业分工的逐渐细化，其技术性水平要求也日趋提高。

（2）业务监督性，药剂科（部）既是药品管理和有关药政法律、法规的执行者，又是医院各科室执行药政法规的监督检查者。药剂科（部）在分管院长的领导下，对全院药品质量进行监督管理，包括业务监督和自我监督。

（3）信息指导性，信息是医院药学整个工作中最基本、最活跃的因素，药剂人员充分运用掌握的专业知识和各种药学情报资料，向医护人员和患者提供药学情报及咨询服务，参与临床工作，提出合理用药建议，以提高医院的用药水平，保证患者用药安全、有效、经济、适当。

（4）管理效益性，药品采购供应管理是医院经营管理和经济管理的主要形式之一。如何保证药品的供应，合理使用药品的周转经费，在提高社会效益的前提下，积极提高经济效益对医院来说具有重要的意义。

（5）工作服务性，药剂科的工作既有行政职能科室的工作，又有很多技术性很强的业务工作，既要管人，又要管技术，更重要的是要做好服务工作，既服务于医务工作者，又服务于广大患者。

3. 药剂科（部）的作用

《医疗机构药事管理规定》指出"药学部门在医疗机构负责人领导下，负责本机构药事管理，按照《药品管理法》及相关法律、法规监督、管理本机构临床用药和各项药学服务"。

4. 药剂科（部）的任务

根据《药品管理法》和药政法规的有关规定，监督、检查本院各科室合理使用药品，防止滥用和浪费，及时准确地为医疗、科研、教学提供各种质优的药品和制剂，为患者服务，积极开展临床药学和科研工作，为临床当好参谋。

药剂科（部）的具体任务有：

（1）法律、法规的执行与监督。贯彻执行《药品管理法》及其他相关法律、法规、规章，建立健全本院药品供应、使用、制剂配制和监督管理制度。

（2）药品的供应管理。根据本医疗机构医疗、科研和教学的需要，编制医疗机构用药目录和用药计划，严格按照相关规定，组织药品采购、自制、储备、保管和合理分配，做好药品供应工作。

（3）调剂与制剂管理。根据医师处方或科室请领单，及时、准确地调配和分发药剂；经有关部门审批后，按临床需要有计划地配制制剂、加工炮制中药材，供临床使用。

（4）药品质量管理。建立健全药品质量监督和检验制度。对药品质量进行严格检查，不合格的药品不得使用，为临床提供质量合格的药品，保证临床用药安全、有效。

（5）临床药学工作管理。开展临床药学、用药监护工作，包括血药浓度监测、药品信息服务、提供用药咨询、新药介绍、协助临床做好新药的临床研究和上市药品的再评价、协助医师制订和调整个体给药方案，监测药物不良反应，及时向药品不良反应监测中心报告并提出改进或淘汰药物品种的意见。

（6）承担科研、教学与技术人员的培养工作。结合临床需要，开展化学药品和中成药新剂型的研究与新药的研发；围绕合理用药，进行药物效应学、药物动力学、生物利用度以及药物安全性等研究；开展用药趋势分析、药物经济学研究。对在职人员进行培训和继续教育；承担培养进修生和实习生的带教任务和基层单位技术指导等工作。

第三节　药　剂　管　理

一、药品采购与保管

（一）药品采购管理

医疗机构使用的药品，除了自配制剂以外，绝大部分是从市场上购进的药品。医疗机构应建立健全药品采购管理制度，明确采购计划，确定采购方式，在药品采购中必须加强计划性，既要防止脱销断药，又要防止长期积压造成药品过期失效。采购时要注意进货渠道的合法性、药品质量的可靠性，严格执行药品采购的相关规定。药剂科（部）负责全院药品、试剂的计划和采购工作。

医疗机构应当根据《国家基本药物目录》《处方管理办法》《国家处方集》《药品采购供应质量管理规范》等制订本机构的药品处方集和基本用药供应目录，编制药品采购计划，按规定购入药品。

1.《药品管理法》相关规定

（1）医疗机构必须从具有药品生产、经营资格的企业购进药品；

（2）医疗机构购进药品，必须建立并执行进货检查验收制度，验明药品合格证明和其他标识；不符合规定要求的药品，不得购进和使用；

（3）医疗机构购进药品，必须有真实、完整的药品购进记录；

（4）个人设置的门诊部、诊所等医疗机构不得配备常用药品和急救药品以外的其他药品。

2.《医疗机构药事管理规定》的要求

（1）医疗机构应当制订本机构药品采购工作流程；建立健全药品成本核算和账务管理制度；严格执行药品购入检查、验收制度；不得购入和使用不符合规定的药品。

（2）医疗机构临床使用的药品应当由药学部门统一采购供应。经药事管理与药物治疗学委员会（组）审核同意，核医学科可以购用、调剂本专业所需的放射性药品。其他科室或者部门不得从事药品的采购、调剂活动，不得在临床使用非药学部门采购供应的药品。

3.《药品流通监督管理办法》的相关规定

医疗机构购进药品必须建立并执行进货检查验收制度，并有真实完整的药品购进记录。药品购进记录必须注明药品的通用名称、生产厂商（中药材标明产地）、剂型、规格、批号、生产日期、有效期、批准文号、供货单位、数量、价格、购进日期。药品购进记录必须保存至超过药品有效期1年，但不得少于3年。

4.《药品经营质量管理规范》的相关规定

购进的药品应符合以下基本条件：

（1）合法企业所生产或经营的药品；

（2）具有法定的质量标准；

（3）除国家未规定的以外，应有法定的批准文号和生产批号。进口药品应有符合规定的、加盖了供货单位质量检验机构原印章的进口药品注册证和进口药品检验报告书复印件；

（4）包装和标识符合有关规定和储运要求；

（5）中药材应标明产地。

5. 医疗机构购进药品的具体要求

（1）选择合法的购药渠道，医疗机构要选择具有药品生产许可证的生产企业或具有药品经营许可证的经营企业购进药品。

（2）验明药品合格证明，《药品流通管理办法》规定药品生产企业、药品批发企业销售药品时应当提供加盖本企业原印章的药品生产许可证、药品经营许可证、营业执照的复印件和加盖本企业原印章的药品批准证明文件复印件。医疗机构购进药品时，应当索取、查验、保存供货企业有关证件、资料、票据，包括药品生产许可证、营业执照、新药证书、进口药品注册证、药品检验报告书等。

（3）验明药品其他标识，对药品的包装、说明书和外观性状进行检查。检查药品包装是否适合药品的运输和贮存，有无破损，检查最小包装单位是否印有或附有说明书；对照药品质量标准，检查药品名称是否和标准一致，说明书用法、用量，特别是禁忌和不良反应是否详细、准确标明；药品的外观、性状有无异常。进口药品还要有中文包装和说明书，特殊药品还要特殊药品标识。

（4）验收不合格药品不得使用，发现不合格的药品，应当拒收入库。发现药品有重大质量问题的或是可疑药品的情况，要向当地药品监督管理部门报告或送当地药检所检验。

（二）库存管理

1.《医疗机构药事管理规定》的要求

（1）医疗机构应当制订和执行药品保管制度，定期对库存药品进行养护与质量检查。药品库的仓储条件和管理应当符合《药品采购供应质量管理规范》的有关规定。

（2）化学药品、生物制品、中成药和中药饮片应当分别储存，分类定位存放。易燃、易爆、强腐蚀性等危险性药品应当另设仓库单独储存，并设置必要的安全设施，制订相关的工作制度和应急预案。

（3）特殊管理的药品，应当按照有关法律、法规、规章的相关规定进行管理和监督使用。

2.《药品流通管理办法》的相关规定

（1）医疗机构储存药品，应当制订和执行有关药品保管、养护的制度，并采取必要的冷藏、防冻、防潮、避光、通风、防火、防虫、防鼠等措施，保证药品质量。

（2）医疗机构应当将药品与非药品分开存放；中药材、中药饮片、化学药品、中成药应分别储存、分类存放。

（三）有效期药品的管理

药品的有效期是反映药品内在质量的重要指标之一，是保证药品使用安全性和有效性的前提，《药品管理法》明确规定超过有效期的药品视为劣药，不得销售与使用。

二、静脉用药集中调配

2010年4月，卫生部正式发布并实施了《静脉用药集中调配质量管理规范》（以下简称《规范》），从人员、房屋布局、设施、仪器和设备、规章制度、卫生消毒、操作规范等多方面做了严格规定，以便更好地促进静脉用药合理使用，保障静脉用药安全。医疗机构开展静脉用药集中调配工作，应当设置静脉用药集中调配中心（室）（pharmacy intravenous admixture service，PIVAS），必须按照《规范》严格执行。

（一）静脉用药集中调配的概念

静脉用药集中调配（pharmacy intravenous admixture，PIVA）是指医疗机构药学部门根据医师处方或用药医嘱，经药师进行适宜性审核，由药学专业技术人员按照无菌操作要求，在洁净环境下对静脉用药物进行加药混合调配，使其成为可供临床直接静脉输注使用的成品输液操作过程。静脉用药集中调配是药品调剂的一部分，调配范围包括肠外营养液、危害药品和其他静脉用药。

（二）静脉用药集中调配的目的

静脉用药集中调配的目的是为了加强对药品使用环节的质量控制，保证药品质量体系的连续性，提高患者用药的安全性、有效性、经济性，实现医院药学由单纯的供应保障型向技术服务型转变，实现以患者为中心的药学服务模式，提升静脉药物治疗水平，提高医院的现代化医疗质量和管理水平。

（三）静脉药物集中调配的要求

1. 人员

工作人员由药师、护士和辅助人员组成。《规范》中对药学人员有严格要求：①静脉药物调配中心的负责人应当具有本科以上学历，药学专业中级以上技术职务任职资格，有丰富的实际工作经验，责任心强，有一定的管理能力；②负责静脉用药医嘱或处方适宜性审核的人员，应当具有药学专业本科以上学历、5年以上临床用药或调剂工作经验、药师以上专业技术职务任职资格；③其他岗位的药学技术人员应当具有药士以上专业技术任职资格；④从事该项工作的专业技术人员应当接受岗前培训并经考核合格，定期接受药学专业继续教育；⑤参加该项的人员，每年至少进行一次健康检查，建立健康档案。患有传染病、精神病等工作人员不得从事该项工作。其他人员也必须达到相应的要求才能从事该项工作。

2. 房屋、设施和布局

包括：①静脉药物集中调配中心（室）划分为洁净区、辅助工作区和生活区三部分，工作间的布局要合理并与工作量相适应，人流、物流分开，远离污染源；②静脉药物集中调配中心（室）应当设有温度、湿度、气压等监测设备和通风换气设施，保证静脉用药调配室温度18～26℃，相对湿度40%～60%，保持一定量的新风送入；③洁净区的净化要求B级，层流操作台为A级，一次更衣间为C级，二次更衣间为B级；④静脉用药调配中心（室）应当根据药物性质建立不同的送、排（回）风系统。

3. 仪器和设备

静脉药物集中调配中心（室）应配备相应的仪器、层流操作台、生物安全柜等，确保静脉药物调配的质量，加强调配人员的职业防护。

4. 规章制度

按照《规范》建立健全全面质量管理体系，制订岗位责任制、清洁卫生、健康检查等各项制度和岗位操作规程。各项操作须严格按操作规程进行，确保配制输液制剂质量和患者用药安全、有效；调配流程有接收处方或医嘱、药师审方、核对、摆药、贴签、调配、核对、运送病区等；调配所用药品均应符合静脉注射剂标准，药品生产厂家或批号应及时登记。发现药品包装或外观有疑问时，做出相应处理；配制全过程要进行全面核对，调配出现问题时应及时查找原因，并做出相应处理。每项工作程序结束时，执行人要签字确认，配制完毕要彻底清场。

除了以上规定以外，《规范》对药品、耗材、物料、卫生、消毒、信息系统等多方面都有具体规定，这里不再赘述。

（四）静脉用药调配中心（室）建立

《医疗机构药事管理规定》要求医疗机构根据临床需要建立静脉用药调配中心（室），实行集中调配供应。静脉用药调配中心（室）应当符合《静脉用药集中调配质量管理规范》，由所在地设区的市级以上卫生行政部门组织技术审核、验收，合格后方可集中调配静脉用药。在静脉用药调配中心（室）以外调配静脉用药，参照《静脉用药集中调配质量管理规范》执行。

医疗机构建立的静脉用药调配中心（室）应当报省级卫生行政部门备案。

三、医疗机构制剂管理

由于医疗机构配制制剂具有临床必需、使用量不定、规模小、储存时间短、周转快等特点，至今尚无法被药厂生产的产品完全取代。几十年来，它解决了一些药品市场供应短缺的问题，满足了临床需要，取得了良好的社会效益和经济效益。

医疗机构制剂品种按照2005年国家食品药品监督管理局公布的《医疗机构制剂注册管理办法（试行）》要求管理；制剂配制按国家食品药品监督管理局2001年颁布的《医疗机构制剂配制质量管理规范（试行）》和2005年颁布的《医疗机构制剂配制监督管理办法（试行）》管理。医疗机构制剂管理按照《药品管理法》及其实施条例等有关法律、行政法规规定执行。2018年2月，国家食品药品监督管理总局发布《关于医疗机构应用传统工艺配制中药制剂实施备案管理的公告》（2018年第19号），对医疗机构应用传统工艺配制中药制剂的备案管理工作提出明确要求，促进其健康、有序发展。

（一）医疗机构制剂的定义

医疗机构制剂是指医疗机构根据本单位临床需要经过批准而配制、自用的固定处方制剂。

（二）实行医疗机构制剂许可证制度

医疗机构配制制剂须经所在省、自治区、直辖市人民政府卫生行政部门审核同意，由省、自治区、直辖市人民政府药品监督管理部门批准，发给医疗机构制剂许可证。无医疗机构制剂许可证的，不得配制制剂。医疗机构制剂许可证应当标明有效期，到期重新审查发证。

（三）医疗机构制剂品种审批制度

（1）医疗机构配制的制剂，应当是本单位临床需要而市场上没有供应的品种。

（2）医疗机构配制制剂，必须按照国务院药品监督管理部门的规定报送有关资料和样品，经所在地省、自治区、直辖市人民政府药品监督管理部门批准，并发给制剂批准文号后，方可配制。

医疗机构配制制剂批准文号的格式为：X药制字H（Z）＋4位年号＋4位流水号。其中X-省、自治区、直辖市简称，H-化学制剂，Z-中药制剂。医疗机构制剂批准文号的有效期为3年。有效期届满需要继续配制的，申请人应当在有效期届满前3个月按照原申请配制程序提出再注册申请，报送有关资料。

（四）医疗机构制剂检验、使用规定

（1）医疗机构配制的制剂必须按照规定进行质量检验；合格的，凭医师处方在本医疗机构使用。

（2）医疗机构配制的制剂，不得在市场销售或者变相销售，不得发布医疗机构制剂广告。

（3）医疗机构制剂一般不得调剂使用。发生灾情、疫情、突发事件或者临床急需而市场没有供应时，需要调剂使用的，属省级辖区内医疗机构制剂调剂的，必须经所在地省、自治区、直辖市（食品）药品监督管理部门批准；属国家药品监督管理局规定的特殊制剂以及省、自治区、直辖市之间医疗机构制剂调剂的，必须经国家药品监督管理局批准。

（4）制剂使用过程中发现的不良反应，应按《药品不良反应监测管理办法》的规定记录，填表上报。保留病历和有关检验、检查报告单等原始记录至少一年（备查）。

四、处方管理

为规范处方管理，提高处方质量，促进合理用药，保障医疗安全，卫生部发布《处方管理办法》，自2007年5月1日起施行。

（一）处方概念

处方是指由注册的执业医师和执业助理医师在诊疗活动中为患者开具的、由取得药学专业技术职务任职资格的药学专业技术人员审核、调配、核对，并作为患者用药凭证的医疗文书。处方包括医疗机构病区用药医嘱单。

医院中涉及的处方主要有四类。

1. 法定处方

法定处方是指《中华人民共和国药典》等国家药品标准收载的处方，具有法律约束力，在生产或医师开写法定制剂时，必须遵照法定处方的规定。

2. 协定处方

协定处方通常是指由医院药学部门与医师协商制定，经过一定手续审批的本院常规处方。

3. 单方、验方和秘方

单方一般是比较简单的验方，往往只有一、二味药，多由口头传授；验方是民间使用、积累的经验处方，简单有效；秘方则是指秘而不宣的验方和单方。

4. 医师处方

指由注册的执业医师和执业助理医师在诊疗活动中为患者开具的、由取得药学专业技

术职务任职资格的药学专业技术人员审核、调配、核对，并作为患者用药凭证的医疗文书。

（二）处方内容

处方由处方前记、处方正文和后记三部分组成。

1. 前记

包括医疗机构名称、患者姓名、性别、年龄、门诊或住院病历号、科别或病区和床位号、临床诊断、开具日期等，可添列特殊要求的项目。麻醉药品和第一类精神药品处方还应当包括患者身份证明编号、代办人姓名、身份证明编号。

2. 正文

以 Rp 或 R（拉丁文 Recipe "请取"的缩写）标示，分列药品名称、剂型、规格、数量、用法、用量。

3. 后记

医师签名或者加盖专用签章，药品金额，审核、调配、核对、发药药师签名或者加盖专用签章。

（三）处方颜色

（1）普通处方的印刷用纸为白色。

（2）急诊处方印刷用纸为淡黄色，右上角标注"急诊"。

（3）儿科处方印刷用纸为淡绿色，右上角标注"儿科"。

（4）麻醉药品和第一类精神药品处方印刷用纸为淡红色，右上角标注"麻、精一"。

（5）第二类精神药品处方印刷用纸为白色，右上角标注"精二"。

（四）处方权限

（1）经注册的执业医师在执业地点取得相应的处方权。经注册的执业助理医师在医疗机构开具的处方，应当经所在执业地点执业医师签名或加盖专用签章后方有效。

（2）经注册的执业助理医师在乡、民族乡、镇、村的医疗机构独立从事一般的执业活动，可以在注册的执业地点取得相应的处方权。

（3）医师应当在注册的医疗机构签名留样或者专用签章备案后，方可开具处方。

（4）医疗机构应当按照有关规定，对本机构执业医师和药师进行麻醉药品和精神药品使用知识和规范化管理的培训。执业医师经考核合格后取得麻醉药品和第一类精神药品的处方权，药师经考核合格后取得麻醉药品和第一类精神药品调剂资格。

医师取得麻醉药品和第一类精神药品处方权后，方可在本机构开具麻醉药品和第一类精神药品处方，但不得为自己开具该类药品处方。药师取得麻醉药品和第一类精神药品调剂资格后，方可在本机构调剂麻醉药品和第一类精神药品。

（5）试用期人员开具处方，应当经所在医疗机构有处方权的执业医师审核、签名或加盖专用签章后方有效。

（6）进修医师由接收进修的医疗机构对其胜任本专业工作的实际情况进行认定后授予相应的处方权。

（五）处方书写

处方书写应当符合下列规则：

（1）患者一般情况、临床诊断填写清晰、完整，并与病历记载相一致。

（2）每张处方限于一名患者的用药。

（3）字迹清楚，不得涂改；如需修改，应当在修改处签名并注明修改日期。

（4）药品名称应当使用规范的中文名称书写，没有中文名称的可以使用规范的英文名称书写；医疗机构或者医师、药师不得自行编制药品缩写名称或者使用代号；书写药品名称、剂量、规格、用法、用量要准确规范。

药品剂量与数量用阿拉伯数字书写。剂量应当使用法定剂量单位：重量以克（g）、毫克（mg）、微克（μg）、纳克（ng）为单位；容量以升（L）、毫升（mL）为单位；国际单位（IU）、单位（U）；中药饮片以克（g）为单位。片剂、丸剂、胶囊剂、颗粒剂分别以片、丸、粒、袋为单位；溶液剂以支、瓶为单位；软膏及乳膏剂以支、盒为单位；注射剂以支、瓶为单位，应当注明含量；中药饮片以剂为单位。

药品用法可用规范的中文、英文、拉丁文或者缩写体书写，但不得使用"遵医嘱"、"自用"等含糊不清字句。

（5）患者年龄应当填写实足年龄，新生儿、婴幼儿写日、月龄，必要时要注明体重。

（6）西药和中成药可以分别开具处方，也可以开具一张处方，中药饮片应当单独开具处方。

（7）开具西药、中成药处方，每一种药品应当另起一行，每张处方不得超过5种药品。

（8）中药饮片处方的书写，一般应当按照"君、臣、佐、使"的顺序排列；调剂、煎煮的特殊要求注明在药品右上方，并加括号，如布包、先煎、后下等；对饮片的产地、炮制有特殊要求的，应当在药品名称之前写明。

（9）药品用法、用量应当按照药品说明书规定的常规用法、用量使用，特殊情况需要超剂量使用时，应当注明原因并再次签名。

（10）除特殊情况外，应当注明临床诊断。

（11）开具处方后的空白处画一斜线以示处方完毕。

（12）处方医师的签名式样和专用签章应当与院内药学部门留样备查的式样相一致，不得任意改动，否则应当重新登记留样备案。

（13）医师利用计算机开具、传递普通处方时，应当同时打印出纸质处方，其格式与手写处方一致；打印的纸质处方经签名或者加盖签章后有效。药师核发药品时，应当核对打印的纸质处方，无误后发给药品，并将打印的纸质处方与计算机传递处方同时收存备查。

（六）处方限量

（1）处方一般不得超过7日用量；急诊处方一般不得超过3日用量；对于某些慢性病、老年病或特殊情况，处方用量可适当延长，但医师应当注明理由。

医疗用毒性药品、放射性药品的处方用量应当严格按照国家有关规定执行。

（2）为门（急）诊患者开具的麻醉药品注射剂，每张处方为一次常用量；控缓释制剂，每张处方不得超过7日常用量；其他剂型，每张处方不得超过3日常用量。

第一类精神药品注射剂，每张处方为一次常用量；控缓释制剂，每张处方不得超过7日常用量；其他剂型，每张处方不得超过3日常用量。哌醋甲酯用于治疗儿童多动症时，每张处方不得超过15日常用量。

第二类精神药品一般每张处方不得超过7日常用量；对于慢性病或某些特殊情况的患者，处方用量可以适当延长，医师应当注明理由。

（3）为门（急）诊癌症疼痛患者和中、重度慢性疼痛患者开具的麻醉药品、第一类精神药品注射剂，每张处方不得超过3日常用量；控缓释制剂，每张处方不得超过15日常用量；其他剂型，每张处方不得超过7日常用量。

（4）为住院患者开具的麻醉药品和第一类精神药品处方应当逐日开具，每张处方为1日常用量。

（5）对于需要特别加强管制的麻醉药品，盐酸二氢埃托啡处方为一次常用量，仅限于二级以上医院内使用；盐酸哌替啶处方为一次常用量，仅限于医疗机构内使用。

（七）处方有效期限

处方开具当日有效。特殊情况下需延长有效期限时，由开具处方的医师注明有效期限，但有效期最长不得超过3天。

（八）处方保管

处方由调剂处方药品的医疗机构妥善保存。

普通处方、急诊处方、儿科处方保存期限为1年，医疗用毒性药品、第二类精神药品处方保存期限为2年，麻醉药品和第一类精神药品处方保存期限为3年。

处方保存期满后，经医疗机构主要负责人批准、登记备案，方可销毁。

五、调剂管理

（一）调剂的概念

调剂（dispensing）指配药，即配方、发药，又称调配处方。它是指从接受处方到给患者（或护士）发药并进行交代和答复询问的全过程。

（二）调剂的流程与步骤

调剂活动涉及多个部门、科室及不同种类的病人，现以门诊调剂为例，调剂过程可分以下几个步骤。其流程如图11-2所示。

（1）接受收方：从信息系统和病人或病房护理人员处接受处方或药品请领单；

（2）审查处方：主要审查处方是否合理；

（3）调配处方：按处方调配药剂或取出药品；

（4）核对检查：仔细查对所取的药品与处方药品是否一致，防止差错；

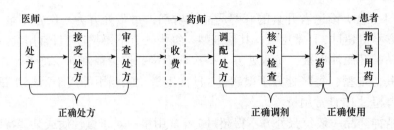

图11-2　调剂业务流程

（5）发药：发药时应对病人进行解释、交代工作。

（三）调剂工作管理

1. 调剂的操作规程

具有药师以上专业技术职务任职资格的人员负责处方审查、核对、评估以及安全用药指导，药师从事处方调配工作。药师应当按照操作规程调剂处方药品：认真审核处方，准确调配药品，正确书写药袋或粘贴标签，注明患者姓名和药品名称、用法、用量，包装；向患者交付药品时，按照药品说明书或者处方用法，进行用药交代与指导，包括每种药品的用法、用量、注意事项等。对麻醉药品和第一类精神药品处方，按年、月、日逐日编制顺序号。

2. 处方审核

药师应当认真逐项检查处方前记、正文和后记书写是否清晰、完整，并确认处方的合法性，同时应当对处方用药适宜性进行审核。审核内容包括：

（1）规定必须做皮试的药品，处方医师是否注明过敏试验及结果的判定；

（2）处方用药与临床诊断的相符性；

（3）剂量、用法的正确性；

（4）选用剂型与给药途径的合理性；

（5）是否有重复给药现象；

（6）是否有潜在临床意义的药物相互作用和配伍禁忌；

（7）其他用药不适宜情况。

3. 调剂中的注意事项

（1）药学专业技术人员须凭医师处方调剂处方药品，非经医师处方不得调剂。

（2）药师经处方审核后，认为存在用药不适宜时，应当告知处方医师，请其确认或者重新开具处方。

（3）药师发现严重不合理用药或者用药错误，应当拒绝调剂，及时告知处方医师，并应当记录，按照有关规定报告。

（4）药师对于不规范处方或者不能判定其合法性的处方，不得调剂。

4. 药师调剂处方时必须做到"四查十对"

"四查十对"：查处方，对科别、姓名、年龄；查药品，对药名、剂型、规格、数量；查配伍禁忌，对药品性状、用法、用量；查用药合理性，对临床诊断。审查处方的用法、用量时，常可见到用药时间、给药途径和药物剂型等外文缩写词，药师必须熟悉其含义，才能准确调配处方。处方中常见的外文缩写词见表11-1。

表 11-1　处方中常见的外文缩写词表

缩写词（全文）	中文	缩写词（全文）	中文
用药时间		常用剂型名	
q.d.（quaque die）	每天	Amp.（Ampulla）	安瓿剂
q.h.（quaque hora）	每小时	Aq.（Aqua）	水剂
q.6h.（quaque 6 hora）	每 6 小时	Auristill.（Auristilla）	滴耳剂
q.2d.（quaque 2 die）	每 2 天	Caps.（Capsulae）	胶囊剂
q.m.（quaque mane）	每晨	Coll.（Collutorium）	漱口剂
q.n.（quaque nocte）	每晚	Dec.（Decoctum）	煎剂
h.s.（hora somni）	睡时	Emul.（Emulsio）	乳剂
s.i.d.（semel in die）	一日一次	Gutt, Gtt.（Guttae）	滴，滴剂
b.i.d.（bis in die）	一日二次	Inj.（Injectio）	注射剂
t.i.d.（ter in die）	一日三次	Lin.（Linimentum）	搽剂
a.c.（ante cibos）	饭前	Inhal.（Inhalatio）	吸入剂
p.c.（post cibos）	饭后	Lot.（Lotio）	洗剂
a.m.（ante meridiem）	上午	Mist.（Mistura）	合剂
p.m.（post meridiem）	下午	Neb.（Nebula）	喷雾剂
p.r.n.（pro re nata）	必要时	Ocul.（Oculentum）	眼膏剂
s.o.s.（si opus sit）	需要时	Pil.（Pilulae）	丸剂
st.，stat.！（statim）	立即	Pulv.（Pulvis）	粉剂
cito！（cito）	急速地	Sol.（Solutio）	溶液剂
给药途径		Syr.（Syrupus）	糖浆剂
i.d.（injectio intradermica）	皮内注射	Tab.（Tabellae）	片剂
i.h.（injectio hypodermica）	皮下注射	Tinct.（Tincturae）	酊剂
i.m.（injectio intramuscularis）	肌内注射	Ung.（Unguentum）	软膏剂
i.v.（injectio intravenosa）	静脉注射	其他	
i.v.gtt.（injectio intravenosa guttatim）	静脉滴注	aa（ana）	各
p.o.（per os）	口服	ad.（ad）	加至
ad us.int.（ad usum intermum）	内服	No.（Numero）	数目，号
ad us.ext.（ad usum externum）	外用	Rp.（Recipe）	取
pro dos.（pro dosi）	一次量，顿服	q.s.（quantum satis）	适量
pro ocul.（pro oculis）	眼用	Sig.（Signa）	标记（用法）
pro aur.（pro auribus）	耳用	co., comp.（compusitus, a, um）	复方的
pro inf.（pro infantibus）	婴儿用	dil.（dilutus, a, um）	稀的
pro. nar.（pro naribus）	鼻用	fort.（fortis, e）	浓的
p. rect.（per rectum）	灌肠	Sat.（saturatus, a, um）	饱和的

第四节　药物临床应用管理

药物临床应用管理是对医疗机构临床诊断、预防和治疗疾病用药全过程实施监督管理。医疗机构应当遵循安全、有效、经济、适当的用药原则，尊重患者对药品使用的知情权和隐私权。

一、临床药学概述

随着医药卫生体制改革和药学服务的延伸，药学部门的职责和人员配备情况较以前有了较大的变化，工作职能并不局限于以往的采购药品、调配处方、制备制剂等基础性工作，医院药学工作模式也从"以药品为中心"转变为"以病人为中心"，药学部的职能正向提供用药咨询、促进药学保健、保证合理用药等临床药学工作过渡。《医疗机构药事管理规定》中要求加强医疗机构临床药学工作，强调医疗机构应当建立由医师、临床药师和护士组成的临床治疗团队，开展临床合理用药工作。

（一）临床药学的概念

临床药学（clinical pharmacy）是指药学与临床相结合，直接面向患者，以病人为中心，研究与实践临床药物治疗，提高药物治疗水平的综合性应用学科。

（二）我国临床药学的现状

目前，医院规模决定了开展临床药学工作的范围和深度，随着政策的引导和鼓励，一些规模较小的医院也开始重视临床药学工作。但由于地区经济的差异，临床药学在我国发展不平衡，临床药学工作开展最多的业务仍局限在药物信息咨询、用药回顾与分析、合理用药知识教育、临床药物不良反应监测方面，深入临床直接为病人服务的工作开展尚少。造成这种现状的原因主要包括以下几个方面。

1. 缺乏人才，药师的临床专业素质有待提高

我国的药学教育长时间来以研究型人才培养为主，缺乏药学服务型人才的培养，严重脱离临床。医院药师主要从事药品处方调配、制剂的制备、血药浓度监测和不良反应收集等工作，药师的整体技术素质偏低，人才结构和人才知识结构不合理，缺乏临床知识和经验，使得很多药师无法适应临床药学工作。随着临床药学的发展和临床药师制的推行，让药师走向临床，培养合格的临床药师已成为当务之急。

2. 药学部门职责定位不准，临床药学工作没有得到重视

长期以来，人们心目中的药师，总是与抓草药、配药水联系在一起，与药房、药店、药库联系在一起。重药品保障供应、轻药学技术服务和药物合理使用；重实验研究，轻临床和不参与临床用药，是医院药学普遍存在的现象。药学本科教育出现后，这种现象才逐步有所改观，但其焦点仍然是围绕药学自身的实际问题，如药物稳定性和配伍稳定性、处方筛选、制剂工艺、药品检验方法、药品的体外、体内质量评价等，而对药物与机体间的相互作用、病理及生理状态对药物体内处置的影响等研究则相对匮乏。

3. 缺乏硬件

开展药学服务，需要一定的检测仪器和设备，资料收集、整理需要办公设备的支持，一些医院仪器设备等硬件完全不能适应临床药学的发展。

（三）我国临床药师制的建立

1. 国外药学保健的启示

美国医院药学强化了医师、药师、护士之间的协调关系，突出临床药师在临床用药中的决策指导地位。药学保健（pharmaceutical care）的主体是药师，客体是患者，核心是药师的工作直接面向患者，药师对患者的药物治疗结果负有不可推卸的社会责任，在药物治疗全过程中，药师为患者争取利益，保护病人不受与用药有关的伤害。国外药师已形成一种共识，即药学事业和药师职业在未来社会中的地位取决于药师所提供的药学保健的质量。

2. 启动临床药师培训试点基地建设，培养临床药师

卫生部2005年11月发布《关于开展临床药师培训试点工作的通知》和《临床药师培训工作方案》及4个附件，遴选批准50家医院为培训试点基地，为试点基地医院带教临床药师举办了7期临床带教培训班，培养具有初步带教能力的临床药师，并为高等学校药学院临床药学专业学生的临床教育准备了师资队伍。

3. 启动临床药师制建设试点工作

卫生部在《医疗机构药事管理暂行规定》中明确提出医疗机构要建立临床药师制，为加速推动临床药师制的实施，启动了临床药师制建设试点工作，探索临床药师参与药物治疗工作模式，推动了临床药师制的实施。

4. 临床药师制建设已取得初步的成功

多数试点医院初步建立了临床药师工作和管理制度，临床药师在合理用药中的作用已经得到了初步的验证和体现。

二、合理用药

临床药学工作的核心是合理用药。不合理用药现象引起了药品监督、卫生、社会保障、医疗保险等部门以及社会公众的广泛重视，各国政府均把药品的合理使用管理作为药品监督管理的一项基本内容。合理用药有助于提高医疗质量和节约医药资源。合理用药最起码的要求是：将适当的药品，以适当的剂量，在适当的时间，经适当的给药途径，给适当的病人，使用适当的疗程，达到适当的治疗效果。1985年，世界卫生组织（WHO）在肯尼亚首都内罗毕召开了合理用药专家会议，将合理用药定义为：合理用药要求患者接受的药物适合其临床需要，药物剂量应符合患者个体的要求，疗程适当，所耗经费对患者和社会均属最低。

目前，国际药学界对合理用药更科学、更完整的定义：以当代药物和疾病的系统知识和理论为基础，安全、有效、经济、适当地使用药品。

（一）合理用药的基本要素

1. 安全性

安全性是合理用药的基本前提，它涉及用药的风险和效益。医师在用药时必须权衡利弊，从而使患者承受最小的治疗风险，获得最大的治疗效果。

2. 有效性

有效性是用的首要目标，但受医药科学发展水平的限制，对有些疾病的药物治疗仅能减轻和缓解病情的发展；因此，应使患者对药物的疗效有所了解，达到医患双方均可接受的用药目标。

3. 经济性

经济性是指以尽可能少的成本获得尽可能大的治疗效益，合理使用有限医疗卫生资源，减轻患者及社会的经济负担。

4. 适当性

合理用药最基本的要求是根据用药对象选择适当的药品，在适当的时间，以适当的剂量、途径和疗程，达到适当的治疗目标。适当性的原则强调尊重客观事实，立足当前医药科学技术和社会的发展水平，避免不切实际地追求高水平的药物治疗。

（二）不合理用药的表现

在临床实践中，不合理用药现象普遍存在，轻者给病人带来不必要的痛苦，严重者可能酿成医疗事故，造成药物灾害，给当事人乃至社会带来无法弥补的损失。目前，临床用药存在的不合理用药现象如下所述。

1. 有病症未得到治疗

病人患有需要进行药物治疗的疾病或症状，但没有得到治疗，包括得不到药物和因误诊而未给予需要的药物。

2. 药物选择不合理

用药不对症，多数情况属于药物选择不当，也包括医师笔误开错药、药师调剂配错药、发错药、患者服错药等情况；无用药适应证的预防或安慰性用药，主要指长期使用以保健为目的的药品，以及不必要的预防用药，轻症用重药（贵重药，大剂量药）；有用药适应证而得不到适当的药物治疗，因经济原因或诊断不明确造成的不合理用药。

3. 药物剂量与疗程不合理

用药剂量不足，达不到有效治疗剂量。疗程太短，不足以彻底治愈疾病，导致疾病反复发作，耗费更多医药资源。疗程过长，给药剂量过大，增加了中毒的危险性。在用药时没有考虑患者的病理、生理状况、遗传因素、体重、器官功能状态等有关因素，千篇一律的使用常规剂量，容易造成用药剂量的不合理。

4. 给药途径与方法不合理

对口服能治疗的疾病使用注射剂，特殊使用方法的药物，如栓剂、喷雾剂、气雾剂、缓控释制剂等。因不了解其使用方法，造成给药途径与方法不合理。

5. 给药次数、时间间隔、用药时间的不合理

由于患者依从性差，造成给药次数、时间间隔不当的现象较常见，如患者用药怕疼、不方便用药或药物副作用等的影响使得用药次数减少或擅自停药。医师、药师的指导力度不够，使得应该饭前或饭后、睡前等服用的药物不能得到正确使用。

6. 合并用药不适当

合并用药又称联合用药，指一个病人同时使用两种或两种以上的药物。合并用药不适当包括：无必要地合并使用多种药物，增加患者的经济负担，造成医疗资源的浪费；发生药物配伍禁忌，导致不良的药物相互作用，也可能使原有药物作用减弱，治疗效应降低，毒副作用加大。

7. 重复给药

因医生不了解药物的相关知识，给患者开具药理作用相当或同类的药品，或多名医生给同一病人开相同的药物。

相关案例

药物联用不当后果严重

一名56岁女性患者，四肢关节反复疼痛12年，多饮、多尿、多食和消瘦6个月。患者到医院就诊，经风湿三项（抗"O"、血沉、类风湿因子）及血糖检查后，医生诊断为类风湿性关节炎和糖尿病，给予甲磺吡脲片（达美康）、保泰松片口服，以及其他对症支持治疗。患者第一次服药1小时后，即出现饥饿、头晕、心悸和出汗症状；再过半小时后，患者昏迷不醒，家人将其送医院急诊。查尿常规、尿糖、尿酮体及血糖后，诊断为低血糖昏迷，经静脉注射高渗葡萄糖溶液后症状缓解，半小时后恢复正常。

（三）影响合理用药的因素

合理用药是有关人员、药物和环境相互作用的结果，与用药有关的各类人员的行为失当和错误是导致不合理用药的因素，药物本身的特性是造成不合理用药的潜在因素，而外部因素则涉及国家卫生保健体制、药物政策、经济发展水平、文化传统、社会风气等诸多方面。其中人的因素最为重要。

1. 人的因素

临床用药不只是医师、药师或病人单方面的事，而是涉及诊断、开方、调配发药、给药、服药、监测用药过程和评价结果全过程。合理用药必须包括正确诊断、合理处方、准确调配、正确给药、遵医嘱或按说明书正确服药等各个环节，医师、药师、护师、病人及家属乃至社会各有关人员任何一方不合理用药，都会影响其他人员的努力，造成不合理用药。

（1）医师因素。合理用药的临床基础：①正确诊断；②充分了解疾病的病理生理状况；③掌握药物及其代谢产物在正常与疾病时的药理学、生物化学和药动学性质；④制定正确的药物治疗方案和目标；⑤正确实施药物治疗，获得预定的治疗结果。

导致医师不合理用药的原因包括：①医术和治疗水平不高；②缺乏药物治疗学知识；

③知识信息更新不及时；④责任心不强；⑤临床用药监控不力；⑥医德医风不正。

（2）药师因素。药师在整个临床用药过程中是药品的提供者和合理用药的监督者。药师不合理用药的原因包括：①审查处方不严；②调剂配发错误；③用药指导不力；④协作和交流不够。

（3）护师因素。护理人员负责给药操作和病人监护，临床不合理用药或多或少与护士的给药操作有关，不合理用药的原因包括：①未正确执行医嘱；②使用了质量不合格的药品；③临床观察、监测、报告不力；④给药操作失当。

（4）病人因素。病人依从性低是临床合理用药的主要障碍之一。病人不依从治疗的原因包括：①客观原因，如文化程度低，理解错误，年龄大，记忆力差，经济收入低且不享受医保，体质差不能耐受药物不良反应等；②主观原因，如药物治疗急于求成，身体稍有不适便使用药品，盲目听从他人或媒体的宣传等。

2．药物因素

药物本身的作用是客观存在的，药物固有的性质也会造成不合理用药的现象。归纳起来主要有：

（1）药物的作用效果因人而异。采用规定剂量，病人获得的疗效可能各不相同，不良反应的发生也因人而异。

（2）药物联用使药物相互作用发生概率增加。药物相互作用分体外相互作用（又称药物配伍禁忌）和体内相互作用。前者主要指药物使用前，由于药物混合发生的物理或化学变化，后者是指药物配伍使用后在体内发生的药理作用变化。

3．社会因素

影响合理用药的外界因素错综复杂，涉及国家的卫生保健体制、药品监督管理、药政法规、社会风气以及企业的经营思想和策略、医疗机构的宗旨和主导思想、大众传播媒介等。

（四）促进临床合理用药的措施

1．定期培训药师

在合理用药工作中，药师具有不可替代的作用，药师在用药的合理选择、使用、配伍等方面发挥积极作用。医院可以定期组织药学专业人员为医师做有关合理用药的讲座，内容涉及合理用药分析、处方分析、药品不良反应分析、药事管理分析、新药介绍等，能够切实指导临床合理用药。

2．发挥药事管理与药物治疗学委员会的作用

医院药事管理与药物治疗学委员会是协调、监督医院内部合理用药，解决不合理用药问题的特殊组织。该委员会在统一医院管理人员与业务人员对合理用药的认识，促进临床科室和药剂科之间的沟通方面发挥着重要的作用。

3．制定和完善医院协定处方集

每个医院的协定处方集或基本药物目录应当有自己的特点，药物品种、规格、剂型等的选择必须体现临床对药物的需求，药物的评价和用法、用量、注意事项等的表述应能满足临床对药物信息的需要，协定处方集必须定期修改、更新。

4. 做好处方和病历用药调查统计

处方调查和病历调查的目的是及时发现医生不合理用药的处方和医嘱行为，把握临床药品使用的规律和发展趋势，以便针对问题，采取有力措施，不断提高合理用药水平。

处方调查的内容包括处方书写规范化和合理用药两个方面，可采用普查或者随机抽样的方式进行。病历用药调查的用途比较广泛，可用于评价新、老药物的疗效和毒副作用，了解医院一定时期的用药现状和趋势。

5. 加强医德医风教育，建立健全合理用药制度

由于个别营销人员不正当的促销行为，致使临床出现乱用药、大剂量用药，使用高价药及大处方的现象。因此，医院管理部门应加大医德医风教育的力度，使每个医务工作者树立全心全意为患者服务的思想，在为患者治病的过程中，科学地、实事求是地合理使用药品。

6. 开展临床药学工作，发展新型的医院药学模式

积极开展处方点评、治疗药物监测、药物基因检测等临床药学工作，加快药学服务转型，发展新型医院药学模式。履行药师职责，提升服务能力；加强药学部门建设，重点强调公立医院不得承包、出租药房，不得向营利性企业托管药房；通过多种有力举措，促进临床合理用药。

三、临床药学的主要任务

（一）深入临床，参与药物治疗

深入临床开展药学服务，参与病人药物治疗，这是临床药学最重要的工作。临床药师要深入临床第一线，参与查房、会诊、抢救、病案讨论等，学习和了解专科疾病的特点与用药规律，进行专科用药调查分析，收集与反馈有关的药物信息，与医师讨论药物治疗方案、监测药物治疗过程和效果，发现问题并协同医护人员及时妥善处理问题，提高药物治疗的安全性与有效性。

（二）治疗药物监测（therapeutic drug monitoring，TDM）

治疗药物监测可以实现给药个体化，它是临床药学服务的重要内容之一。临床药师利用现代分析测试手段，对一些重点药物和重点病人进行血药浓度测定，并根据测定结果，运用药代动力学理论，调整用药剂量或用药间隔，设计个体化给药方案，做到合理用药。临床使用的药物种类繁多，但并不是所有的药物都需要监测血药浓度，在下列情况下，通常需要监测血药浓度：

（1）治疗指数窄、毒副反应大的药物，如地高辛毒性反应的发生率为35%，且剂量不足和过量中毒的临床症状十分接近，通过监测，调整剂量，既做到有效，又能降低和避免毒性反应的发生。

（2）某些药物给同一剂量后个体间血药浓度水平差距很大，即病人间有较大的药代动力学差异，如三环类抗抑郁药。

（3）当药物具有非线性，尤其非线性发生在有效血药浓度范围内或小于最低有效血药浓度时，如保泰松、苯妥英钠、乙醇、水杨酸钠等，当剂量增加到一定程度时，再稍微加量即会引起血药浓度的明显增高，毒性增加。治疗窗窄、安全性小的药物，尤其呈零级动力学消除的药物，其有效量与中毒量十分接近，必须监测。如苯妥英钠，当机体对其消除能力达饱和时，任何微小剂量的增加都可引起血药浓度的骤增而致中毒。

（4）病人肾功能损害且所用药物及活性代谢物都由肾排泄；患肝脏疾病且所用药物及活性代谢物主要在肝脏代谢；或胃肠道功能不良的病人口服某些药物引起药动学参数的显著变化。

（5）有些药物长期使用后会产生耐药性或诱导（或抑制）肝药酶活性而引起药效降低（或升高）以及原因不明的药效变化。用常规剂量或大于常用剂量仍不能控制疾病症状。以此鉴别是药量不足、药酶诱导、药物耐受还是中毒。

（6）怀疑病人药物中毒，尤其有些药物的中毒症状与剂量不足时的症状类似而临床又不能明确辨别时。观察中毒症状时，不要忽视慢性中毒所致的中枢神经系统症状，如反应迟钝，言语及认知障碍等。

（7）合并用药，由于药物相互作用引起的药物吸收、分布、代谢或排泄改变而影响疗效时。多药合并应用时，可在药动学和药效学各个环节上发生药物相互作用，使保持稳定的血药浓度发生改变。特别当疗效不满意或有间歇发病时，要监测血药浓度以调整合适剂量。如苯巴比妥、卡马西平、利福平等都是药酶强诱导剂，可使合用的其他药物血浓度降低；而丙戊酸、氯霉素和异烟肼等都有抑制药物代谢作用，使合用药物的血药浓度上升。

（三）药品不良反应（adverse drug reaction，ADR）监测和报告

医疗机构是药品不良反应监测的重要场所，临床药师对患者用药情况进行监测，发现可能与所用药品有关的不良反应，应详细记录、调查、分析、评价、处理，填写药品不良反应/事件报告表，按规定上报，并采取有效措施，减少和防止药品不良反应的重复发生。通过药品不良反应的监察报告，把分散的不良反应病例资料汇集起来，并进行因果关系的分析和评价，及时发现实际存在或潜在的药物问题，采取相应的防治措施，减少药源性疾病的发生，提高药物治疗的有效性。

（四）药物信息的收集与咨询服务

正确的药学信息服务是医疗机构开展临床药学工作和实施临床药学管理必不可少的基础性工作。我国药物种类繁多，临床药物治疗的合理性建立在及时掌握大量、最新药物信息的基础上，因此，临床药师应通过各种渠道获取药物的最新动态、药物治疗中的最新资料、药品不良反应以及临床需要的其他相关信息，并对收集到的药物信息进行整理、储存、分析、评价和传递，为制定合理化的用药方案提供科学依据。

用药咨询服务是临床药师与医师之间相互交流沟通的桥梁，是药师走近患者的有效方法。临床药师应具备较强的医患沟通能力，运用适当的沟通方法、语言技巧，深入到病房和门诊，了解用药情况，解答医生、护士、患者提出的有关药物治疗、相互作用、配伍禁忌以及药物不良反应等方面的问题。开展药物咨询，提供信息，促进医师、药师合作，使用药更加安全、有效和合理。

（五）书写药历，进行处方分析

1. 药历的作用

书写药历（medication history）是药师进行规范化药学服务的具体体现。药历是客观记录患者用药史及药师为保证患者用药安全、有效、经济所采取的必要手段，是药师以药物治疗为中心，发现、分析和解决药物相关问题的技术档案，也是开展个体化药物治疗的重要依据。书写药历要客观真实地记录药师实际工作的具体内容，咨询的重点及相关因素。此外，还应注意的是药历的内容应该完整、清晰、易懂，不用判断性的语句。

2. 药历的主要内容

药历是药师为参与药物治疗和实施药学服务而为患者建立的用药档案，其源于病历，但又有别于病历。药历由药师填写，作为动态、连续、客观、全程用药情况的记录，内容包括监护患者的用药方案、用药经过、用药指导、药学监护计划、药效表现、不良反应、治疗药物监测（therapeutic drug monitoring，TDM）、各种实验室检查数据、对药物治疗的建设性意见和对患者的健康教育忠告。

3. 药历的格式

SOAP药历模式包括患者主诉（subjective）信息、体检（objective）信息、评价（assessment）和提出治疗方案（plan），简称SOAP；TITRS药历模式包括主题（title）、诊疗的介绍（introduction）、正文部分（text）、提出建议（recommendation）和签字（signature），简称TITRS。

2006年初，中国药学会医院药学专业委员会结合国外药历模式，发布了国内药历的书写原则与推荐格式，具体如下：

（1）基本情况，包括患者姓名、性别、年龄、出生年月、职业、体重或体重指数、婚姻状况、病案号或病区病床号、医疗保险和费用情况、生活习惯和联系方式。

（2）病历摘要，包括既往病史、体格检查、临床诊断、非药物治疗情况、既往用药史、药物过敏史、主要实验室检查数据、出院或转归。

（3）用药记录，包括药品名称、规格、剂量、给药途径、起始时间、停药时间、联合用药、不良反应或药品短缺品种记录。

（4）用药评价，包括用药问题与指导、药学监护计划、药学干预内容、TDM数据、对药物治疗的建设性意见、结果评价。

处方分析是临床药学服务的日常工作之一，也是临床药师发现药物与病人关系的窗口。通过处方调查和分析，可以掌握本单位或本地区的用药情况，了解药品的动态消耗规律；可通过比较不同时期和不同单位的药品数据，评价药物使用的合理性，并发现和查找存在问题，为合理用药提供依据。

（六）开展药物经济学研究，推广药物利用研究

临床药师通过对患者使用的药品进行效价比分析，开展用药计划、用药方案、用药风险及效益等评估工作，以求用最低费用获得最佳疗效，减轻患者的经济负担。开展药物经济学研究对节约卫生资源、减轻病人经济负担有重要作用。

药物利用研究涉及药物在社会中市场分布、处方及使用情况，强调其产生的医药、社会及经济的效果，其结果可预测医师的用药结果、用药水平，揭示药物的应用模式及社会对药品的需求量等。

相关案例

临床药师保证合理用药

某医院一例肾移植患者，用环孢素＋麦考酚吗乙酯＋甲泼尼松龙进行常规抗排斥反应治疗，术后第1日，医师依据体重计算，采用环孢素1次125 mg、1日2次的给药方案。在治疗过程中，临床药师提示医师进行环孢素的血药浓度监测。监测第3日发现其谷浓度（c_0）和峰浓度（c_2）均低于治疗目标浓度，表明给药剂量偏低，所以药师利用群体药动学模型进行个体化计算，和医师一起修改用药方案：环孢素早上150 mg、晚上175 mg。用药3天和5天后，治疗药物检测结果证实：c_0和c_2较为理想；患者无排异反应及感染体征，肾功能恢复良好。

四、临床用药管理的实施

（一）药物临床应用管理规定

（1）医疗机构应当依据国家基本药物制度、抗菌药物临床应用指导原则和中成药临床应用指导原则，制定本机构基本药物临床应用管理办法，建立并落实抗菌药物临床应用分级管理制度。

（2）医疗机构应当建立由医师、临床药师和护士组成的临床治疗团队，开展临床合理用药工作。

（3）医疗机构应当遵循有关药物临床应用指导原则、临床路径、临床诊疗指南和药品说明书等合理使用药物；对医师处方、用药医嘱的适宜性进行审核。

（4）医疗机构应当配备临床药师。临床药师应当全职参与临床药物治疗工作，对患者进行用药教育，指导患者安全用药。

（5）医疗机构应当建立临床用药监测、评价和超常预警制度，对药物临床使用安全性、有效性和经济性进行监测、分析、评估，实施处方和用药医嘱点评与干预。

（6）医疗机构应当建立药品不良反应、用药错误和药物损害事件监测报告制度。医疗机构临床科室发现药品不良反应、用药错误和药品损害事件后，应当积极救治患者，立即向医院有关部门报告，并做好观察与记录。医疗机构应当按照国家有关规定向相关部门报告药品不良反应，用药错误和药品损害事件应当立即向所在地县级卫生行政部门报告。

（二）抗菌药物临床应用管理

1）抗菌药物分级原则

根据临床实际、抗菌药物特点、安全性、临床疗效、细菌耐药、不良反应以及药品价格等因素，将抗菌药物分为非限制使用、限制使用与特殊使用三类，进行分级管理。

（1）非限制使用类抗菌药物，经临床长期应用证明安全、有效，价格相对较低的抗菌药物。

（2）限制使用，鉴于此类药物的抗菌特点、安全性和对细菌耐药性的影响，需对药物临床适应证或适用人群加以限制，价格比非限制类略高。

（3）特殊使用类抗菌药物，包括某些用以治疗高度耐药菌感染的药物，一旦细菌对其出现耐药，后果严重，需严格掌握其适应证者，以及新上市的抗菌药物。

2）抗菌药物分级管理办法

（1）临床选用抗菌药物应遵循卫生部、国家中医药管理局、总后卫生部2004年10月公布的《抗菌药物临床应用指导原则》（卫医发〔2004〕285号），为进一步规范抗菌药物临床应用，对《抗菌药物临床应用指导原则》（卫医发〔2004〕285号）进行修改，形成《抗菌药物临床指导原则（2015年版）》，根据感染部位、严重程度、致病菌种类以及细菌耐药情况、患者病理生理特点、药物价格等因素综合分析考虑。轻度与局部感染患者应首先选用非限制使用抗菌药物进行治疗；严重感染、免疫功能低下者合并感染或病原菌只对限制使用类抗菌药物敏感或特殊使用类抗菌药物敏感时，可选用限制使用类或特殊使用类抗菌药物治疗；特殊使用类抗菌药物的选用应从严控制。

（2）临床医师可根据诊断和患者病情开具非限制使用类抗菌药物处方；患者病情需要应用限制使用类抗菌药物时，应根据该类药物适应证或适应人群使用，并应受主治医师以上专业技术职务任职资格的人员的监督检查，有相关医疗文书记录和签名。

（3）患者病情需要应用特殊使用类抗菌药物时，应经感染专科医师或有关专家会诊同意，具有高级专业职务任职资格医师或抗菌药物等相关专业临床药师签名，并应有相关医疗文书记录。

（4）紧急情况下根据药物适应证或适应人群，临床医师可以越级使用高于权限的抗菌药物，但仅限于1天用量，如需继续使用，必须办理相关审批手续。

3）抗菌药物预防用药应遵循相关基本原则和适应证。

4）建立抗菌药物应用会诊咨询的工作常规。

5）门诊处方抗菌药物的使用以单药为主，原则上不超过3天量，最多不得超过7天（特殊病种用药除外）；遇有不良反应时应做好记录，并填表上报药物不良反应监测机构。

思政元素

认真做好药事管理工作

医疗机构药事管理是指医疗机构内以服务病人为中心，以临床药学为基础，促进临床科学、合理用药的药学技术服务和药品管理工作。通过合理的药事管理，不仅可以提高公民的用药安全，提高公民的健康水平，还能不断提高药事组织的经济和社会效益水平。医院的药事管理工作的好坏极大影响公民的健康，与社会和家庭的日常生活关系密切，必须引起足够的重视。

高度的事业心、责任感是做好一切工作的前提条件。药师在配药时应当认真逐项检查处方前记、正文和后记书写是否清晰、完整，并确认处方的合法性。

医疗机构应当坚持以临床需求为导向，坚持合理用药，严格执行通用名处方规定。

公立医疗机构应当认真落实国家和省级药品集中采购要求，切实做好药品集中采购和使用相关工作；依托省级药品集中采购平台，积极参与建设全国统一开放的药品公共采购市场。

复习思考题

1. 名词解释：医疗机构药事管理、调剂、处方、临床药学、合理用药。
2. 医疗机构药剂科的任务是什么？
3. 调配处方的流程和步骤是什么？
4. 处方调配"四查十对"中的处方审查的内容是什么？
5. 阐述处方组成、处方限量规定、处方保管规定。
6. 临床不合理用药的主要表现有哪些？导致不合理用药的主要原因是什么？
7. 临床药学的任务是什么？
8. 简述药历及其主要内容。

（徐小军）

第十二章　特殊管理药品的管理

麻醉药品、精神药品、医疗用毒性药品、放射性药品等属于特殊管理药品。管理的核心是对这几类药品的研制、生产、经营、使用、运输、进出口各环节实行严格审批，严防滥用和流入非法渠道对公众健康和社会造成危害。本章主要介绍麻醉药品和精神药品的定义、品种范围、国际管制，我国对麻醉药品和精神药品管理有关规定，医疗用毒性药品、放射性药品管理有关规定。

第一节　麻醉药品和精神药品的管理

一、麻醉药品、精神药品管理概述

（一）药品依赖性及相关概念

很多类药物有药品依赖性问题。麻醉药品和精神药品的毒副作用主要是药品依赖性问题，这也是区别麻醉药品、精神药品与一般药品的关键，尤其是药物的成瘾性（addiction）和戒断综合征。

1. 耐受性

耐受性（tolerance）是指原来能够产生一定药理现象的药物和剂量，经过多次应用后，不能再产生这种药理现象，或是有了量的区别。例如嗜好饮酒的人能够逐渐地耐受大量的酒而不致醉倒。

2. 药物依赖性

药物依赖性的定义是"反复地（周期性地或连续地）用药所引起的状态"。药物依赖性是由于周期性地或连续地用药而产生的，人体对于药品心理上的或生理上的或兼而有之的一种依赖状态，表现为强迫性地要连续或定期用药的行为和其他反应。会引起下述的一种或数种现象：①精神依赖性；②身体依赖性；③耐受性。具有药物依赖的人处于一种特殊的精神状态，为追求服药后出现的"欣快感（euphoria）"，对这类药物产生强烈"渴求（craving）"。用药者在这种渴求感驱使下出现的"觅药行为（drug-seeking behavior）"和频繁的"用药行为（drug-taking behavior）"。产生药物依赖性后停止使用该药物会引起戒断症状，临床上表现为流涕、流涎、呼吸急促或困难等。

成瘾性（addiction）与药物的耐受性有关。成瘾性指的是一种慢性中毒状态，它由反复应用某种药物引起，对个人和社会都有害。成瘾者处于一种强迫状态，要继续服用该药并且加大它的剂量，这样会导致对该药物效应产生心理依赖性（psychological dependence），有时还会产生身体依赖性（physical dependence）。因此，药物成瘾性包含三种因素：①耐受性，为了产生相同的效应需加大药量；②身体依赖性，机体对该药产生适应，当突然断药会产生种种异常反应，称为戒断症状；③精神依赖性（psychic dependence），药物使人产生一种心满意足的愉快感觉，因而需要定期地或连续地使用它以保持那种舒适感或者为了避免不舒服。

3. 药物滥用（drug abuse）

药物滥用已经在世界范围内严重危害人类健康、社会安定和经济发展，成为当今全球共同面临的重大社会问题之一。药物滥用是指人们反复、大量地使用与医疗目的无关的具有依赖性潜力的药物，是一种悖于社会常规的非医疗用药。人体一旦产生依赖性（成瘾者），由于停药后的"戒断症状"的痛苦和获得这类药物产生的欣快作用，药物使用者便会不可自制地不断追求药物，出现不能自控的上瘾症状，导致精神错乱，并产生一些异常行为，对个人、家庭及其社会均会造成极其严重后果。

对于药物二重性的认识不足，在使用和管理上的不当，造成药物误用或滥用，产生依赖性，危害身体健康，药品就会转化为"毒品"。为了维护人民的健康和社会的安定，《药品管理法》（2019修订）规定对这类药物实行特殊管理。

（二）麻醉药品、精神药品的基本概念

麻醉药品（narcotic drugs）一般是指具有依赖性潜力的药品，连续使用、滥用或不合理使用，易产生身体依赖性和精神依赖性，能成瘾癖的药品。例如阿片、吗啡、哌替啶等。麻醉药品与医疗上用于全身或局部麻醉的麻醉药（剂）（anesthetics）不同，后者如氟烷、硫喷妥钠、普鲁卡因等。我国实施特殊管理的麻醉药品与临床上手术前麻醉药（剂）不同。麻醉药（剂）指的是手术用于病人而使其不感到疼痛的药物，包括全身麻醉药和局部麻醉药。它们虽在药理上有麻醉作用，但不成瘾即无依赖性。但局部麻醉药可卡因（cocaine）对人体毒性较大，且有依赖性，被列入麻醉药品来管理，是一个特殊的具双重概念的药品。麻醉药品主要为麻醉性强效镇痛药，用量少但作用强，能使人精神麻醉，易成瘾，所以国家实施特殊管理。

精神药品（psychotropic substances）一般是指直接作用于中枢神经系统，使之兴奋或抑制，连续使用能产生依赖性的药品。例如司可巴比妥、艾司唑仑、苯巴比妥等。依据精神药品依赖性潜力和危害人体健康的程度，分为第一类和第二类精神药品。各类精神药品的品种目录由国务院药品监督管理部门会同国务院公安机构、国务院卫生主管部门制定、调整并公布，其贮存、使用应认真管理，严禁滥用。

（三）麻醉药品和精神药品的管理体制

国务院药品监督管理部门负责全国麻醉药品和精神药品的监督管理工作，并会同国务院农业主管部门对麻醉药品药用原植物实施监督管理；国务院公安部门负责对造成麻醉药品药用原植物、麻醉药品和精神药品流入非法渠道的行为进行查处；国务院其他有关主管部门在各自的职责范围内负责与麻醉药品和精神药品有关的管理工作。

省、自治区、直辖市人民政府药品监督管理部门负责本行政区域内麻醉药品和精神药品的监督管理工作。县级以上地方公安机关负责对本行政区域内造成麻醉药品和精神药品流入非法渠道的行为进行查处。县级以上地方人民政府其他有关主管部门在各自的职责范围内负责与麻醉药品和精神药品有关的管理工作。

成瘾性与药物的耐受性有关。此外，麻醉药品和精神药品生产、经营企业和使用单位可以依法参加行业协会。行业协会应当加强行业自律管理。

思政元素

远离毒品　珍爱生命

毒品是人类社会的公敌。一旦吸食毒品，人体的正常机能受到严重的，甚至不可救治的损害。整个人变得目光呆滞，反应迟钝，记忆力衰退，脾气暴躁。不仅如此，吸毒还将使人改变正常的生活规律。鸦片战争时期，毒品曾给中华民族带来极其深重的灾难，使中国人民蒙受了近百年"东亚病夫"的耻辱。我们是祖国的未来，我们肩负着祖国的前途、人类使命、民族的希望、家庭幸福的重任。为了我们健全的身体、良好的心理，为了我们灿烂的前程，为了我们家庭的永远幸福，请任何时间、任何地点永远远离毒品！让我们一起向毒品"说不"。

少年兴，则国兴；少年强，则国强。少年自立于世界，中国才有希望！为了祖国的明天，为了民族的希望，为了宝贵的生命放射出绚丽的光彩，让我们从心底喊出：远离毒品，创造美好明天！

二、麻醉药品和精神药品的品种范围

《麻醉药品品种目录》和《精神药品品种目录》由国务院药品监督管理部门会同国务院公安部、国务院卫生主管部门根据《麻醉药品和精神药品管理条例》第三条规定制定、调整和公布。在2013年11月11日公布的目录中，麻醉药品共121种，精神药品共149种，其中第一类精神药品68种，第二类精神药品81种（表12-1、表12-2）。

表12-1 《麻醉药品品种目录》(2013年11月11日公布)

1. 醋托啡（Acetorphine）	12. 阿尼利定（Anileridine）
2. 乙酰阿法甲基芬太尼（Acetylalphamethyl- fentanyl）	13. 苄替定（Benzethidine）
3. 醋美沙朵（Acetylmethadol）	14. 苄吗啡（Benzylmorphine）
4. 阿芬太尼（Alfentanil）	15. 倍醋美沙朵（Betacetylmethadol）
5. 烯丙罗定（Allylprodine）	16. 倍他羟基芬太尼（Betahydroxyfentanyl）
6. 阿醋美沙朵（Alphacetylmethadol）	17. 倍他羟基-3-甲基芬太尼（Betahydroxy-3-methylfentanyl）
7. 阿法美罗定（Alphameprodine）	18. 倍他美罗定（Betameprodine）
8. 阿法美沙朵（Alphamethadol）	19. 倍他美沙多（Betamethadol）
9. 阿法甲基芬太尼（Alphamethylfentanyl）	20. 倍他罗定（Betaprodine）
10. 阿法甲基硫代芬太尼（Alphamethylthiofentanyl）	21. 贝齐米特（Bezitramide）
11. 阿法罗定（安那度尔）*（Alphaprodine）	22. 大麻、大麻树脂与大麻浸膏和酊（Cannabis and cannabis resin and extracts and tinctures of cannabis）

23. 氯尼他秦（Clonitazene）

24. 古柯叶（Coca leaf）

25. 可卡因 *（Cocaine）

26. 可多克辛（Codoxime）

27. 罂粟浓缩物 *（Concentrate of poppy straw）

28. 地索吗啡（Desomorphine）

29. 右吗拉胺（Dextromoramide）

30. 地恩丙胺（Diampromide）

31. 二乙噻丁（Diethylthiambutene）

32. 地芬诺辛（Difenoxin）

33. 二氢埃托啡 *（Dihydroetorphine）

34. 双氢吗啡（Dihydromorphine）

35. 地美沙朵（Dimenoxado1）

36. 地美庚醇（Dimepheptano1）

37. 二甲噻丁（Dimethylthiambutene）

38. 吗苯丁酯（Dioxaphetyl butyrate）

39. 地芬诺酯 *（Diphenoxylate）

40. 地匹哌酮（Dipipanone）

41. 羟蒂巴酚（Drotebanol）

42. 芽子碱（Ecgonine）

43. 乙甲噻丁（Ethylmethylthiambutene）

44. 依托尼秦（Etonitazene）

45. 埃托啡（Etorphine）

46. 依托利定（Etoxeridine）

47. 芬太尼 *（Fentanyl）

48. 呋替定（Furethidine）

49. 海洛因（Heroin）

50. 氢可酮（Hydrocodone）

51. 氢吗啡醇（Hydromorphinol）

52. 氢吗啡酮（Hydromorphone）

53. 羟哌替定（Hydroxypethidine）

54. 异美沙酮（Isomethadone）

55. 凯托米酮（Ketobemidone）

56. 左美沙芬（Levomethorphan）

57. 左吗拉胺（Levomoramide）

58. 左芬啡烷（Levophenacylmorphan）

59. 左啡诺（Levorphanol）

60. 美他左辛（Metazocine）

61. 美沙酮 *（Methadone）

62. 美沙酮中间体（Methadone intermediate）

63. 甲地索啡（Methyldesorphine）

64. 甲二氢吗啡（Methyldihydromorphine）

65. 3- 甲基芬尼（3-methylfentanyl）

66. 3- 甲基硫代芬太尼（3-methylthiofentanyl）

67. 美托酮（Metopon）

68. 吗拉胺中间体（Moramide intermediate）

69. 吗哌利定（Morpheridine）

70. 吗啡 *（Morphine）

71. 吗啡甲溴化物（Morphine methobromide）

72. 吗啡 -N- 氧化物（Morphine-N-oxide）

73. 1- 甲基 -4- 苯基 -4- 哌啶丙酸盐（NPPP）

74. 麦罗啡（Myrophine）

75. 尼可吗啡（Nicomorphine）

76. 诺美沙多（Noracymethadol）

77. 去甲左啡诺（Norlevorphanol）

78. 去甲美沙酮（Normethadone）

79. 去甲吗啡（Normorphine）

80. 诺匹哌酮（Norpipanone）

81. 阿片 *（Opium）

82. 奥列巴文（Oripavine）

83. 羟考酮（Oxycodone）

84. 羟吗啡酮（Oxymorphone）

85. 对氟芬太尼（Para-fluorofentanyl）

86. 哌替啶 *（Pethidine）

87. 哌替啶中间体 A（Pethidine intermediate A）

88. 哌替啶中间体 B（Pethidine intermediate B）

89. 哌替啶中间体 C（Pethidine intermediate C）

90. 苯吗庚酮（Phenadoxone）

91. 非那丙胺（Phenampromide）

92. 非那佐辛（Phenazocine）

93. 1- 苯乙基 -4- 苯基 -4- 哌啶乙酸酯（1-Phenethyl-4-phenyl-4-piperidinol acetate（ester））

94. 非诺啡烷（Phenomorphan）

续表

95. 苯哌利定（Phenoperidine）	109. 三甲利定（Trimeperidine）
96. 匹米诺定（Piminodine）	110. 醋氢可待因（Acetyldihydrocodeine）
97. 哌腈米特（Piritramide）	111. 可待因 *（Codeine）
98. 普罗庚嗪（Proheptazine）	112. 右丙氧芬 *（Dextropropoxyphene）
99. 丙哌利定（Properidine）	113. 双氢可待因 *（Dihydrocodeine）
100. 消旋甲啡烷（Racemethorphan）	114. 乙基吗啡 *（Ethylmorphine）
101. 消旋吗拉胺（Racemoramide）	115. 尼可待因（Nicocodine）
102. 消旋啡烷（Racemorphan）	116. 烟氢可待因（Nicodicodine）
103. 瑞芬太尼 *（Remifentanil）	117. 去甲可待因（Norcodeine）
104. 舒芬太尼 *（Sufentanil）	118. 福尔可定 *（Pholcodine）
105. 醋氢可酮（Thebacon）	119. 丙吡兰（Propiram）
106. 蒂巴因 *（Thebaine）	120. 布桂嗪 *（Bucinnazine）
107. 硫代芬太尼（Thiofentanyl）	121. 罂粟壳 *（Poppy shell）
108. 替利定（Tilidine）	

注：1. 上述品种包括其可能存在的盐和单方制剂。

2. 上述品种包括其可能存在的化学异构体及酯、醚。

3. 目录中带 * 的麻醉药品为我国生产及使用的品种。

表12-2 《精神药品品种目录》（2013年11月11日公布）

第一类精神药品目录

1. 布苯丙胺（Brolamfetamine, DOB）	16. 甲米雷司（4-methylaminorex）
2. 卡西酮（Cathinone）	17. 甲羟芬胺（MMDA）
3. 二乙基色胺（DET）	18. 4-甲基硫基安非他明（4-Methylthioamfetamine）
4. 二甲氧基安非他明（DMA）	19. 六氢大麻酚（Parahexyl）
5. （1，2-甲基庚基）羟基四氢甲基二苯吡（DMHP）	20. 副甲氧基安非他明（PMA）
6. 二甲基色胺（DMT）	21. 赛洛新（Psilocine）
7. 二甲氧基乙基安非他明（DOET）	22. 赛洛西宾（Psilocybin）
8. 乙环利定（Eticyclidine）	23. 咯环利定（Rolicyclidine）
9. 乙色胺（Etryptamine）	24. 二甲氧基甲苯异丙胺（STP, DOM）
10. 羟芬胺（(±)-N-[alpha-methyl-3,4-(methylenedioxy) phenethyl] hydroxylamine ）	25. 替苯丙胺（Tenamfetamine）
11. 麦角二乙胺（(＋)-Lysergide）	26. 替诺环定（Tenocyclidine）
12. 乙芬胺（(±)-N-ethyl-alpha-methyl-3, 4-(methylenedioxy) phenethylamine ）	27. 四氢大麻酚（Tetrahydrocannabinol）
13. 二亚甲基双氧安非他明（MDMA）	28. 三甲氧基安非他明（(±)-3, 4, 5-Trimethoxy-alpha-methylphenethylamine ）
14. 麦司卡林（Mescaline）	29. 苯丙胺（Amfetamine）
15. 甲卡西酮（Methcathinone）	30. 氨奈普汀（Amineptine）

31．2,5- 二甲氧基 -4- 溴苯己胺（4-bromo-2, 5-dimethoxy phenethlamine）	50．恰特草（Catha edulis Forssk）
32．右苯丙胺（Dexamfetamine）	51．2,5- 二甲氧基 -4- 碘苯乙胺（2, 5-Dimethoxy-4-iodophenethylamine）
33．屈大麻酚（Dronabinol）	52．2,5- 二甲氧基苯乙胺（2, 5-Dimethoxyphenethylamine）
34．芬乙茶碱（Fenetylline）	53．二甲基安非他明（Dimethylamphetamine）
35．左苯丙胺（Levamfetamine）	54．依他喹酮（Etaqualone）
36．左甲苯丙胺（Levomethamphetamine）	55．［1-（5- 氟戊基）-1H- 吲哚 -3- 基］（2- 碘苯基）甲酮（（1-（5-Fluoropentyl）-3-（2-iodobenzoyl）indole）
37.甲氯喹酮（Mecloqualone）	56．1-（5- 氟戊基）-3-（1- 萘甲酰基）-1H- 吲哚（1-（5-Fluoropentyl）-3-（1-naphthoyl）indole）
38．去氧麻黄碱（Metamfetamine）	57．γ- 羟丁酸 *（Gamma-hydroxybutyrate）
39．去氧麻黄碱外消旋体（Metamfetamine Racemate）	58．氯胺酮 *（Ketamine）
40．甲喹酮（Methaqualone）	59．马吲哚 *（Mazindol）
41．哌醋甲酯 *（methylphenidate）	60．2-（2- 甲氧基苯基）-1-（1- 戊基 -1H- 吲哚 -3- 基）乙酮（2-（2-Methoxyphenyl）-1-（1-pentyl-1H-indol-3-yl）ethanone）
42．苯环利定（Phencyclidine）	61．亚甲基二氧吡咯戊酮（Methylenedioxypyrovalerone）
43．芬美曲秦（Phenmetrazine）	62．4- 甲基乙卡西酮（4-Methylethcathinone）
44．司可巴比妥 *（Secobarbital）	63．4- 甲基甲卡西酮（4-Methylmethcathinone）
45．齐培丙醇（Zipeprol）	64．3,4- 亚甲二氧基甲卡西酮（3, 4-Methylenedioxy-N-methylcathinone）
46．安非拉酮（Amfepramone）	65．莫达非尼（Modafinil）
47．莫达非尼（Modafinil）	66．1- 戊基 -3-（1- 萘甲酰基）吲哚（1-Pentyl-3-（1-naphthoyl）indole）
48．丁丙诺啡 *（Buprenorphine）	67．他喷他多（Tapentadol）
49．1- 丁基 -3-（1- 萘甲酰基）吲哚（1-Butyl-3-（1-naph-thoyl）indole）	68．三唑仑 *（Triazolam）

第二类精神药品目录

1．异戊巴比妥 *（Amobarbital）	11．巴比妥 *（Barbital）
2．布他比妥（Butalbital）	12．苄非他明（Benzfetamine）
3．去甲麻黄碱 *（Cathine）	13．溴西泮（Bromazepam）
4．环己巴比妥（Cyclobarbital）	14．溴替唑仑（Brotizolam）
5．氟硝西泮（Flunitrazepam）	15．丁巴比妥（Butobarbital）
6．格鲁米特（Glutethimide）	16．卡马西泮（Camazepam）
7．喷他佐辛 *（Pentazocine）	17．氯氮䓬 *（Chlordiazepoxide）
8．戊巴比妥（Pentobarbital）	18．氯巴占（Clobazam）
9．阿普唑仑 *（Alprazolam）	19．氯硝西泮 *（Clonazepam）
10．阿米雷司（Aminorex）	20．氯拉卓酸（Clorazepate）

续表

21. 氯噻西泮（Clotiazepam）	52. 奥沙唑仑（Oxazolam）
22. 氯噁唑仑（Cloxazolam）	53. 匹莫林 *（Pemoline）
23. 地洛西泮（Delorazepam）	54. 苯甲曲秦（Phendimetrazine）
24. 地西泮 *（Diazepam）	55. 苯巴比妥 *（Phenobarbital）
25. 艾司唑仑 *（Estazolam）	56. 芬特明（Phentermine）
26. 乙氯维诺（Ethchlorvynol）	57. 匹那西泮（Pinazepam）
27. 炔己蚁胺（Ethinamate）	58. 哌苯甲醇（Pipradrol）
28. 氯氟䓬乙酯（Ethyl loflazepate）	59. 普拉西泮（Prazepam）
29. 乙非他明（Etilamfetamine）	60. 比咯戊酮（Pyrovalerone）
30. 芬坎法明（Fencamfamin）	61. 仲丁比妥（Secbutabarbital）
31. 芬普雷司（Fenproporex）	62. 替马西泮（Temazepam）
32. 氟地西泮（Fludiazepam）	63. 四氢西泮（Tetrazepam）
33. 氟西泮 *（Flurazepam）	64. 乙烯比妥（Vinylbital）
34. 哈拉西泮（Halazepam）	65. 唑吡坦 *（Zolpidem）
35. 卤沙唑仑（Haloxazolam）	66. 阿洛巴比妥（Allobarbital）
36. 凯他唑仑（Ketazolam）	67. 丁丙诺啡透皮贴剂 *（Buprenorphine transdermal patch）
37. 利非他明（Lefetamine）	68. 布托啡诺及其注射剂 *（Butorphanol and its injection）
38. 氯普唑仑（Loprazolam）	69. 咖啡因 *（Caffeine）
39. 劳拉西泮（Lorazepam）	70. 安钠咖 *（Caffeine sodium benzoate）
40. 氯甲西泮（Lormetazepam）	71. 右旋芬氟拉明（Dexfenfluramine）
41. 美达西泮（Medazepam）	72. 地佐辛及其注射剂 *（Dezocine and its injection）
42. 美芬雷司（Mefenorex）	73. 麦角胺咖啡因片 *（Ergotamine and caffeine tablet）
43. 甲丙氨酯 *（Meprobamate）	74. 芬氟拉明（Fenfluramine）
44. 美索卡（Mesocarb）	75. 呋芬雷司（Furfenorex）
45. 甲苯巴比妥（Methylphenobarbital）	76. 纳布啡及其注射剂 *（Nalbuphine and its injection）
46. 甲乙哌酮（Methyprylon）	77. 氨酚氢可酮片 *（Paracetamol and hydrocodone bitartrate tablet）
47. 咪达唑仑 *（Midazolam）	78. 丙己君（Propylhexedrine）
48. 尼美西泮（Nimetazepam）	79. 曲马多 *（Tramadol）
49. 硝西泮 *（Nitrazepam）	80. 扎来普隆 *（Zaleplon）
50. 去甲西泮（Nordazepam）	81. 佐匹克隆（Zopiclone）
51. 奥沙西泮 *（oxazepam）	

注：1. 上述品种包括其可能存在的盐和单方制剂（除非另有规定）。
　　2. 上述品种包括其可能存在的化学异构体及酯、醚（除非另有规定）。
　　3. 目录中带有 * 号的精神药品为我国生产及使用的品种。

国家对《麻醉药品目录》和《精神药品目录》进行动态管理，对上市销售但尚未列入目录的药品和其他物质或者第二类精神药品发生滥用，已经造成或者可能造成严重社会危害的，国务院药品监督管理部门会同国务院公安部门、国务院卫生主管部门及时将该药品和该物质列入目录或者将该第二类精神药品调整为第一类精神药品，或者发布通知、公告等对该药品或含该药品的复方制剂加强管理。例如，2013年7月和2014年6月国家食品药品监督管理总局办公厅发布的《关于进一步加强含可待因复方口服溶液、复方甘草片和复方地芬诺酯片购销管理的通知》和《关于进一步加强含麻醉药品和曲马多口服复方制剂购销管理的通知》、2019年7月国家药品监督管理局、公安部和国家卫生健康委员会联合发布的《关于将含羟考酮复方制剂等品种列入精神药品管理的公告》等。

三、麻醉药品、精神药品的管理规定

（一）种植与实验研究

1. 药用原植物的种植管理

国务院药品监督管理部门根据麻醉药品和精神药品的需求总量制定年度生产计划。同时，与国务院农业主管部门根据麻醉药品年度生产计划，制定麻醉药品药用原植物年度种植计划。麻醉药品药用原植物种植企业按计划种植，并定期向国务院药品监督管理部门和国务院农业主管部门报告种植情况。

麻醉药品药用原植物种植企业由国务院药品监督管理部门和国务院农业主管部门共同确定，其他单位和个人不得种植麻醉药品药用原植物。

2. 实验研究管理

开展麻醉药品和精神药品实验研究必须事先提出立项申请，经省级药品监督管理机构对申请人实验研究条件进行现场检查，出具审查意见，连同申报资料报送国务院药品监督管理机构。全部资料符合规定的，发给麻醉药品和精神药品实验研究立项批件。麻醉药品和精神药品实验研究立项批件不得转让。经批准开展麻醉药品和精神药品实验研究的，应当在3年内完成药物临床前研究，向国务院药品监督管理部门申报药品注册。麻醉药品和第一类精神药品的临床试验，不得以健康人为受试对象。

国务院药品监督管理部门限制进行试验研究的，不得申请麻醉药品、精神药品实验研究。

（二）生产管理

麻醉药品的生产单位必须经国务院药品监督管理部门会同有关部门审查批准。国家对麻醉药品和精神药品实行定点生产制度。国务院药品监督管理部门应当根据麻醉药品和精神药品的需求总量，确定麻醉药品和精神药品定点生产企业的数量和布局，并根据年度需求总量对数量和布局进行调整、公布。麻醉药品和精神药品的定点生产企业应当具备一定的条件。

从事麻醉药品、第一类精神药品生产以及第二类精神药品原料药生产的企业，应当经所在地省、自治区、直辖市人民政府药品监督管理部门初步审查，由国务院药品监督管理部门批准；从事第二类精神药品制剂生产的企业，应当经所在地省、自治区、直辖市人民政府药品监督管理部门批准。定点生产企业应当依照本条例的规定，将麻醉药品和精神药品销售给具有麻醉药品和精神药品经营资格的企业或者依照本条例规定批准的其他单位。麻醉药品和精神药品的标签应当印有国务院药品监督管理部门规定的标志。

医疗机构制剂生产麻醉药品（或含麻醉药品成分）必须经省级药品监督管理部门批准。

（三）经营管理

国家对麻醉药品和精神药品实行定点经营制度。

国务院药品监督管理部门应当根据麻醉药品和第一类精神药品的需求总量，确定麻醉药品和第一类精神药品的定点批发企业布局，并应当根据年度需求总量对布局进行调整、公布。

药品经营企业不得经营麻醉药品原料药和第一类精神药品原料药。但是，供医疗、科学研究、教学使用的小包装的上述药品可以由国务院药品监督管理部门规定的药品批发企业经营。麻醉药品和精神药品定点批发企业应当具备国务院药品监督管理部门要求的条件。

跨省、自治区、直辖市从事麻醉药品和第一类精神药品批发业务的企业（以下称全国性批发企业），应当经国务院药品监督管理部门批准；在本省、自治区、直辖市行政区域内从事麻醉药品和第一类精神药品批发业务的企业（以下称区域性批发企业），应当经所在地省、自治区、直辖市人民政府药品监督管理部门批准。专门从事第二类精神药品批发业务的企业，应当经所在地省、自治区、直辖市人民政府药品监督管理部门批准。

全国性批发企业向取得麻醉药品和第一类精神药品使用资格的医疗机构销售麻醉药品和第一类精神药品，应当经医疗机构所在地省、自治区、直辖市人民政府药品监督管理部门批准。

全国性批发企业应当从定点生产企业购进麻醉药品和第一类精神药品。区域性批发企业可以从全国性批发企业购进麻醉药品和第一类精神药品；经所在地省、自治区、直辖市人民政府药品监督管理部门批准，也可以从定点生产企业购进麻醉药品和第一类精神药品。

全国性批发企业和区域性批发企业向医疗机构销售麻醉药品和第一类精神药品，应当将药品送至医疗机构。医疗机构不得自行提货。

麻醉药品和第一类精神药品不得零售。第二类精神药品零售企业应凭执业医师出具的处方，按规定剂量销售第二类精神药品，处方保存2年备查；禁止超剂量或者无处方销售第二类精神药品；不得向未成年人销售第二类精神药品。麻醉药品和精神药品实行政府定价。

（四）使用管理

1. 医疗机构资质

医疗机构需要使用麻醉药品和第一类精神药品的，应当经所在地设区的市级人民政府卫生主管部门批准，取得麻醉药品、第一类精神药品购用印鉴卡（以下称印鉴卡）。医疗机构应当凭印鉴卡向本省、自治区、直辖市行政区域内的定点批发企业购买麻醉药品和第一类精神药品。麻醉药品和第一类精神药品注射剂实行审批制，其他剂型实行备案制。

医疗机构取得印鉴卡应当具备下列条件：

①有专职的麻醉药品和第一类精神药品管理人员；②有获得麻醉药品和第一类精神

药品处方资格的执业医师；③有保证麻醉药品和第一类精神药品安全储存的设施和管理制度。

2. 相关专业人员资质及义务

医疗机构应当按照国务院卫生主管部门的规定，对本机构执业医师和药师进行有关麻醉药品和精神药品使用知识的培训、考核。经考核合格的，授予麻醉药品和第一类精神药品处方资格和处方调配资格。执业医师取得麻醉药品和第一类精神药品的处方资格后，方可在本医疗机构开具麻醉药品和第一类精神药品处方，但不得为自己开具该种处方。医务人员应当根据国务院卫生主管部门制定的临床应用指导原则使用麻醉药品和精神药品。

具有麻醉药品和第一类精神药品处方资格的执业医师，根据临床应用指导原则，对确需使用麻醉药品或者第一类精神药品的患者，应当满足其合理用药需求。在医疗机构就诊的癌症疼痛患者和其他危重患者得不到麻醉药品或者第一类精神药品时，患者或者其亲属可以向执业医师提出申请，具有麻醉药品和第一类精神药品处方资格的执业医师认为要求合理的，应当及时为患者开具所需麻醉药品或者第一类精神药品处方。

对麻醉药品和第一类精神药品处方，处方调配人、核对人应当仔细核对，签署姓名，并予以登记；对不符合规定的处方，应当拒绝发药。

3. 处方管理

麻醉药品和精神药品专用处方的格式由国务院卫生主管部门规定。

医疗机构应当对麻醉药品和精神药品处方进行专册登记，加强管理。第二类精神药品处方保存期限为2年，麻醉药品和第一类精神药品处方保存期限为3年。

4. 医院制剂管理

对临床需要而市场无供应的麻醉药品和精神药品，持有医疗机构制剂许可证和印鉴卡的医疗机构需要配制制剂的，应当经所在地省、自治区、直辖市人民政府药品监督管理部门批准。医疗机构配制的麻醉药品和精神药品制剂只能在本医疗机构使用，不得对外销售。

5. 处方的开具及用量管理

根据《处方管理办法》的相关规定，医师应当按照麻醉药品和精神药品临床应用指导原则，开具麻醉药品、第一类精神药品处方。具体为：

（1）除需长期使用麻醉药品和第一类精神药品的门（急）诊癌症疼痛患者和中、重度慢性疼痛患者外，其他患者的使用要求如下所述：①为门（急）诊患者开具的麻醉药品注射剂，每张处方为一次常用量，仅限于医疗机构内使用；控、缓释制剂，每张处方不得超过7日常用量；其他剂型，每张处方不得超过3日常用量。②第一类精神药品注射剂，每张处方为一次常用量；控缓释制剂，每张处方不得超过7日常用量；其他剂型，每张处方不得超过3日常用量。哌醋甲酯用于治疗儿童多动症时，每张处方不得超过15日常用量。③第二类精神药品一般每张处方不得超过7日常用量；对于慢性病或某些特殊情况的患者，处方用量可以适当延长，医师应当注明理由。

（2）门（急）诊癌症疼痛患者和中、重度慢性疼痛患者需长期使用麻醉药品和第一类精神药品的，首诊医师应当亲自诊查患者，建立相应的病历，要求其签署知情同意书。

病历中应当留存下列材料复印件：二级以上医院开具的诊断证明；患者户籍簿、身份证或者其他相关有效身份证明文件；为患者代办人员身份证明文件。①为门（急）诊癌症疼痛患者和中、重度慢性疼痛患者开具的麻醉药品、第一类精神药品注射剂，每张处方不得超过 3 日常用量。②控、缓释制剂，每张处方不得超过 15 日常用量；其他剂型，每张处方不得超过 7 日常用量。③为住院患者开具的麻醉药品和第一类精神药品处方应当逐日开具，每张处方为 1 日常用量。④对于需要特别加强管制的麻醉药品，盐酸二氢埃托啡处方为一次常用量，仅限于二级以上医院内使用；盐酸哌替啶处方为一次常用量，仅限于医疗机构内使用。⑤医疗机构应当要求长期使用麻醉药品和第一类精神药品的门（急）诊癌症患者和中、重度慢性疼痛患者，每 3 个月复诊或者随诊一次。

医师利用计算机开具麻醉药品和精神药品处方，像开具普通处方一样，传递处方时，应当同时打印出纸质处方，其格式与手写处方一致；打印的纸质处方经签名或者加盖签章后有效。药师核发药品时，应当核对打印的纸质处方，无误后发给药品，并将打印的纸质处方与计算机传递处方同时收存备查。

6. 癌症病人三阶梯止痛治疗指导原则

三阶梯止痛是在对癌痛的性质和原因做出正确的评估后，根据病人疼痛的轻、中、重不等的程度分别选择第一、第二及第三阶梯的不同止痛药物：第一阶梯用药是以阿司匹林为代表的非阿片类药物，可选择的药物还有扑热息痛、布洛芬；第二阶梯用药是以可待因为代表的弱阿片类药物，可选择的药物还有强痛定、舒尔芬、氨酚待因、曲马多、丙氧氨酚片等；第三阶梯用药是以吗啡为代表的强阿片类药物，可选择的药物有吗啡片、吗啡针、吗啡缓释（控）片、芬太尼透皮贴剂。

（五）储存管理

（1）麻醉药品药用原植物种植企业、定点生产企业、全国性批发企业和区域性批发企业以及国家设立的麻醉药品储存单位，应当设置储存麻醉药品和第一类精神药品的专库。该专库应当符合下列要求：①安装专用防盗门，实行双人双锁管理；②具有相应的防火设施；③具有监控设施和报警装置，报警装置应当与公安机关报警系统联网；④麻醉药品定点生产企业应当将麻醉药品原料药和制剂分别存放。

（2）麻醉药品和第一类精神药品的使用单位应当设立专库或者专柜储存麻醉药品和第一类精神药品。专库应当设有防盗设施并安装报警装置；专柜应当使用保险柜。专库和专柜应当实行双人双锁管理，药品的发放必须进行专门的账册登记。2020 年 9 月 11 日国家卫生健康委员会办公厅发布的《关于加强医疗机构麻醉药品和第一类精神药品管理的通知》中强调，医疗机构要全面落实麻醉药品、精神药品管理各项要求，进一步加强全流程各环节管理。根据临床诊疗需求，采购适宜包装、规格的麻醉药品、精神药品，减少剩余药液的产生。门急诊药房、住院药房、病房、手术室、内镜室等配备麻醉药品、精神药品的重点部门，要采用双锁保险柜或麻醉药品、精神药品智能调配柜储存，储存区域设有防盗设施和安全监控系统。加强手术室药品安全防范，安装视频监控装置，以监控取药及回收药品等行为。相关监控视频保存期限原则上不少于 180 天。麻醉药品、精神药品的使用及回收管理要做到日清日结、账物相符。

（3）麻醉药品药用原植物种植企业、定点生产企业、全国性批发企业和区域性批发企业、国家设立的麻醉药品储存单位以及麻醉药品和第一类精神药品的使用单位，应当配备专人负责管理工作，并建立储存麻醉药品和第一类精神药品的专用账册。药品入库双人验收，出库双人复核，做到账物相符。专用账册的保存期限应当自药品有效期期满之日起不少于5年。

（4）第二类精神药品经营企业应当在药品库房中设立独立的专库或者专柜储存第二类精神药品，并建立专用账册，实行专人管理。专用账册的保存期限应当自药品有效期期满之日起不少于5年。

（六）运输管理

托运或者自行运输麻醉药品和第一类精神药品的单位，应当向所在地设区的市级药品监督管理部门申请领取运输证明。运输证明有效期为1年。通过铁路运输麻醉药品和第一类精神药品的，应当使用集装箱或者铁路行李车运输，没有铁路需要通过公路或者水路运输麻醉药品和第一类精神药品的，应当由专人负责押运。

运输证明应当由专人保管，不得涂改、转让、转借。承运人在运输过程中应当携带运输证明副本，以备查验。

邮寄麻醉药品和精神药品，寄件人应当提交所在地设区的市级药品监督管理部门出具的准予邮寄证明。邮政营业机构应当查验、收存准予邮寄证明；没有准予邮寄证明的，邮政营业机构不得收寄。

（七）审批程序和监督管理

确定定点生产企业和定点批发企业，审批部门应当在经审查符合条件的企业中，根据布局的要求，通过公平竞争的方式初步确定定点生产企业和定点批发企业，并予公布。药品监督管理部门应当根据规定的职责权限，对麻醉药品药用原植物的种植以及麻醉药品和精神药品的实验研究、生产、经营、使用、储存、运输活动进行监督检查。

省级以上人民政府药品监督管理部门根据实际情况建立监控信息网络，对定点生产企业、定点批发企业和使用单位的麻醉药品和精神药品生产、进货、销售、库存、使用的数量以及流向实行实时监控，并与同级公安机关做到信息共享。

设区的市级药品监督管理部门应当每3个月向上一级药品监督管理部门报告本地区麻醉药品和精神药品的相关情况。

对已经发生滥用，造成严重社会危害的麻醉药品和精神药品品种，国务院药品监督管理部门应当采取在一定期限内中止生产、经营、使用或者限定其使用范围和用途等措施。对不再作为药品使用的麻醉药品和精神药品，国务院药品监督管理部门应当撤销其药品批准文号和药品标准，并予以公布。

（八）法律责任

药品监督管理部门、卫生主管部门、麻醉药品药用原植物种植企业、定点生产企业、定点批发企业、第二类精神药品零售企业、取得印鉴卡的医疗机构、具有麻醉药品和第一类精神药品处方资格的执业医师、麻醉和精神药品处方的调配人、核对人等相关机构和个人违反《麻醉药品和精神药品管理条例》和《处方管理办法》相关规定的，由其上级行政机关或者监察机关责令改正；情节严重的，对直接负责的主管人员和其他直接责任人员依法给予行政处分；构成犯罪的，依法追究刑事责任。

相关案例

非法购进使用麻醉药品、精神药品

　　2010年4月6号，某县食品药品监管执法人员在对辖区内某卫生院监督检查时发现，该卫生院的原麻醉药品、第一类精神药品购用印鉴卡已于2009年12月15日到期，未申请办理新的印鉴卡，但该卫生院在使用完凭原印鉴卡购进的麻醉药品、第一类精神药品后，自2010年2月3日至4月6日，先后从其他卫生院以现金交易方式购得麻醉药品、第一类精神药品并将其用于患者，至发现时，还余4支盐酸哌替啶注射液，3支盐酸麻黄碱注射液，价格均为每支20元，未发现其他违法、违规行为，执法人员对剩余的麻醉药品、第一类精神药品予以扣押。

四、麻醉药品和精神药品管制

（一）麻醉药品、精神药品国际管制概况

　　在全球范围对麻醉药品进行管制已有近百年的历史。随着一系列国际公约、纲领的签订和国际合作，麻醉药品和精神药品管制工作取得了不断的进展。

　　1909年2月1日，在我国上海召开了第一次国际性的禁毒会议，中国、日本、英国、法国、德国、俄国、美国、葡萄牙等13个国家代表参加了本次会议。这次会议就限制用于正当目的的鸦片数量，对鸦片的进口实行管制，逐渐取缔吸食鸦片等问题，形成了9条决议。这9条决议虽然属于建议性质，对签字国不具有约束力，但其确定的原则被纳入以后的国际禁毒公约中。

　　1912年1月，中国、美国、日本、英国、德国等国家在海牙召开禁毒国际会议，签订了第一个国际禁毒公约《海牙禁止鸦片公约》。

　　1924年12月11日，多国代表签订了《关于熟鸦片的制造、国内贸易及使用的协定》。1925年2月19日，多国代表签订了《国际鸦片公约》。

　　1931年7月13日，多国代表在日内瓦签订了《限制制造及调节分配麻醉品公约》。

　　1931年11月27日，多国代表在曼谷签订了《远东管制吸食鸦片协定》。

　　1936年6月26日，多国代表在日内瓦签订了《禁止非法买卖麻醉品公约》。该公约第一次把非法制造、变造、提制、调制、持有、供给、兜售、分配、购买麻醉品等行为规定为国际犯罪，这是国际禁毒立法的一项重大突破。

　　1946年，联合国经济和社会理事会指定中国、法国、英国、美国、苏联、捷克、秘鲁等国的代表组织起草委员会，对上述几个公约、协定进行合并修订，1946年12月12日，由联合国秘书长加盖印章作为定案。

　　1953年，多国代表又签订了议定书。在上述公约的基础上，1961年3月，多国代表在纽约签订了《1961年麻醉药品单一公约》，1972年，对议定书进行了重新修订。

由于苯丙胺等兴奋剂和安眠药使用后，不少人产生药物依赖性，滥用情况也越来越严重，因而也加强了管理，1971年2月，多国代表签订了《1971年精神药物公约》。

1988年12月19日，多国代表在维也纳一致通过《联合国禁止非法贩运麻醉药品和精神药物公约》。该公约是《1961年麻醉品单一公约》和《1971年精神药物公约》的重要补充和发展，在国际麻醉品管制领域有重要意义。

1990年2月20~23日，在美国纽约召开了联合国禁毒特别联大会议。会议通过了《政治宣言》和《全球行动纲领》。该宣言确认给禁毒工作以较优先的地位。强调在国际合作中严格尊重各国主权和领土完整，不得干涉内政的原则。在强调生产国消除非法种植和为过境国提供援助的同时，特别强调消除非法需求。该纲领在减少非法需求、生产和供应，禁止贩运和分销，防止非法资金的流动和洗钱，以及治疗、康复、资源、结构和法规等方面，为国际社会和联合国有关机构提出了具体的行动措施。该次会议对推动禁毒斗争和国际禁毒合作发挥了积极的作用。

（二）国际麻醉品管制机构

1. 联合国麻醉药品委员会

联合国麻醉药品委员会（The United Nations Commission of Narcotic Drugs，UNCND）简称"麻委会"，是联合国经济与社会理事会（ECOSOC）下属六个委员会之一，于1964年2月16日设立。其任务：制订麻醉药品和精神药品的国际管制策略和政策；承担麻醉药品和精神药品国际公约所赋予的职能；协调经济和社会理事会行使监督公约的执行情况；定期审议世界各国各种麻醉药品和精神药品的走私情况；就国际管制工作及对现行国际管制机构的变动向理事会提出咨询意见和建议。

2. 国际麻醉品管制局

国际麻醉品管制局（International Narcotic Control Board，INCB）简称"麻管局"，根据《1961年麻醉品单一公约》规定设立，是一个独立的准司法监督机构，由13名成员组成，均由联合国经济和社会理事会选举产生。

"麻管局"的总任务是促进各国政府为了整个国际社会的利益，按照《麻醉品管制条约》办事。其职责一般可以分为三个方面：一是负责管理麻醉品和精神药物的合法流通，以达到使麻醉品的生产、制造、销售和使用完全限于满足医疗和科研需要；二是与各国政府合作，设法保持正当的供求之间的平衡以满足对麻醉品的合法需求；三是与各国政府合作，努力防止违法或非法种植、生产、制造、贩运和使用麻醉品。

3. 联合国国际药物管制规划署

1990年12月12日，根据联合国大会决议设立联合国国际药物管制规划署（The United Nations Drug Control Programme，UNDCP），简称药物管制署。其前身是麻醉品司和联合国管制药物滥用基金（The United Nations Fund for Drug Abuse Control，UNFDAC），行政实体是麻管局秘书处，秘书处主要就实质性问题向麻管局报告。

4. 世界卫生组织在麻醉品管制和精神药物管制中的作用

在国际麻醉品管制中，一个重要的问题就是首先要确定哪些品种滥用后会引起健康状况损害、损害的程度、药理和毒理效应，以及如何预防、治疗和防止复发。这涉及一系列医学、药学、药理学领域的科学技术问题。第二次世界大战后，世界卫生组织承担了国际管制中一系列科学技术问题的咨询和管制措施的参谋建议工作。对联合国大会、经济和社会理事会、麻醉药品委员会以及国际麻醉品管制局委托提出的科学技术问题，世界卫生组织负责组织专家小组进行研究，起草文件，提出建议。

5. 国际刑警组织

国际刑警组织（International Criminal Police Organization，ICPO）1923年成立于维也纳，现总部设在巴黎。它是联系100多个国家的刑事警察部队的国际组织，其目的是在所有成员国的刑事警察局间建立和发展各种有利于预防和防止一般犯罪的组织机构。协助成员国打击跨国毒品犯罪，是国际刑警组织的主要任务之一。我国1984年加入该组织，负责与总部联系的机构是"国际刑警中国国家中心局"。

（三）我国政府与国际麻醉药品管制机构的合作及采取的措施

我国政府一直积极参与国际麻醉药品和精神药品管制事务。

1981年、1983年我国先后派出代表出席联合国麻醉药品会议。1985年，北京医科大学药理学教授蔡志基竞选成为国际麻管局的13位成员之一，并任国际麻管局第二副主席及评估常设委员会主席。

1985年6月，经全国人民代表大会常务委员会批准，中国加入经1972年议定书修正的联合国《1961年麻醉品单一公约》《1971年精神药物公约》。

1986年，通过竞选，我国成为联合国麻醉药品委员会的40个成员国之一。

1989年9月，经全国人民代表大会常务委员会批准，我国加入《联合国禁止非法贩运麻醉药品和精神药物公约》，成为最早加入该公约的国家之一。

近二十年来，在治理毒品方面，我国政府果断采取了禁种、禁吸、禁止贩运的三管齐下的政策，取得了很好的成效；在综合治理措施方面：①加强立法工作；②加强国家级管制机构；③改善技术装备，加强毒品缉私力量；④积极开展戒毒工作，加强对药物依赖性的研究，监测；⑤加强国际合作。

知识拓展

国际禁毒日

1987年6月12-26日，在奥地利维也纳召开了由138个国家和地区的3000名代表参加的"麻醉品滥用和非法贩运问题"部长级会议。这次会议通过了《管制麻醉品滥用今后活动的综合性多学科纲要》，向各国政府和有关国际组织提出了在今后的禁毒活动中开展综合治理的建议，并提出了"爱生命，不吸毒"的口号。同时，为了进一步引起各国、各地区对毒品问题的重视，号召全世界人民共同抵御毒品的侵袭，与毒品犯罪活动作坚决的斗争。为了纪念这次意义重大的国际禁毒会议，与会代表一致建议，将每年的6月26日定为"国际禁毒日"。这项建议被联合国采纳，同年召开的第42届联合国大会通过了此决议，正式确定每年的6月26日为"反麻醉品滥用和非法贩运国际日"。

第二节　医疗用毒性药品的管理

一、医疗用毒性药品的概念和品种范围

医疗用毒性药品（toxic drugs for medical use）（以下简称"毒性药品"），是指毒性剧烈，治疗剂量与中毒剂量相近，使用不当会致人中毒或死亡的药品。根据我国《医疗用毒性药品管理办法》规定，医疗用毒性药品分为毒性中药和毒性西药两大类。

（一）毒性中药品种（包括原药材和饮片）共27种

砒石（红砒、白砒）、砒霜、生川乌、生马钱子、生甘遂、雄黄、生草乌、红娘虫、生白附子、生附子、水银、生巴豆、白降丹、生千金子、生半夏、斑蝥、青娘虫、洋金花、生天仙子、生南星、红粉（红升丹）、生藤黄、蟾酥、雪上一枝蒿、生狼毒、轻粉、闹羊花。

（二）毒性西药品种（仅指原料，不包括制剂）共11种

去乙酰毛花苷丙、阿托品、洋地黄毒苷、氢溴酸后马托品、三氧化二砷、毛果芸香碱、升汞、水杨酸毒扁豆碱、亚砷酸钾、氢溴酸东莨菪碱、士的宁。

二、生产管理

毒性药品年度生产、收购、供应和配制计划，由省级药品监督管理部门根据医疗需要制定后，下达给指定的毒性药品生产、收购、供应单位，并抄报国家药品监督管理部门和国家中医药管理局。生产单位不得擅自改变生产计划、自行销售。

毒性药品生产企业每次配料，必须经2人以上复核无误，并详细记录每次生产所用原料和成品数。经手人要签字备查。生产中所有工具、容器要处理干净，以防污染其他药品。标示量要准确无误，包装容器要有毒药标识。

凡加工炮制毒性中药，必须按照《中华人民共和国药典》或者省级药品监督管理部门制定的《炮制规范》的规定进行。药材符合药用要求的，方可供应、配方和用于中成药生产。

生产毒性药品及其制剂，必须严格执行生产工艺操作规程，在本单位药品检验人员的监督下准确投料，并建立完整的生产记录，保存5年备查；

在生产毒性药品过程中产生的废弃物，必须妥善处理，不得污染环境。

三、经营管理

毒性药品经营由各级药品监督管理部门指定的药品经营单位负责；配方用药由药店、

医疗机构负责；其他任何机构或者个人均不得从事毒性药品的经营和配方业务。

经营、加工、使用毒性药品的单位必须建立健全保管、验收、领发、核对等制度，严防收假、发错，严禁与其他药品混杂，划定专用仓间或仓位，存放的专柜必须加锁并由专人保管。

毒性药品的包装容器必须印有毒性标志。在运输毒性药品的过程中，应当采取有效措施，防止发生事故。

四、使用管理

医疗机构供应和调配毒性药品，凭医生签名的正式处方；零售药店供应和调配毒性药品时，凭盖有医生所在的医疗机构公章的正式处方。每次处方剂量不得超过2日极量。

对处方未注明"生用"的毒性中药，应当付炮制品。处方一次有效，取药后处方保存2年备查。

科研和教学单位所需的毒性药品，必须持本单位的证明信，经单位所在地县以上药品监督管理机构批准后，供应部门方能出售。

第三节　放射性药品管理

一、放射性药品的概念和品种范围

放射性药品（radioactive pharmaceuticals）是指用于临床诊断或者治疗的放射性核素制剂或者其标记药物。包括放射性同位素、原料药及其制剂（表12-3）。

国务院药品监督管理部门主管全国放射性药品监督管理工作。中国核工业集团公司主管放射性药品生产、经营管理工作。

放射性药品的国家标准，由国家药典委员会负责制定和修订，报国务院药品监督管理部门审批颁发。

表12-3　《中华人民共和国药典》2020年版收载的放射性品种（17种）

1. 氙［^{133}Xe］注射液	2. 邻碘［^{131}I］马尿酸钠注射液
3. 枸橼酸镓［^{67}Ga］注射液	4. 胶体磷［^{32}P］酸铬注射液
5. 高锝［^{99m}Tc］酸钠注射液	6. 铬［^{51}Cr］酸钠注射液
7. 氯化亚铊［^{201}Tl］注射液	8. 碘［^{131}I］化钠口服溶液
9. 碘［^{131}I］化钠胶囊	10. 锝［^{99m}Tc］亚甲基二磷酸盐注射液
11. 锝［^{99m}Tc］依替菲宁注射液	12. 锝［^{99m}Tc］植酸盐注射液
13. 锝［^{99m}Tc］喷替酸盐注射液	14. 锝［^{99m}Tc］焦磷酸盐注射液
15. 锝［^{99m}Tc］聚合白蛋白注射液	16. 磷［^{32}P］酸钠盐口服溶液
17. 磷［^{32}P］盐酸钠注射液	

二、放射性新药的研制、临床研究和审批

（一）放射性新药的研制管理

1. 研究机构应具备的条件

实验研究单位必须将用于人体内的放射性药物（以下简称体内放射性药物）研究方案报国务院药品监督管理部门备案。

申请体内放射性药物实验研究的单位必须具备的条件：①具有核物理、放射化学、药学及相关专业技术人员；②具有与其研究领域相适应的工作场所、仪器设备及相应的规章制度；③具有确保产生的放射性废气、废液、固体废物达到排放标准的处理设施；④具有环境保护主管部门出具的辐射安全证明文件。

2. 研究内容

体内放射性药物研究方案应包括放射性核素筛选，核素的核性质（半衰期、衰变方式、衰变分支比、射线能量和种类），工艺路线，质量标准（包括放射性核素鉴别、放射性活度、放射性核纯度、放射化学纯度、放射性比活度等项目），药理学，毒理学，药代动力学，剂量，剂型，稳定性，医学内辐射吸收剂量等。

3. 注册管理

（1）申请体内放射性药品注册

申请人按照国务院药品监督管理部门制定的《放射性药品注册管理规定》组织资料，连同放射性药物实验研究备案登记文件，报送国务院药品监督管理部门。

临床试验批准后，申请人从具有放射性药物临床试验资格的医疗机构中确定临床试验负责单位和参加单位，并报国务院药品监督管理部门备案。

临床试验结束后，申请人将临床试验等有关资料报国务院药品监督管理部门，国务院药品监督管理部门组织核医药学和其他相关专业技术人员进行审评，认为符合规定的，以药品批件形式发给批准文号，同时发布经核准的该放射性药品注册标准及核准的说明书。

（2）申请非放射性药盒注册

应同时办理相关制剂的注册手续。非放射性药盒的原料不制定国家标准、不发给批准文号。

（3）申请放射性免疫试剂盒注册

需有三家以上有临床试验资格的医疗机构提供的能评价临床意义并符合统计学要求的临床研究报告。医疗机构设置核医学科、室（同位素室），必须配备与其医疗任务相适应的并经核医学技术培训的技术人员。非核医学专业技术人员未经培训，不得从事放射性药品使用工作。

持有放射性药品使用许可证的医疗单位，在研究配制放射性制剂并进行临床验证前，应当根据放射性药品的特点，提出该制剂的药理学、毒性学等资料，由省、自治区、直辖市人民政府药品监督管理部门批准，并报国务院药品监督管理部门备案。该制剂只限本单位内使用。

（二）放射性药品标准和检验

放射性药品的国家标准由国家药典委员会负责制定和修订，报国务院药品监督管理部门审批颁发。

放射性药品的检验由中国食品药品检定研究院或者国务院药品监督管理部门授权。放射性新药是指我国首次生产的放射性药品。放射性药品研制按新药审批的规定办理。药品研制单位的放射性新药年度研制计划，应当报能源部备案，并报所在地的省、自治区、直辖市药品监督管理部门，经药品监督管理部门汇总后，报国务院药品监督管理部门备案。

研制单位在放射性新药临床研究结束后，向国务院药品监督管理部门提出申请，经审核批准，发给新药证书。国务院药品监督管理部门在审核批准时，应当征求能源部的意见。

三、放射性新药的生产、经营和进出口

（一）开办放射性药品生产、经营企业的条件及审批程序

1. 基本条件

申请开办放射性药品（非放射性药盒除外）的生产企业，除具备一般的条件外，还需要具备的特殊条件包括：①生产体内放射性药品应当持有试验研究备案证明文件；②具有核物理、放射化学、药学及相关专业技术人员；③具有与放射性药品生产相适应的生产设施及辐射防护设施；④具有环境保护主管部门出具的辐射安全证明文件；⑤具有保证放射性药品安全生产的规章制度及辐射事故应急处理预案；⑥具有确保放射性废气、废液、固体废物达到排放标准的处理设施。

申请开办经营放射性药品的企业，除具备开办药品经营企业一般的条件以外，还需符合的条件包括：①具有核医药学专业技术人员；②具有与经营品种及规模相适应的储存、运输、辐射安全、放射性废物处理设施及相应管理制度；③具有环境保护主管部门出具的辐射安全证明文件。

2. 申报审评程序

生产企业完成筹建工作后，向所在地省级药品监督管理部门提出放射性药品生产的申请。省级药品监督管理部门自收到申报材料30日内完成初步审查，审查合格报国务院药品监督管理部门。国务院药品监督管理部门收到上报材料30日内组织有关单位进行现场检查，经国务院核行业主管部门审查同意，国务院药品监督管理部门审核批准后由企业所在省级药品监督管理部门发给放射性药品生产许可证。

申请生产即时标记放射性药品、非放射性药盒和放射性免疫试剂盒的企业可直接向所在地省级药品监督管理部门提出申请。省级药品监督管理部门自收到申报材料30日内组织有关人员进行现场验收，对准予生产的发给放射性药品生产许可证，并将发证情况报国务院药品监督管理部门和国务院核行业主管部门备案。

经营企业完成筹建工作后，向所在省级药品监督管理部门提出申请。审核符合规定的，由所在省级药品监督管理部门发给放射性药品经营许可证，并注明放射性药品经营范围，同时报国务院药品监督管理部门备案。

（二）放射性新药的生产管理、经营管理和进出口管理

放射性新药投入生产，需由生产单位或者取得放射性药品生产许可证的研制单位，凭新药证书（副本）向国务院药品监督管理部门提出生产该药的申请，并提供样品，由国务院药品监督管理部门审核发给批准文号。

国家根据需要，对放射性药品实行合理布局，定点生产。申请开办放射性药品生产、经营的企业，应征得能源部的同意后，方可按有关规定办理筹建手续。

开办放射性药品生产、经营企业，必须具备《药品管理法》规定的条件，符合国家的放射卫生防护基本标准，并履行环境影响报告的审批手续，经能源部审查同意，卫生健康主管部门审核批准后，由所在省、自治区、直辖市卫生行政部门发给放射性药品生产企业许可证、放射性药品经营企业许可证。无许可证的生产、经营企业，一律不准生产、销售放射性药品。

放射性药品生产企业生产已有国家标准的放射性药品，必须经国务院药品监督管理部门征求能源部意见后审核批准，并发给批准文号。凡是改变国务院药品监督管理部门已批准的生产工艺路线和药品标准的，生产单位必须按原报批程序经国务院药品监督管理部门批准后方能生产。

放射性药品生产、经营企业，必须配备与生产、经营放射性药品相适应的专业技术人员，具有安全、防护和废气、废物、废水处理等设施，并建立严格的质量管理制度。

放射性药品生产、经营企业，必须建立质量检验机构，严格实行生产全过程的质量控制和检验。产品出厂前，须经质量检验。符合国家药品标准的产品方可出厂，不符合标准的产品一律不准出厂。

经国务院药品监督管理部门审核批准的含有短半衰期放射性核素的药品，可以边检验边出厂，但发现质量不符合国家药品标准时，该药品的生产企业应当立即停止生产、销售，并立即通知使用单位停止使用，同时报告国务院药品监督管理部门和能源部。

放射性药品的生产、供销业务由能源部统一管理。放射性药品的生产、经营单位和医疗机构凭省、自治区、直辖市药品监督管理部门发给的放射性药品生产企业许可证、放射性药品经营企业许可证，医疗机构凭省、自治区、直辖市公安、环保和卫生行政部门联合发给的放射性药品使用许可证，申请办理订货。

放射性药品生产、经营企业，必须向能源部报送年度生产、经营计划，并抄报国务院药品监督管理部门。

放射性药品生产企业许可证、放射性药品经营企业许可证的有效期为5年，期满前6个月，放射性药品生产、经营企业应当分别向原发证的行政部门重新提出申请，按相关程序批准后，换发新证。

申请进口的放射性药品，应当在生产国家或地区获得上市许可，生产企业符合所在国或地区《药品生产质量管理规范》或通过质量体系认证。

放射性药品的进口业务，由原对外经济贸易部指定的单位，按照国家有关对外贸易的规定办理。

进出口放射性药品，应当报国务院药品监督管理部门同意后，方得办理进出口手续。进口单位向国务院药品监督管理部门提出放射性药品进口申请，按国务院药品监督管理部门发布的进口放射性药品申报资料要求报送有关资料及相关证明文件。国务院药品监督管理部门收到进口放射性药品申请后应在30日内对申报资料进行审查，并通知国务院药品监督管理部门设置的药品检验机构进行注册检验和质量标准复核。

国务院药品监督管理部门组织核医药学及相关专业人员对报送资料进行技术审核，体内放射性药品以药物临床试验批件的形式批准临床试验，临床试验结束后，进口单位按照规定报送临床试验资料，符合规定的，发给药品进口注册证。进口单位持有药品进口注册证，每次进口该药品时，应当向国务院药品监督管理部门申办药品进口准许证。海关凭药品进口准许证办理验放手续。

进口的放射性药品品种必须符合我国的药品标准或者其他药用要求。进口放射性药品必须经中国食品药品检定研究院或者国务院药品监督管理部门授权的药品检验所抽样检验，检验合格的，方准进口。

含短半衰期核素的放射性药品，在保证安全使用的条件下，可边进口边检验边投入使用，发现质量不符合要求时，进口单位应立即通知使用机构停止使用，并在24小时内报告国务院药品监督管理部门。

国家鼓励出口放射性药品，出口单位应将出口品种、数量向国务院药品监督管理部门备案。

四、放射性药品的包装和运输

放射性药品的包装必须安全实用，符合放射性药品质量要求，具有与放射性剂量相适应的防护装置。包装必须分内包装和外包装两部分。

内、外包装必须贴有标签，在包装内放置说明书。

内包装标签必须注明药品通用名称、放射性活度和标示时间、批号、放射性药品标识。

说明书除注明前款内容外，还须注明生产单位、批准文号、批号、主要成分、出厂日期、放射性核素半衰期、适应证、用法、用量、禁忌证、药理作用、药物动力学、有效期、贮存条件、内辐射吸收剂量、测定原理、临床意义、校准试剂、操作程序、数据处理方法、分析质量参数、注意事项、不良反应和参考文献等。

外包装标签必须注明药品通用名称、放射性活度、标示时间、装量、生产时间、有效期、生产企业、批准文号、产品批号、放射性药品标识等。

放射性药品的运输与邮寄，按国家运输、邮政等部门制订的规定执行。放射性药品（豁免的除外）道路运输必须使用专用车辆。禁止任何单位和个人随身携带放射性药品乘坐公共交通运输工具。

五、放射性药品的使用

（一）医疗机构使用放射性药品必须具备的条件及审批程序

1. 基本条件

医疗机构设置核医学科、室（同位素室），经批准，可以使用放射性药品。医疗机构使用放射性药品必须符合国家放射性同位素卫生防护管理的规定，必须配备与其医疗任务相适应的并经核医学技术培训的技术人员。规定应具备的条件包括：①持有医疗机构执业许可证并设有相应的诊疗科室；②持有医疗机构所在地环境保护主管机构出具的辐射安全证明文件；③具有核医学、药学相关专业并持有卫生主管部门发给的放射性工作人员证的技术人员；④具有与放射性药品使用相适应的仪器、设备和房屋设施；⑤具有保证放射性药品安全使用的规章制度。

医疗机构按照国务院卫生主管部门的规定对医学技术人员进行放射性药物职业技术培训，经考核合格后，取得从事使用放射性药品工作的资格。

根据医疗机构使用放射性药品类别及该类放射性药品对操作人员、设备、环境等的相应要求，由低到高将放射性药品使用许可证分为I类、II类、III类和IV类，放射性药品使用许可证的分类规定由国务院药品监督管理部门制定。

2. 申请审批程序

医疗机构申请使用放射性药品，向所在省级药品监督管理机构提出申请。省级药品监督管理部门在收到报送材料之日起30日内，根据放射性药品使用许可证分类规定，对申请机构进行检查。合格后发给相应类别的放射性药品使用许可证。无放射性药品使用许可证的单位不得使用放射性药品。

持有放射性药品使用许可证的医疗单位，必须负责对使用的放射性药品进行临床质量检验、收集药品不良反应信息等项工作，并定期向所在地药品监督管理部门报告。由省、自治区、直辖市药品监督管理部门汇总后报国务院药品监督管理部门。

放射性药品使用后的废物（包括患者排出物），必须按国家有关规定妥善处置。

放射性药品使用许可证有效期为5年，需要继续使用放射性药品的持证机构在许可证有效期届满前6个月，按照国务院药品监督管理部门的规定申请换发放射性药品使用许可证。

（二）使用管理

临床核医学工作人员应有高度的工作责任心，熟悉和掌握有关放射性核素的基本知识并严格遵守放射性药品的登记、保管、使用制度。操作人员要严格遵照无菌操作技术进行放射性药物的制备。标记用的器械、工具不得随意放置，以防污染。实验室内严禁吸烟、饮水和进食，禁止闲杂人员随便进入。

放射性药品开瓶、稀释、分装时，工作人员要穿隔离衣，戴口罩、帽子、胶皮手套、防护眼镜等用品，并应在铅砖、铅玻璃防护屏后进行，开瓶应在生物安全柜内进行，开瓶前应按说明书核对放射性药物的标签。然后将放射源置于生物安全柜内，开瓶要仔细，勿用力过猛，以防打碎玻璃容器，造成污染。稀释与分装放射性药物前应仔细核对说明书的项目，稀释口服液可用蒸馏水，静脉注射剂用无菌生理盐水，分装放射性药品时应在铺有吸水纸的搪瓷盘内进行，不要直接在工作台上操作。

放射性药品用于患者前，应对其品种和用量进行严格的核对，特别是在同一时间给几个患者服药时，应仔细核对患者姓名及给药剂量。

发生意外事故（放射性药品的撒、漏等）应及时封闭被污染的现场和迅速切断污染的来源，防止事故的扩大，对受污染人员及时采取必要的去污措施，若污染严重，须报告上级有关部门和领导；若发生放射性药品源丢失或被盗，应立即追查去向并向主管部门报告。

医疗机构自行配制的放射性药品，必须有完整的配制和质量控制记录，配制记录应当包括所使用的非放射性药盒及核素发生器批号、放射性活度及体积、配制人和配制时间等。

（三）保管制度

放射性药品必须有适当的专门储存场所，符合每种放射性药品所规定的贮存条件，不同品种、不同批号的放射性药品应当分开存放，并采取必要的防火、防盗、防鼠、防辐射和防污染等措施，由专人负责保管，保证放射性药品质量和安全。贮存场所应当有放射性警示标识。

放射性核素和放射性核素发生器贮存在保险柜或专用库房，房间应设有报警装置，并有防盗设施，实行双人双锁，每次取用必须登记。贮存放射性药盒和放射性免疫试剂盒，必须有冷藏设施。

收到放射性药品时，应认真核对名称、出厂日期、放射性浓度、总体积、总强度、容器号、溶液的酸碱度以及物理性状等，注意液体放射性药品有否破损、渗漏，注意发生器是否做细菌培养、热原检查。做好放射性药品使用登记，贮存放射性药品容器应贴好标签，建立放射性药品使用登记表册，在使用时认真按账目项目要求逐项填写，并做永久性保存。

放射性药品应放在铅罐内，置于储存室的贮存柜内，平时专人负责保管，严防丢失。常用放射性药品应按不同品种分类放置在生物安全柜贮存槽内，标志要鲜明，以防发生差错。

复习思考题

1．简述药物依赖性、身体依赖性、精神依赖性、耐受性的概念。
2．简述麻醉药品、精神药品的含义以及管制这两类药品的重要性。
3．我国政府公布的麻醉药品、精神药品品种目录各有多少个品种？其中我国生产及使用的品种有多少个？分别列出常用的10个品种。
4．麻醉药品、精神药品的生产、经营各有哪些特殊规定？
5．简述麻醉药品处方用量管理的规定。
6．什么是医疗用毒性药品？举例说明。
7．什么是放射性药品？举例说明。

（高 华 张立明）

第十三章 中药管理

中医药是中华文明瑰宝，是五千多年文明的结晶，在全民健康中发挥着重要作用。党的十八大以来，党和国家高度重视中医药学的发展和运用，强调要"坚持中西医并重，传承发展中医药事业"。中医药作为我国独特的卫生资源、潜力巨大的经济资源、具有原创优势的科技资源、优秀的文化资源和重要的生态资源，在经济、社会发展中发挥着重要作用。随着我国新型工业化、信息化、城镇化、农业现代化深入发展，人口老龄化进程加快，健康服务业蓬勃发展，人民群众对中医药服务的需求越来越旺盛，迫切需要继承、发展、利用好中医药，充分发挥中医药在深化医药卫生体制改革中的作用，造福人类健康。

第一节　中药及其行业发展概述

一、中药的概念

（一）中药

中药是指在中医理论指导下用于防病、治病的药物，包括中药材、中药饮片以及中成药。

（二）中药材

中药材是指药用植物、动物、矿物的药用部分采收后经产地初加工形成的原料药材。

道地中药材是指经过中医临床长期应用优选出来的中药材，与其他地区所产同种中药材相比，具有产在特定地域，品质和疗效更好，且质量稳定，有较高知名度的特点。道地药材是指在一特定自然条件和生态环境的区域内所产的药材，并且生产较为集中，具有一定的栽培技术和采收加工方法，质优效佳，为中医临床所公认。道地药材中绝大部分是栽培品种，常冠以地名，以川贝母、广藿香等。

（三）中药饮片

中药饮片是指中药材按中医药理论、中药炮制方法，经过加工炮制后，可直接用于中医临床的中药材制成品。中药材经产地加工后，根据药材的性质和医疗的需要，把药材切成薄片、厚片、斜片、丝状、段状、块状等一定的规格，使药物有效成分易于溶出，并便于进行其他炮制及储藏和调剂等，这种中药材称为"饮片"。《中国药典》规定："饮片是指药材经过炮制后可直接用于中药临床或者制剂生产使用的处方药品。"

中药饮片是中国中药产业的三大支柱之一，是中医临床辨证施治必需的传统武器，也是中成药的重要原料，其独特的炮制理论和方法，无不体现着古老中医的精深智慧。随着炮制理论的不断完善和成熟，目前它已成为中医临床防病、治病的重要工具。

（四）中成药

中成药是以中药材为原料，在中医药理论指导下，为了预防及治疗疾病的需要，按规定的处方和制剂工艺将其加工制成一定剂型的中药制品，是经国家药品监督管理部门批准的一类中药制剂。因此，作为供临床应用的中成药，不但要具备相应的药名、用法用量、规格和特定的质量标准及检验方法，而且要有确切的疗效、明确的适用范围、使用禁忌与注意事项。通常来说，中成药具有性质稳定、疗效确切、毒副作用相对较小，服用、携带、贮藏、保管方便等特点。

二、中药品种及行业发展概况

根据第三次全国中药资源普查（1983—1987年）的结果，我国有中药资源12087种，其中药用植物11146种，药用动物1581种，药用矿物80种。我国常用中药品种约1200种，中药方剂约10万余剂，中药剂型40余种，中成药近9000种。

中医药具有一、二、三产业融合发展形成"全产业链"的特性，已成为我国新的经济增长点。据国家统计局数据，2006—2015年，中药饮片加工主营业务收入由190.2亿元增加至1699.9亿元人民币，中药饮片加工市场规模年复合增长速度显著高于医药工业整体增速。1996—2016年，中药产业的增长达到36倍之多，其中，20年间中药饮片的规模增长了416倍。

2015年，我国中药工业总产值已达7866亿元人民币，占医药产业规模近1/3，中药大健康产业突破1万亿元人民币，市场发展潜力巨大。资料显示，2017年，我国仅中药工业总产值就达到了9000亿元人民币，而中药大健康产业规模甚至高达2.5万亿元人民币。中国中药材市场规模：2017年为1018亿元人民币，2018年达到近1246亿元人民币，预计2022年将达到1708亿元人民币，2024年将超过2000亿元人民币，年平均复合增长近10%。

第二节 中药管理法律、法规及相关规定

1984年我国颁布《药品管理法》，1988年成立国家中医药管理局，自此中药管理立法工作进程加快。2003年4月，国务院颁布《中医药条例》。为了更好地规范中药发展，我国制定了一系列相关法律、法规，涉及中药的监督管理、研制、审批、质量标准、中药品种保护和中药材市场管理等方面。

为继承和弘扬中医药文化，保障和促进中医药事业发展，保护人民健康，2016年12

月25日，第十二届全国人大常委会第二十五次会议表决通过了《中华人民共和国中医药法》（以下简称《中医药法》），该法于2017年7月1日正式实施。

一、中药发展方针

（一）《中医药法》的相关规定

中医药事业是我国医药卫生事业的重要组成部分。国家大力发展中医药事业，实行中西医并重的方针，建立符合中医药特点的管理制度，充分发挥中医药在我国医药卫生事业中的作用。

（二）《药品管理法》的相关规定

国家发展现代药和传统药，充分发挥其在预防、医疗和保健中的作用。

二、中药材管理

（一）《中医药法》的相关规定

1. 中药材质量监测

国务院药品监督管理部门应当组织并加强对中药材质量的监测，定期向社会公布监测结果。国务院有关部门应当协助做好中药材质量监测有关工作。

国家制定中药材种植、养殖、采集、贮存和初加工的技术规范、标准，加强对中药材生产流通全过程的质量监督管理，保障中药材质量安全。采集、贮存中药材以及对中药材进行初加工，应当符合国家有关技术规范、标准和管理规定。

2. 生产管理

国家鼓励发展中药材规范化种植、养殖，严格管理农药、肥料等农业投入品的使用，禁止在中药材种植过程中使用剧毒、高毒农药，支持中药材良种繁育，提高中药材质量。

3. 道地药材

国家建立道地中药材评价体系，支持道地中药材品种选育，扶持道地中药材生产基地建设，加强道地中药材生产基地生态环境保护，鼓励采取地理标志产品保护等措施保护道地中药材。

4. 流通管理

国家鼓励发展中药材现代流通体系，提高中药材包装、仓储等技术水平，建立中药材流通追溯体系。药品生产企业购进中药材应当建立进货查验记录制度。中药材经营者应当建立进货查验和购销记录制度，并标明中药材产地。

5. 野生药材资源管理

国家保护药用野生动植物资源，对药用野生动植物资源实行动态监测和定期普查，建立药用野生动植物资源种质基因库，鼓励发展人工种植、养殖，支持依法开展珍贵、濒危药用野生动植物的保护、繁育及其相关研究。

6. 乡村医生自种、自采地产中药材的规定

在村医疗机构执业的中医医师、具备中药材知识和识别能力的乡村医生，按照国家有关规定可以自种、自采地产中药材并在其执业活动中使用。

（二）《药品管理法》的相关规定

国家保护野生药材资源和中药品种，鼓励培育道地中药材。

在中国境内上市的药品，应当经国务院药品监督管理部门批准，取得药品注册证书；但是，未实施审批管理的中药材和中药饮片除外。实施审批管理的中药材、中药饮片品种目录由国务院药品监督管理部门会同国务院中医药主管部门制定。

发运中药材应当有包装。在每件包装上，应当注明品名、产地、日期、供货单位，并附有质量合格的标志。药品经营企业销售中药材，应当标明产地。城乡集市贸易市场可以出售中药材，国务院另有规定的除外。

生产、销售的中药饮片不符合药品标准，尚不影响安全性、有效性的，责令限期改正，给予警告，可以处十万元以上五十万元以下的罚款。

（三）《药品管理法实施条例》的相关管理规定

药品生产企业生产药品所使用的原料药，必须具有国务院药品监督管理部门核发的药品批准文号或者进口药品注册证书、医药产品注册证书；但是，未实施批准文号管理的中药材、中药饮片除外。

国家鼓励培育中药材。对集中规模化栽培养殖、质量可以控制并符合国务院药品监督管理部门规定条件的中药材品种，实行批准文号管理。

（四）《药品经营质量管理规范》的相关管理规定

经营中药材、中药饮片的，应当有专用的库房和养护工作场所，直接收购地产中药材的应当设置中药样品室（柜）。采购药品应当建立采购记录。采购记录应当有药品的通用名称、剂型、规格、生产厂商、供货单位、数量、价格、购货日期等内容，采购中药材、中药饮片的还应当标明产地。

中药材验收记录应当包括品名、产地、供货单位、到货数量、验收合格数量等内容。中药饮片验收记录应当包括品名、规格、批号、产地、生产日期、生产厂商、供货单位、到货数量、验收合格数量等内容，实施批准文号管理的中药饮片还应当记录批准文号。

药品与非药品、外用药与其他药品分开存放，中药材和中药饮片分库存放；对中药材和中药饮片应当按其特性采取有效方法进行养护并记录，所采取的养护方法不得对药品造成污染。

中药材销售记录应当包括品名、规格、产地、购货单位、销售数量、单价、金额、销售日期等内容；中药饮片销售记录应当包括品名、规格、批号、产地、生产厂商、购货单位、销售数量、单价、金额、销售日期等内容。

三、中药饮片管理

（一）《中医药法》的相关管理规定

国家保护中药饮片传统炮制技术和工艺，支持应用传统工艺炮制中药饮片，鼓励运用现代科学技术开展中药饮片炮制技术研究。

对市场上没有供应的中药饮片，医疗机构可以根据本医疗机构医师处方的需要，在本医疗机构内炮制、使用。医疗机构应当遵守中药饮片炮制的有关规定，对其炮制的中药饮片的质量负责，保证药品安全。医疗机构炮制中药饮片，应当向所在地设区的市级人民政府药品监督管理部门备案。

根据临床用药需要，医疗机构可以凭本医疗机构医师的处方对中药饮片进行再加工。

（二）《药品管理法》的相关管理规定

中药饮片生产企业履行药品上市许可持有人的相关义务，对中药饮片生产、销售实行全过程管理，建立中药饮片追溯体系，保证中药饮片安全、有效、可追溯。

中药饮片应当按照国家药品标准炮制；国家药品标准没有规定的，应当按照省、自治区、直辖市人民政府药品监督管理部门制定的炮制规范炮制。省、自治区、直辖市人民政府药品监督管理部门制定的炮制规范应当报国务院药品监督管理部门备案。不符合国家药品标准或者不按照省、自治区、直辖市人民政府药品监督管理部门制定的炮制规范炮制的，不得出厂、销售。

（三）《药品管理法实施条例》的相关管理规定

生产中药饮片，应当选用与药品性质相适应的包装材料和容器；包装不符合规定的中药饮片，不得销售。中药饮片包装必须印有或者贴有标签。

中药饮片的标签必须注明品名、规格、产地、生产企业、产品批号、生产日期，实施批准文号管理的中药饮片还必须注明药品批准文号。

生产没有国家药品标准的中药饮片，不符合省、自治区、直辖市人民政府药品监督管理部门制定的炮制规范的，医疗机构不按照省、自治区、直辖市人民政府药品监督管理部门批准的标准配制制剂的，依照《药品管理法》给予处罚。

（四）《药品经营质量管理规范》的相关管理规定

药品零售质量管理制度应当包括中药饮片处方审核、调配、核对的管理制度。药品零售操作规程应当包括中药饮片处方审核、调配、核对的操作规程。营业场所有经营中药饮片的，应当有存放饮片和处方调配的设备；经营第二类精神药品、毒性中药品种和罂粟壳的，应当有符合安全规定的专用存放设备。储存中药饮片应当设立专用库房。

药房陈设中，第二类精神药品、毒性中药品种和罂粟壳不得陈列。中药饮片柜斗谱的书写应当用正名正字；装斗前应当复核，防止错斗、串斗；应当定期清斗，防止饮片生虫、发霉、变质；不同批号的饮片装斗前应当清斗并记录。企业应当定期对陈列、存放的药品进行检查，重点检查拆零药品和易变质、近效期、摆放时间较长的药品以及中药饮片。销售中药饮片时计量应准确，并告知煎服方法及注意事项；提供中药饮片代煎服务，应当符合国家有关规定。

四、中成药及中药制剂管理

（一）《中医药法》的相关管理规定

1. 研制与生产

国家鼓励和支持中药新药的研制和生产。

国家保护传统中药加工技术和工艺，支持传统剂型中成药的生产，鼓励运用现代科学技术研究开发传统中成药。

生产符合国家规定条件的来源于古代经典名方的中药复方制剂，在申请药品批准文号时，可以仅提供非临床安全性研究资料。具体管理办法由国务院药品监督管理部门会同中医药主管部门制定。

2. 医疗机构中药制剂管理

国家鼓励医疗机构根据本医疗机构临床用药需要配制和使用中药制剂，支持应用传统工艺配制中药制剂，支持以中药制剂为基础研制中药新药。

医疗机构配制中药制剂，应当依照《药品管理法》的规定取得医疗机构制剂许可证，或者委托取得药品生产许可证的药品生产企业、取得医疗机构制剂许可证的其他医疗机构配制中药制剂。委托配制中药制剂，应当向委托方所在地省、自治区、直辖市人民政府药品监督管理部门备案。

医疗机构对其配制的中药制剂的质量负责；委托配制中药制剂的，委托方和受托方对所配制的中药制剂的质量分别承担相应责任。

医疗机构配制的中药制剂品种，应当依法取得制剂批准文号。但是，仅应用传统工艺配制的中药制剂品种，向医疗机构所在地省、自治区、直辖市人民政府药品监督管理部门备案后即可配制，不需要取得制剂批准文号。

医疗机构应当加强对备案的中药制剂品种的不良反应监测，并按照国家有关规定进行报告。药品监督管理部门应当加强对备案的中药制剂品种配制、使用的监督检查。

（二）《药品管理法》的相关管理规定

国家鼓励运用现代科学技术和传统中药研究方法开展中药科学技术研究和药物开发，建立和完善符合中药特点的技术评价体系，促进中药传承创新。

第三节 中药材生产质量管理

《中药材生产质量管理规范》（good agricultural practice，GAP）。2002年4月，国家药

品监督管理局发布我国的中药材GAP，并于2002年6月1日起施行。

2018年，国家药品监督管理局发布了《中药材生产质量管理规范》（征求意见稿），向社会各界征求意见。此版征求意见稿主要按以下五个方面的思路进行修订：①强调对中药材质量有重大影响的关键环节实施重点管理，同时重视全过程细化管理、呼应社会关切，树立风险管控理念。②以高标准、严要求作为GAP修订出发点，兼顾中药材生产的现实情况和当前技术水平。③将技术规程和质量标准制定前置，作为实施基地建设和管理的前提和依据。④立足中医药的特色和传承，鼓励采用适用的新技术。⑤强调生态环境保护和动物保护。

总体来说，中药标准化是中药现代化和国际化的基础和先决条件，而中药材标准化是中药标准化的基础，因此，通过规范化的药材生产提升整个中药材、中药饮片和中成药的质量，是十分重要而紧迫的任务。

一、中药材GAP基本概况

中药材GAP共十章五十七条，是中药材生产和质量管理的基本准则，适用于中药材生产企业生产中药材（含植物、动物药）的全过程。中药材GAP的实施，是为了规范中药材生产，保证中药材质量，促进中药标准化、现代化，是对中药材生产全过程的有效控制，能保证中药材质量稳定可控。生产企业应运用规范化管理和质量监控手段，保护野生药材资源和生态环境，坚持"最大持续产量"原则，实现资源的可持续利用。

2003年9月19日，国家食品药品监督管理局发布了《中药材生产质量管理规范认证管理办法（试行）》及《中药材GAP认证检查评定标准（试行）》，并于2003年11月1日起正式开始受理中药材GAP的认证申请。截至2015年8月底，共发布了涉及人参、何首乌、山药等75个中药材品种的GAP证书。2016年2月，国务院印发《关于取消13项国务院部门行政许可事项的决定》，决定取消中药材GAP认证。

二、中药材GAP主要内容介绍

（一）产地生态环境

生产企业应按中药材产地适宜性优化原则，因地制宜，合理布局。中药材产地的空气、土壤、水质（灌溉水、药用动物饮用水）应符合国家相应标准。药用动物养殖企业应满足动物种群对生态因子的需求及与其生活、繁殖等相适应的条件。

（二）种质和繁殖材料

对养殖、栽培或野生采集的药用动植物，应准确鉴定其物种，包括亚种、变种或品种，记录其中文名及学名。种子、菌种和繁殖材料在生产、储运过程中应实行检验和检疫制度。应按动物习性进行药用动物的引种及驯化。引种动物必须严格检疫，并进行一定时间的隔离、观察。加强中药材良种选育、配种工作，建立良种繁育基地，保护药用动植物种质资源。

（三）栽培与养殖管理

1. 药用植物栽培

根据药用植物生长发育要求，确定适宜栽培区域，并制定相应的种植规程。根据药用植物的营养特点及土壤的供肥能力，确定施肥种类、时间和数量，施用肥料的种类以有机肥为主，允许施用经充分腐熟达到无害化卫生标准的农家肥。根据药用植物不同生长发育时期的需水规律及气候条件、土壤水分状况，适时、合理灌溉和排水，保持土壤的良好通气条件。根据药用植物生长发育特性和不同的药用部位，加强田间管理，及时采取打顶、摘蕾、整枝修剪、覆盖遮阴等栽培措施，调控植株生长发育，提高药材产量，保持质量稳定。药用植物病虫害的防治应采取综合防治策略。如必须施用农药时，应按照相关规定，采用最小有效剂量并选用高效、低毒、低残留农药。

2. 药用动物养殖管理

根据药用动物生存环境、食性、行为特点及对环境的适应能力，确定相应的养殖方式和方法。科学配制饲料，定时、定量投喂，适时、适量地补充精料、维生素、矿物质及其他必要的添加剂，不得添加激素、类激素等添加剂。饲料及添加剂应无污染。应视情况，确定给水的时间及次数。养殖环境应保持清洁卫生，建立消毒制度，并选用适当消毒剂对动物的生活场所、设备等进行定期消毒。药用动物的疫病防治，应以预防为主，定期接种疫苗。禁止将中毒、感染疫病的药用动物加工成中药材。

（四）采收与初加工

野生或半野生药用动植物的采集应坚持"最大持续产量"原则，应有计划地进行野生抚育、轮采与封育，以利生物的繁衍与资源的更新。确定适宜的采收时间和方法。采收机械、器具应保持清洁、无污染。

药用部分采收后，经过拣选、清洗、切制或修整等适宜的加工，需干燥的应采用适宜的方法和技术迅速干燥，鲜用药材可采用冷藏、砂藏、罐贮、生物保鲜等适宜的保鲜方法，尽可能不使用保鲜剂和防腐剂。地道药材应按传统方法进行加工，如有改动，应提供充分试验数据，不得影响药材质量。

（五）包装、运输与贮藏

1. 中药材包装

包装应按标准操作规程操作，并有批包装记录，所使用的包装材料应清洁、干燥、无污染、无破损，并符合药材质量要求。在每件药材包装上，应注明品名、规格、产地、批号、包装日期、生产单位，并附有质量合格的标志。易破碎的药材应使用坚固的箱盒包装；毒性、麻醉性、贵细药材应使用特殊包装，并应贴上相应的标记。

2. 中药材运输

药材批量运输时，不应与其他有毒、有害、易串味物质混装。运载容器应具有较好的通气性，以保持干燥，并应有防潮措施。

3. 中药材贮藏

药材仓库应通风、干燥、避光，必要时安装空调及除湿设备，并具有防鼠、防虫、防禽畜的措施。地面应整洁、无缝隙、易清洁。药材应存放在货架上，与墙壁保持足够距离，防止虫蛀、霉变、腐烂、泛油等现象发生，并定期检查。在应用传统储藏方法的同时，应注意选用现代储藏保管新技术、新设备。

（六）质量管理

生产企业应设质量管理部门，负责中药材生产全过程的监督管理和质量监控，并应配备与药材生产规模、品种检验要求相适应的人员、场所、仪器和设备。

药材包装前，质量检验部门应对每批药材，按中药材国家标准或经审核批准的中药材标准进行检验。检验项目应至少包括药材性状与鉴别、杂质、水分、灰分与酸不溶性灰分、浸出物、指标性成分或有效成分含量。农药残留量、重金属及微生物限度均应符合国家标准和有关规定。不合格的中药材不得出厂和销售。

（七）人员和设备

生产企业的技术负责人应有药学或农学、畜牧学等相关专业的大专以上学历，并有药材生产实践经验。质量管理部门负责人应有大专以上学历，并有药材质量管理经验。

从事加工、包装、检验工作的人员应定期进行健康检查，患有传染病、皮肤病或外伤性疾病等不得从事直接接触药材的工作。生产企业应配备专人负责环境卫生及个人卫生检查。对从事中药材生产的有关人员应定期培训与考核。

中药材产地的环境卫生、生产企业生产和检验用的仪器、仪表、量具、衡器等其适用范围和精密度应符合生产和检验的要求，有明显的状态标志，并定期校验。

（八）文件管理

生产企业应有生产管理、质量管理等标准操作规程。每种中药材的生产全过程均应详细记录，必要时可附照片或图像。所有原始记录、生产计划及执行情况、合同及协议书等均应存档，至少保存 5 年。档案资料应有专人保管。

第四节　中药品种保护

为了提高中药品种的质量，保护中药生产企业的合法权益，促进中药事业的发展，国务院于 1992 年 10 月颁布了《中药品种保护条例》，并于 2018 年根据《国务院关于修改部分行政法规的决定》进行了修订。该条例指出："国家鼓励研制开发临床有效的中药品种，对质量稳定、疗效确切的中药品种实行分级保护制度。"为了更好地加强中药品种保护的监督管理，规范中药品种保护受理审批程序，国家食品药品监督管理局分别于 2006 年和 2009 年颁布了《关于中药品种保护有关事宜的通知》和《中药品种保护指导原则》。

一、中药品种保护的适用范围及管理部门

（一）适用范围

《中药品种保护条例》适用于中国境内生产制造的中药品种，包括中成药、天然药物的提取物及其制剂和中药人工制成品。受保护的中药品种，必须是列入国家药品标准的品种。经国务院药品监督管理部门认定，列为省、自治区、直辖市药品标准的品种，也可以申请保护。

申请专利的中药品种，依照《专利法》的规定办理，不适用《中药品种保护条例》。凡存在专利等知识产权纠纷的品种，应解决纠纷以后再办理保护事宜。

（二）管理部门

国务院药品监督管理部门负责全国中药品种保护的监督管理工作。国家中医药管理部门协同管理全国中药品种的保护工作。

国家药品监督管理部门下设国家中药品种保护审评委员会，负责国家中药保护品种的技术审查和审评工作，配合国家药品监督管理部门制定或修订中药品种保护的技术审评标准、要求、工作程序等。

二、中药保护品种等级的划分和审批

根据《中药品种保护条例》，受保护的中药品种分为一、二级。

（一）一级保护申请条件

符合下列条件之一的中药品种，可以申请一级保护：

（1）对特定疾病有特殊疗效的：对特定疾病有特殊疗效是指对某一疾病在治疗效果上能取得重大突破性进展。例如，对常见病、多发病等疾病有特殊疗效；对既往无有效治疗方法的疾病能取得明显疗效；或者对改善重大疑难疾病、危急重症或罕见疾病的终点结局（病死率、致残率等）有重大进展。

（2）相当于国家一级保护野生药材物种的人工制成品：相当于国家一级保护野生药材物种的人工制成品是指列为国家一级保护物种药材的人工制成品；或目前虽属于二级保护物种，但其野生资源已处于濒危状态的物种药材的人工制成品。

（3）用于预防和治疗特殊疾病的：用于预防和治疗特殊疾病中的特殊疾病是指严重危害人民群众身体健康和正常社会生活经济秩序的重大疑难疾病、急危重症、烈性传染病和罕见病。如恶性肿瘤、终末期肾病、脑卒中、急性心肌梗死、艾滋病、传染性非典型肺炎、人禽流感、苯酮尿症、地中海贫血等疾病。用于预防和治疗重大疑难疾病、急危重症、烈性传染病的中药品种的疗效应明显优于现有治疗方法。

（二）二级保护申请条件

符合下列条件之一的中药品种，可以申请二级保护：

（1）符合上述一级保护的品种或者已经解除一级保护的品种。

（2）对特定疾病有显著疗效的：对特定疾病有显著疗效是指能突出中医辨证用药理法特色，具有显著临床应用优势，或对主治的疾病、证候或症状的疗效优于同类品种。

（3）从天然药物中提取的有效物质及特殊制剂：从天然药物中提取的有效物质及特殊制剂是指从中药、天然药物中提取的有效成分、有效部位制成的制剂，且具有临床应用优势。

三、申请办理中药品种保护的程序和要求

（一）申请程序

（1）中药生产企业对其生产的符合规定的中药品种可以向所在地省、自治区、直辖市人民政府药品监督管理部门提出申请，该部门签署初审意见后，上报国务院药品监督管理部门。特殊情况下，中药生产企业也可以直接向国务院药品监督管理部门提出申请。

（2）国务院药品监督管理部门委托国家中药品种保护审评委员会负责对申请保护的中药品种进行审评。

（3）国务院药品监督管理部门根据国家中药品种保护审评委员会的审评结论决定是否给予保护。批准保护的中药品种由国务院药品监督管理部门发给中药保护品种证书。对批准保护的中药品种以及保护期满的中药品种，由国务院药品监督管理部门在指定的专业报刊上予以公告。

（二）申报要求

1. 申报资料和数据要求

企业应当按照国务院药品监督管理部门的规定，向国家中药品种保护审评委员会提交完整的资料。企业应保证申报资料和数据的真实、完整、规范、准确。试验资料应注明出处、完成日期、原始档案存放处，印章应与试验单位名称一致，并有主要研究者签字，试验数据能够溯源。

国家中药品种保护审评委员会在必要时可以组织对申报资料真实性的现场核查，对生产现场进行检查和抽样并组织检验。

2. 临床试验要求

临床试验负责单位应为国家药物临床试验机构，研究的病种应与其认定的专业科室相适应，参加单位应为三级甲等医院。二级甲等医院可参加以广泛应用的安全性评价为目的的临床研究。

试验过程应符合国家药品监督管理部门发布的各项质量管理规范的要求，试验原始资料应保存至保护期满。

3．申请企业的要求

申请企业应具备良好的生产条件和质量管理制度，生产设备、检验仪器与申报品种的生产和质量检验相匹配，并具有良好的信誉。

（三）初次保护、同品种保护、延长保护期申请要求

1．初次保护申请

初次保护申请是指首次提出的中药品种保护申请；其他同一品种生产企业在该品种保护公告前提出的保护申请，按初次保护申请管理。申报品种一般应完成监测期、注册批件及其他法律、法规要求的工作。

申报品种由多家企业生产的，应由原研企业提出首次申报；若质量标准不能有效控制产品质量的，应提高并统一质量标准。申报资料应能说明申报品种的可保护性，并能客观全面地反映中药品种生产工艺、质量、安全性评价、临床应用等方面的情况。综述资料包括临床、药理学、毒理学、药学等内容的概述，并说明适用条款及申请级别的理由。

2．同品种保护

同品种是指药品名称、剂型、处方都相同的品种。同品种保护申请，是指初次保护申请品种公告后，其他同品种生产企业按规定提出的保护申请。已受理同品种申请的品种，由国家中药品种保护审评委员会或其委托的省级药品监管部门进行同品种质量考核。同品种质量考核包括现场检查、抽样和检验三方面的内容。

3．延长保护期

延长保护期申请是指中药保护品种生产企业在该品种保护期届满前按规定提出延长保护期的申请。申请延长保护的品种应能证明其对主治的疾病、证候或症状较同类品种有显著临床疗效优势。

延长保护期的品种在临床、药理学、毒理学、药学等方面应较保护前有明显改进与提高，如生产用药材和饮片基原明确、产地固定，工艺参数明确，过程控制严格，质量标准可控完善，主治范围明确，药品说明书完善等。对有效成分和有效部位制成的制剂，其量效关系、作用机制和体内代谢过程应基本清楚。

四、中药保护品种的保护措施

（一）中药保护品种的保护期限

中药一级保护品种的保护期限分别为30年、20年、10年，中药二级保护品种为7年。

（二）一级保护品种的保护措施

（1）中药一级保护品种的处方组成、工艺制法，在保护期限内由获得中药保护品种证书的生产企业和有关的药品监督管理部门及有关单位和个人负责保密，不得公开。负有保密责任的有关部门、企业和单位应当按照国家有关规定，建立必要的保密制度。

（2）向国外转让中药一级保护品种的处方组成、工艺制法的，应当按照国家有关保密的规定办理。

（3）中药一级保护品种因特殊情况需要延长保护期限的，由生产企业在该品种保护期满前六个月，依照本条例第九条规定的程序申报。延长的保护期限由国务院药品监督管理部门根据国家中药品种保护审评委员会的审评结果确定；但是，每次延长的保护期限不得超过第一次批准的保护期限。

（三）二级保护品种的保护措施

中药二级保护品种在保护期满后可以延长7年。申请延长保护期的中药二级保护品种，应当在保护期满前六个月，由生产企业依照程序申报。

（四）其他保护措施

（1）除临床用药紧张的中药保护品种另有规定外，被批准保护的中药品种，在保护期内限于由获得中药保护品种证书的企业生产。

（2）国务院药品监督管理部门批准保护的中药品种如果在批准前是由多家企业生产的，其中未申请中药保护品种证书的企业应当自公告发布之日起六个月内向国务院药品监督管理部门申报，依照规定提供有关资料，由国务院药品监督管理部门指定药品检验机构对该申报品种进行同品种的质量检验。对达到国家药品标准的，经国家药品监督管理部门审批后补发中药保护品种证书；对未达到国家药品标准的，依照药品管理的法律、行政法规的规定撤销该中药品种的批准文号。

（3）生产中药保护品种的企业应当根据省、自治区、直辖市人民政府药品监督管理部门提出的要求，改进生产条件，提高品种质量。

（4）中药保护品种在保护期内向国外申请注册的，须经国务院药品监督管理部门批准。

五、罚则

（1）违反条例的规定，将一级保护品种的处方组成、工艺制法泄密者，其责任人员由所在单位或者上级机关给予行政处分；构成犯罪的，依法追究刑事责任。

（2）违反条例的规定，擅自仿制中药保护品种的，由县级以上人民政府负责药品监督管理的部门以生产假药依法论处。伪造中药品种保护证书及有关证明文件进行生产、销售的，由县级以上人民政府负责药品监督管理的部门没收其全部有关药品及违法所得，并可以处以有关药品正品价格三倍以下罚款；构成犯罪的，由司法机关依法追究刑事责任。

第五节　野生药材资源保护管理

为保护和合理利用野生药材资源，适应人民医疗保健事业的需要，1987年10月30日，国务院发布了《野生药材资源保护管理条例》，自1987年12月1日起实施。同时，国务院公布了《国家重点保护野生药材物种名录》，其中共收载了野生药材物种76种，中药材42种。

一、野生药材资源保护的适用范围和原则

1. 适用范围

中华人民共和国境内采猎、经营野生药材的任何单位或个人，除国家另有规定外，都必须遵守本条例。

2. 原则

国家对野生药材资源实行保护、采猎相结合的原则，并创造条件开展人工种养。

二、重点保护的野生药材物种分级及其品种名录

（一）重点保护的野生药物物种分级

根据《野生药材资源保护管理条例》，国家重点保护的野生药材物种分为三级。

（1）一级保护野生药材物种：濒临灭绝状态的稀有珍贵野生药材物种。

（2）二级保护野生药材物种：分布区域缩小、资源处于衰竭状态的重要野生药材物种。

（3）三级保护野生药材物种：资源严重减少的主要常用野生药材物种。

（二）国家重点保护的野生药材物种名录

国家重点保护的野生药材物种名录，由国家医药管理部门会同国务院野生动物、植物管理部门制定。在国家重点保护的野生药材物种名录之外，需要增加的野生药材保护物种，由省、自治区、直辖市人民政府制定并抄送国家医药管理部门备案，例如山东省就将东亚钳蝎、北马兜铃、徐长卿、柴胡确定为省重点野生药材保护物种，其采猎办法按照国家二、三级保护野生药材物种的有关规定执行。

国家重点保护的野生药材物种名录中，一级保护的野生药材物种4种、中药材4种；二级保护的野生药材物种27种、中药材17种；三级保护的野生药材物种45种、中药材22种。具体名录如下：

1. 一级保护药材名称

虎骨、豹骨、羚羊角、鹿茸（梅花鹿）。

2. 二级保护药材名称

鹿茸（马鹿）、麝香（3个品种）、熊胆（2个品种）、穿山甲、蟾酥（2个品种）、蛤蟆油、金钱白花蛇、乌梢蛇、蕲蛇、蛤蚧、甘草（3个品种）、黄连（3个品种）、人参、杜仲、厚朴（2个品种）、黄柏（2个品种）、血竭。

3. 三级保护药材名称

川贝母（4个品种）、伊贝母（2个品种）、刺五加、黄芩、天冬、猪苓、龙胆（4个品种）、防风、远志（2个品种）、胡黄连、肉苁蓉、秦艽（4个品种）、细辛（3个品种）、紫草、五味子（2个品种）、蔓荆子（2个品种）、诃子（2个品种）、山茱萸、石斛（5个品种）、阿魏（2个品种）、连翘（2个品种）、羌活（2个品种）。

（三）野生药材资源的保护措施

为了保护野生药材资源，我国已将169中药用植物列入国家珍稀濒危保护植物名录，162种药用动物列入国家重点保护野生动物名录，涉及这些动植物的药材在《中国药典》中将被停止使用或代用，1995年版《中国药典》就已删除了熊胆、豹骨和玳瑁这三种动物类药材。国务院于1993年发出《关于禁止犀牛角和虎骨贸易的通知》，取消了虎骨和犀牛角的药用标准；2018年再次发出《关于严格管制犀牛和虎及其制品经营利用活动的通知》，规定因医学研究或临床救治急危重症、疑难杂症等需要利用犀牛角或虎骨的，仅限从除动物园饲养、繁育之外的人工繁育犀牛和虎获取犀牛磨角粉和自然死亡虎骨，并在符合条件的医院，由符合条件的处方医师实施。

1. 对一级保护野生药材物种的管理

禁止采猎一级保护野生药材物种。一级保护野生药材物种属于自然淘汰的，其药用部分由各级药材公司负责经营管理，但不得出口。

2. 对二、三级保护野生药材物种的管理

采猎、收购二、三级保护野生药材物种的，必须按照批准的计划执行。采猎二、三级保护野生药材物种的，不得在禁止采猎区、禁止采猎期进行采猎，不得使用禁用工具进行采猎。采猎二、三级保护野生药材物种的，必须持有采药证。取得采药证后，需要进行采伐或狩猎的，必须分别向有关部门申请采伐证或狩猎证。采药证的格式由国家医药管理部门确定。二、三级保护野生药材物种属于国家计划管理的品种，由中国药材公司统一经营管理；其余品种由产地县药材公司或其委托单位按照计划收购。二、三级保护野生药材物种的药用部分，除国家另有规定外，实行限量出口。

3. 法律责任

违法采猎、收购保护野生药材物种的单位或个人，由当地县以上医药管理部门会同同级有关部门没收其非法采猎的野生药材及使用工具，并处以罚款。

未经野生资源保护管理部门批准进入野生药材资源保护区，从事科研、教学、旅游等活动者，当地县以上医药管理部门和自然保护区主管部门有权制止；造成损失的，必须承担赔偿责任。

违反有关规定从事保护野生药材物种的收购、经营、出口管理的，由工商行政管理部门或有关部门没收其野生药材和全部违法所得，并处以罚款。

保护野生药材资源管理部门工作人员徇私舞弊的，由所在单位或上级管理部门给予行政处分；造成野生药材资源损失的，必须承担赔偿责任。

破坏野生药材资源情节严重，构成犯罪的，由司法机关依法追究刑事责任。

第六节　中药创新与中药产业发展

为明确我国中医药发展方向和工作重点，促进中医药事业健康发展，国务院于2016年发布了《中医药发展战略规划纲要（2016—2030年）》。2020年12月25日，国家药品监督管理局发布《关于促进中药传承创新发展的实施意见》。

一、《中医药发展战略规划纲要（2016—2030年）》提出"全面提升中药产业发展水平"的要求

2016年2月，国务院印发的《中医药发展战略规划纲要（2016—2030年）》指出"中医药事业的重点是要全面提升中药产业发展水平"。该纲要明确了未来15年我国中医药发展方向和工作重点，为促进中医药事业健康发展指明了方向。其具体措施如下所述。

（一）加强中药资源保护利用

实施野生中药材资源保护工程，完善中药材资源分级保护、野生中药材物种分级保护制度，建立濒危野生药用动植物保护区、野生中药材资源培育基地和濒危稀缺中药材种植养殖基地，加强珍稀濒危野生药用动植物保护、繁育研究，建立国家级药用动植物种质资源库。建立普查和动态监测相结合的中药材资源调查制度。在国家医药储备中，进一步完善中药材及中药饮片储备。鼓励社会力量投资建立中药材科技园、博物馆和药用动植物园等保育基地。探索荒漠化地区中药材种植生态经济示范区建设。

（二）推进中药材规范化种植、养殖

制定中药材主产区种植区域规划。制定国家道地药材目录，加强道地药材良种繁育基地和规范化种植养殖基地建设。促进中药材种植养殖业绿色发展，制定中药材种植、养殖、采集、储藏技术标准，加强对中药材种植、养殖的科学引导，大力发展中药材种植、养殖专业合作社和合作联社，提高规模化、规范化水平。支持发展中药材生产保险。建立完善中药材原产地标记制度。实施贫困地区中药材产业推进行动，引导贫困户以多种方式参与中药材生产，推进精准扶贫。

（三）促进中药工业转型升级

推进中药工业数字化、网络化、智能化建设，加强技术集成和工艺创新，提升中药装备制造水平，加速中药生产工艺、流程的标准化、现代化，提升中药工业知识产权运用能力，逐步形成大型中药企业集团和产业集群。以中药现代化科技产业基地为依托，实施中医药大健康产业科技创业者行动，促进中药一、二、三产业融合发展。开展中成药上市后再评价，加大中成药二次开发力度，开展大规模规范化临床试验，培育一批具有国际竞争力的名方大药。开发一批中药制造机械与设备，提高中药制造业技术水平与规模效益。推进实施中药标准化行动计划，构建中药产业全链条的优质产品标准体系。实施中药绿色制造工程，形成门类丰富的新兴绿色产业体系，逐步减少重金属及其化合物等物质的使用量，严格执行《中药类制药工业水污染物排放标准》（GB 21906-2008），建立中药绿色制造体系。

（四）构建现代中药材流通体系

制定中药材流通体系建设规划，建设一批道地药材标准化、集约化、规模化和可追溯

的初加工与仓储物流中心，与生产企业供应商管理和质量追溯体系紧密相连。发展中药材电子商务。利用大数据加强中药材生产信息搜集、价格动态监测分析和预测预警。实施中药材质量保障工程，建立中药材生产流通全过程质量管理和质量追溯体系，加强第三方检测平台建设。

（五）扩大中医药国际贸易

将中医药国际贸易纳入国家对外贸易发展总体战略，构建政策支持体系，突破海外制约中医药对外贸易发展的法律、政策障碍和技术壁垒，加强中医药知识产权国际保护，扩大中医药服务贸易国际市场准入。支持中医药机构参与"一带一路"建设，扩大中医药对外投资和贸易。为中医药服务贸易发展提供全方位公共资源保障。鼓励中医药机构到海外开办中医医院、连锁诊所和中医养生保健机构。扶持中药材海外资源开拓，加强海外中药材生产流通质量管理。鼓励中医药企业走出去，加快打造全产业链服务的跨国公司和知名国际品牌。积极发展入境中医健康旅游，承接中医医疗服务外包，加强中医药服务贸易对外整体宣传和推介。

（六）完善中医药标准体系

为保障中医药服务质量安全，实施中医药标准化工程，系统开展药膳制作标准和中医药保健品标准等研究制定。健全完善中药质量标准体系，加强中药质量管理，重点强化中药炮制、中药鉴定、中药制剂、中药配方颗粒以及道地药材的标准制定与质量管理。加快中药数字化标准及中药材标本建设。加快国内标准向国际标准转化。

（七）加大中医药政策扶持力度

改革中医药价格形成机制，合理确定中医医疗服务收费项目和价格，降低中成药虚高药价，破除以药补医机制。继续实施不取消中药饮片加成政策。在《国家基本药物目录》中进一步增加中成药品种数量，不断提高国家基本药物中成药质量。地方各级政府要在土地利用总体规划和城乡规划中统筹考虑中医药发展需要，扩大中医医疗、养生保健、中医药健康养老服务等用地供给。

思政元素 +

习近平总书记关于中医药工作的重要论述

2015年12月，在中国中医科学院成立60周年之际，习近平总书记致信祝贺。他高度肯定了以屠呦呦研究员为代表的一代代中医人才，辛勤耕耘，屡建功勋，为发展中医药事业、造福人类健康做出了重要贡献。他明确指出"中医药学是中国古代科学的瑰宝，也是打开中华文明宝库的钥匙。当前，中医药振兴发展迎来天时、地利、人和的大好时机，希望广大中医药工作者增强民族自信，勇攀医学高峰，深入发掘中医药宝库中的精华，充分发挥中医药的独特优势，推进中医药现代化，推动中医药走向世界，切实把中医药这一祖先留给我们的宝贵财富继承好、发展好、利用好，在建设健康中国、实现中国梦的伟大征程中谱写新的篇章"。

2016年8月，在全国卫生与健康大会上，习近平总书记指出，"坚持中西医并重，推动中医药和西医药相互补充、协调发展，是我国卫生与健康事业的显著优势"。

2017年10月18日，习近平总书记在党的十九大报告中提出"坚持中西医并重，传承发展中医药事业"。

2018年10月22日，习近平总书记考察珠海横琴新区粤澳合作中医药科技产业园时，了解横琴新区规划以及产业园建设运营、中医药产业发展和国际交流合作情况。习近平指出"中医药学是中华文明的瑰宝，要深入发掘中医药宝库中的精华，推进产学研一体化，推进中医药产业化、现代化，让中医药走向世界。"

2019年7月24日，习近平总书记主持召开的中央全面深化改革委员会第九次会议审议通过了《关于促进中医药传承创新发展的意见》，指出"坚持中西医并重，推动中医药和西医药相互补充、协调发展，是我国卫生与健康事业的显著优势"。

2019年10月，中华人民共和国成立以来第一次以国务院名义召开的中医药会议在北京召开。习近平总书记对中医药工作作出重要指示，"要遵循中医药发展规律，传承精华，守正创新，加快推进中医药现代化、产业化，坚持中西医并重，推动中医药和西医药相互补充、协调发展，推动中医药事业和产业高质量发展，推动中医药走向世界，充分发挥中医药防病、治病的独特优势和作用，为建设健康中国、实现中华民族伟大复兴的中国梦贡献力量。"

2021年5月12日，习近平总书记在河南南阳考察调研时强调，中医药学包含着中华民族几千年的健康养生理念及其实践经验，是中华民族的伟大创造和中国古代科学的瑰宝。要做好守正创新、传承发展工作，积极推进中医药科研和创新，注重用现代科学解读中医药学原理，推动传统中医药和现代科学相结合、相促进，推动中西医药相互补充、协调发展，为人民群众提供更加优质的健康服务。

——资料来源：秦宇龙. 开启中医药传承创新发展新时代［N］.中国中医药报，2021-05-17（4）.

二、《国家药品监督管理局关于促进中药传承创新发展的实施意见》简介

（一）指导思想

坚持以人民为中心的发展思想，全面落实"四个最严"的要求，促进中药传承创新发展；深化改革，健全符合中药特点的审评审批体系；传承精华，注重整体观和中医药原创思维，促进中药守正创新；坚守底线，强化中药质量安全监管；创新发展，推进中药监管体系和监管能力现代化。

（二）具体要求

1. 促进中药守正创新

（1）坚持以临床价值为导向。重视根据中医药临床治疗特点和实际临床价值评估，注

重满足尚未满足的临床需求，制定中药新药临床价值评估技术指导原则，建立与中药临床定位相适应、体现其作用特点和优势的疗效评价标准，鼓励开展以患者为中心的疗效评价，探索引入真实世界证据用于支持中药新药注册上市。

（2）推动古代经典名方中药复方制剂研制。明确古代经典名方中药复方制剂研制有关技术要求，促进中药复方制剂研发，推进向新药转化；建立沟通协调机制，组织研究、制定古代经典名方关键信息考证意见；建立与古代经典名方中药复方制剂特点相适应的审评模式。

（3）促进中药创新发展。探索引入新工具、新方法、新技术、新标准，用于中药疗效评价。推动开展多区域临床试验规范性研究能力与体系建设，促进中药临床研究质量整体提升。发挥医疗机构中药制剂传承创新发展的作用，鼓励医疗机构制剂向中药新药转化。支持以病证结合、专病专药或证候类中药等多种方式开展中药新药研制。

（4）鼓励二次开发。制定中药改良型新药研究相关技术要求，支持运用符合产品特点的新技术、新工艺以及体现临床应用优势和特点的新剂型改进已上市中药品种。支持同名同方药的研制，促进已上市中药同品种的质量竞争。优化已上市中药变更相关技术要求。

（5）加强中药安全性研究。引导药品上市许可持有人主动开展中药上市后研究和上市后评价。建立符合中药特点的安全性评价方法和标准体系，建立以中医临床为导向的中药安全性分类分级评价策略。加大对来源于古代经典名方、名老中医验方、医疗机构制剂等具有人用经验的中药新药安全性评价技术标准的研究。

2. 健全符合中药特点的审评审批体系

（1）改革中药注册分类。尊重中医药特点，遵循中药研制规律，将"安全、有效、质量可控"的药品基本要求与中医药传承创新发展独特的理论体系和实践特点有机结合，根据中药注册产品特性、创新程度和研制实践情况，改革中药注册分类，开辟具有中医药特色的注册申报路径。

（2）构建"三结合"审评证据体系。进一步重视人用经验对中药安全性、有效性的支持作用，按照中药特点、研发规律和实际情况，构建中医药理论、人用经验和临床试验相结合的审评证据体系。加强对人用经验的规范收集整理，规范申报资料要求。

（3）改革完善中药审评审批制度。对临床定位清晰且具有明显临床价值，用于重大疾病、罕见病防治，临床急需而市场短缺，或属于儿童用药的中药新药申请实行优先审评审批。对治疗严重危及生命且尚无有效治疗手段的疾病以及国务院卫生健康或中医药主管部门认定为急需的中药，药物临床试验已有数据或高质量中药人用经验证据显示疗效并能预测其临床价值的，可以附条件批准。对突发重大公共卫生事件中应急所需的已上市中药增加功能主治实施特别审批。

（三）强化中药质量安全监管

1. 加强中药质量源头管理

修订《中药材生产质量管理规范》，制定《中药材生产质量管理规范实施指南》，引导促进中药材规范化种植、养殖，推动中药材产地加工，鼓励中药饮片企业将质量保障体系向种植加工环节延伸，从源头加强中药材、中药饮片质量控制。加强和规范中药新药用中药材、中药饮片的质量管理，明确质量控制研究相关技术要求。保护野生药材资源，严格限定使用濒危野生动、植物药材。加强开展中药新药资源评估，保障中药材来源稳定和资源可持续利用。

2. 加强生产全过程的质量控制

加大飞行检查力度，严格执行《药品生产质量管理规范》。在传承中药饮片传统炮制方法和经验基础上，修订《药品生产质量管理规范中药饮片附录》。持续修订完善包括中药材、中药饮片、中间产品和制剂等在内的完整的内控质量标准体系，保持药品批间质量稳定可控。推动中药制药技术升级，鼓励生产企业逐步实现智能制造。

3. 加强上市后监管

组织中药专项检查，持续加大中成药和中药饮片抽检力度，持续排查化解风险隐患，依法处置违法、违规企业。开展中药饮片质量集中整治，严厉打击违法、违规行为。推动地方政府落实地方监管责任，加强对中药材交易市场的监管，严厉打击无证销售中药饮片行为。基于中医药发展实际，完善按照省级饮片炮制规范生产中药饮片的流通政策，强化中药不良反应监测及风险控制措施，加强中药说明书和标签管理。

4. 加大保护中药品种力度

修订《中药品种保护条例》，将中药品种保护制度与专利保护制度有机衔接，并纳入中药全生命周期注册管理之中，发挥其对中药创新药、中药改良型新药以及古代经典名方中药复方制剂等中药品种的保护作用。

（四）注重多方协调联动

1. 加强横向联系

加强各部门间的沟通协调，形成部门工作合力，推进国家重大科技项目的成果转化，满足临床需求，积极服务中药产业高质量发展。

2. 督促落实各方责任

压实企业主体责任，督促企业牢固树立质量安全意识，履行药品全生命周期管理责任，推进中药企业诚信体系建设，全面落实"四个最严"的要求，强化属地管理责任。

3. 营造良好社会氛围

加大中药审评审批改革宣传力度，加强重要政策、重大措施解读，及时回应社会关切，合理引导各方预期，推动形成全社会共同参与中药传承创新的新格局。

（五）推进中药监管体系和监管能力现代化

1. 完善中药法规标准体系

加快《药品管理法》《中医药法》相关配套规章制度建设，健全完善中药全生命周期监管制度体系。加强中药标准管理，优化国家药品标准形成机制，持续完善以《中国药典》为核心的国家药品标准体系。建立和完善以临床为导向、符合中医药特点的中药质量标准、技术规范和评价体系，全面客观地反映中药质量。研究完善中药材中农药残留、重金属与有害元素、真菌毒素等有害物质限量要求和检测方法。制定实施全国中药饮片炮制规范。加强地方药材标准和省级饮片炮制规范的监督实施。

2. 强化技术支撑体系建设

开展重点课题研究，加强检验检测、审评审批、审核查验、监测评价等重点技术支撑机构建设；推进药品追溯信息互通互享，推动相关部门共同开展中药材信息化追溯体系建设；稳步推进中药生产企业建立药品追溯体系，逐步在药品生产流通全过程实现可追溯。

3. 加强中药监管科学研究

深入开展中药监管科学研究，建立中药监管科学合作研究基地和国家药品监督管理局重点实验室，强化中药监管基础性、战略性问题研究。

4. 加强监管队伍建设

加快职业化、专业化的中药审评员、检查员队伍建设，完善分级、分类管理制度，明确岗位准入和任职条件。

5. 积极推动国际传统药监管合作

积极开展国际合作与交流，深入参与国际传统药相关政策规则制定、标准协调，推动中药标准国际化。

复习思考题

1. 简述医疗机构对市场没有供应的中药饮片的炮制、使用规定。
2. 简述医疗机构中药制剂管理规定。
3. 简述《中药品种保护条例》适用范围。
4. 简述中药保护品种一级保护、二级保护申请条件。
5. 解释初次保护、同品种保护、延长保护期。
6. 简述国家重点保护的野生药材物种三级分类的要求。
7. 简述中药现代化发展的指导思想、基本原则和战略目标。
8. 分析国家宏观政策对中药产业发展的启示和意义。

（昝　旺）

第十四章　药品检查管理

　　2021年5月28日，国家药品监督管理局组织制定了《药品检查管理办法（试行）》（以下简称《办法》），自发布之日起施行。本办法适用于药品监督管理部门对中华人民共和国境内上市药品的生产、经营、使用环节实施的检查、调查、取证、处置等行为。本章主要介绍《办法》中关于各级药品监管部门的职责划分、具体检查工作任务的分工、检查工作具体实施的要求、跨区域检查的协调等内容。

第一节　药品检查概述

一、药品检查

（一）药品检查的概念

　　药品检查是指药品监督管理部门对药品生产、经营、使用环节相关单位遵守法律、法规以及执行相关质量管理规范和药品标准等情况进行检查的行为。

（二）药品检查的方式

　　根据检查性质和目的，药品检查分为许可检查、常规检查、有因检查、其他检查。
　　（1）许可检查是指药品监督管理部门在开展药品生产经营许可申请审查过程中，对申请人是否具备从事药品生产经营活动条件开展的检查。
　　（2）常规检查是指根据药品监督管理部门制定的年度检查计划，对药品上市许可持有人、药品生产企业、药品经营企业、药品使用单位遵守有关法律、法规、规章和执行相关质量管理规范以及有关标准情况开展的监督检查。
　　（3）有因检查是指对药品上市许可持有人、药品生产企业、药品经营企业、药品使用单位可能存在的具体问题或者投诉举报等开展的针对性检查。
　　（4）其他检查是指除许可检查、常规检查、有因检查外的检查。

（三）药品检查的实施

　　（1）药品检查应当遵循依法、科学、公正的原则，加强源头治理，严格过程管理，围绕上市后药品的安全、有效和质量可控开展。

（2）涉及跨区域的药品检查，相关药品监督管理部门应当落实属地监管责任，加强衔接配合和检查信息互相通报，可以采取联合检查等方式，协同处理。

（3）药品监督管理部门依法进行检查时，有关单位及个人应当接受检查，积极予以配合，并提供真实完整准确的记录、票据、数据、信息等相关资料，不得以任何理由拒绝、逃避、拖延或者阻碍检查。

（4）上级药品监督管理部门组织实施的药品检查，必要时可以通知被检查单位所在地药品监督管理部门或者省级药品监督管理部门的派出机构派出人员参加检查。

二、药品检查的监督管理部门

（一）国家级药品监督管理部门

国家药品监督管理局主管全国药品检查管理工作，监督和指导省、自治区、直辖市药品监督管理部门（以下简称省级药品监督管理部门）开展药品生产、经营现场检查。国家药品监督管理局食品药品审核查验中心负责承担疫苗、血液制品巡查，分析、评估检查所发现的风险、做出检查结论并提出处置建议，负责各省、自治区、直辖市药品检查机构质量管理体系的指导和评估以及承办国家药品监督管理局交办的其他事项。

（二）省级药品监督管理部门

省级药品监督管理部门负责组织对本行政区域内药品上市许可持有人、药品生产企业、药品批发企业、药品零售连锁总部、药品网络交易第三方平台等相关检查；指导市县级药品监督管理部门开展药品零售企业、使用单位的检查，组织查处区域内的重大违法、违规行为。

（三）市县级药品监督管理部门

市县级药品监督管理部门负责开展对本行政区域内药品零售企业、使用单位的检查，配合国家和省级药品监督管理部门组织的检查。

三、药品检查机构

各级药品监督管理部门依法设置或者指定的药品检查机构，依据国家药品监管的法律、法规等开展相关的检查工作并出具药品检查综合评定报告书，负责职业化、专业化检查员队伍的日常管理以及检查计划和任务的具体实施。

药品检查机构应当建立质量管理体系，不断完善和持续改进药品检查工作，保证药品检查质量。

药品监督管理部门设立或者指定的药品检验、审评、评价、不良反应监测等其他机构为药品检查提供技术支撑。

四、药品检查人员

（一）药品检查人员队伍建设

（1）药品监督管理部门应当建立职业化、专业化药品检查员队伍，实行检查员分级分类管理制度，制定不同层级检查员的岗位职责标准以及综合素质、检查能力要求，确立严格的岗位准入和任职条件。

（2）药品检查有关人员应当严格遵守法律、法规、廉洁纪律和工作要求，不得向被检查单位提出与检查无关的要求，不得与被检查单位有利害关系。

（3）药品检查有关人员应当严格遵守保密规定，严格管理涉密资料，严防泄密事件发生，不得泄露检查相关信息及被检查单位技术或者商业秘密等信息。

（二）药品检查人员信息共享和工作联动

药品监督管理部门或者药品检查机构负责建立检查员库和检查员信息平台，实现国家级和省级、市县级检查员信息共享和检查工作协调联动。药品监督管理部门根据工作需要统筹调配检查员开展检查工作。

上级药品监督管理部门可以调配使用下级药品监督管理部门或者药品检查机构的检查员；下级药品监督管理部门在工作中遇到复杂疑难问题，可以申请上级药品监督管理部门派出检查员现场指导。

第二节　药品检查程序

根据《办法》规定，药品检查程序包括组建检查组、制定检查方案、实施检查方案、通报现场检查情况、形成现场检查报告、出具药品检查综合评定报告、缺陷项目整改等，如图14-1所示。

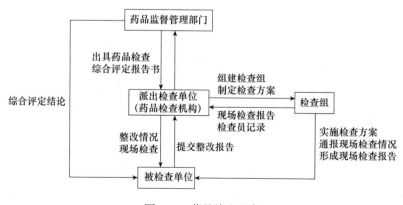

图14-1　药品检查程序

一、组建检查组

派出检查单位负责组建检查组实施检查。检查组一般由2名以上检查员组成，检查员应当具备与被检查品种相应的专业知识、培训经历或者从业经验。检查组实行组长负责制。必要时可以选派相关领域专家参加检查工作。

检查组中执法人员不足2名的，应当由负责该被检查单位监管工作的药品监督管理部门派出2名以上执法人员参与检查工作。

二、制定检查方案

派出检查单位在实施检查前，应当根据检查任务制定检查方案，明确检查事项、时间和检查方式等，必要时，参加检查的检查员应当参与检查方案的制定。检查组应当按照检查方案实施现场检查。检查员应当提前熟悉检查资料等内容。

三、实施检查方案

（1）检查组到达被检查单位后，应当向被检查单位出示执法证明文件或者药品监督管理部门授权开展检查的证明文件。

（2）现场检查开始时，检查组应当召开首次会议，确认检查范围，告知检查纪律、廉政纪律、注意事项以及被检查单位享有陈述申辩的权利和应履行的义务。采取不预先告知检查方式的除外。

（3）检查组应当严格按照检查方案实施检查，被检查单位在检查过程中应当及时提供检查所需的相关资料，检查员应当如实做好检查记录。检查方案如需变更的，应当报经派出检查单位同意。检查期间发现被检查单位存在检查任务以外问题的，应当结合该问题对药品整体质量安全风险情况进行综合评估。

（4）在检查过程中，检查组认为有必要时，可以对被检查单位的产品、中间体、原辅包等按照《药品抽样原则及程序》等要求抽样、送检。

（5）检查中发现被检查单位可能存在药品质量安全风险的，执法人员应当立即固定相关证据，检查组应当将发现的问题和处理建议立即通报负责该被检查单位监管工作的药品监督管理部门和派出检查单位，负责该被检查单位监管工作的药品监督管理部门应当在三日内进行风险评估，并根据评估结果做出是否暂停生产、销售、使用、进口等风险控制措施的决定，同时责令被检查单位对已上市药品的风险进行全面回顾分析，并依法依规采取召回等措施。

（6）被检查单位是受托生产企业的，负责该被检查单位监管工作的药品监督管理部门应当责令该药品上市许可持有人对已上市药品采取相应措施。被检查单位是跨区域受托生产企业的，检查组应当将检查情况通报该药品上市许可持有人所在地省级药品监督管理部门，该药品上市许可持有人所在地省级药品监督管理部门应当在上述规定时限内进行风险评估，做出相关风险控制决定，并责令该药品上市许可持有人采取相应措施。

四、通报现场检查情况

现场检查结束后，检查组应当对现场检查情况进行分析汇总，客观、公平、公正地对检查中发现的缺陷进行分级，并召开会议，向被检查单位通报现场检查情况。

被检查单位对现场检查通报的情况有异议的，可以陈述申辩，检查组应当如实记录，并结合陈述申辩内容确定缺陷项目。

五、形成现场检查报告

检查组应当综合被检查单位质量管理体系运行情况以及品种特性、适应证或者功能主治、使用人群、市场销售状况等因素，评估缺陷造成危害的严重性及危害发生的可能性，提出采取相应风险控制措施的处理建议。

缺陷项目和处理建议应当以书面形式体现，并经检查组成员和被检查单位负责人签字确认，由双方各执一份。

检查组应当根据缺陷内容，按照相应的评定标准进行评定，提出现场检查结论，并将现场检查结论和处理建议列入现场检查报告，检查组应当及时将现场检查报告、检查员记录及相关资料报送派出检查单位。

缺陷项目评定分为：①严重缺陷；②主要缺陷；③一般缺陷。其风险等级依次降低。

对药品生产企业的检查，依据《药品生产现场检查风险评定指导原则》确定缺陷的风险等级。药品生产企业重复出现前次检查发现缺陷的，风险等级可以升级。

对药品经营企业的检查，依据《药品经营质量管理规范现场检查指导原则》确定缺陷的风险等级。药品经营企业重复出现前次检查发现缺陷的，风险等级可以升级。

六、出具药品检查综合评定报告书

派出检查单位应当在自收到现场检查报告后规定时限内完成审核，形成综合评定结论。药品检查机构根据综合评定结论出具药品检查综合评定报告书并上报药品监督管理部门。药品监督管理部门应当及时将综合评定结论告知被检查单位。

药品检查综合评定报告书应当包括药品上市许可持有人信息、企业名称、地址、实施单位、检查范围、任务来源、检查依据、检查人员、检查时间、问题或者缺陷、综合评定结论等内容。药品检查综合评定报告书的格式由药品检查机构制定。

现场检查结论和综合评定结论分为：①符合要求；②基本符合要求；③不符合要求。

1. 药品生产企业现场检查结论和综合评定结论的评定标准

（1）未发现缺陷或者缺陷质量安全风险轻微、质量管理体系比较健全的，检查结论为符合要求。

（2）发现缺陷有一定质量安全风险，但质量管理体系基本健全，检查结论为基本符合要求，包含但不限于以下情形：

① 与《药品生产质量管理规范》（以下简称GMP）要求有偏离，可能给产品质量带来一定风险；

② 发现主要缺陷或者多项关联一般缺陷，经综合分析表明质量管理体系中某一系统不完善。

（3）发现缺陷为严重质量安全风险，质量体系不能有效运行，检查结论为不符合要求，包含但不限于以下情形：

① 对使用者造成危害或者存在健康风险；

② 与GMP要求有严重偏离，给产品质量带来严重风险；

③ 有编造生产、检验记录，药品生产过程控制、质量控制的记录和数据不真实；

④ 发现严重缺陷或者多项关联主要缺陷，经综合分析表明质量管理体系中某一系统不能有效运行。

2. 药品经营企业现场检查结论和综合评定结论的评定标准

（1）未发现缺陷的，检查结论为符合要求。

（2）发现一般缺陷或者主要缺陷，但不影响整体药品质量管理体系运行，不对药品经营环节药品质量造成影响，检查结论为基本符合要求，包含但不限于以下情形：

① 与《药品经营质量管理规范》（以下简称GSP）有偏离，会引发低等级质量安全风险，但不影响药品质量的行为；

② 计算机系统、质量管理体系文件不完善，结合实际经综合分析判定只对药品质量管理体系运行产生一般影响。

（3）发现严重缺陷，或者发现的主要缺陷和一般缺陷涉及企业质量管理体系运行，可能引发较严重质量安全风险，检查结论为不符合要求，包含但不限于以下情况：

① 企业质量负责人、质量管理部门负责人未负责药品质量管理工作，不能正常履行职责；

② 企业一直未按GSP要求使用计算机系统；

③ 储存、运输过程中存在对药品质量产生影响的行为。

药品检查机构组织的检查按照本程序执行（图14-1）。药品监督管理部门自行开展的检查，除组建检查组、制定检查方案、实施检查方案，通报现场检查情况外，根据实际需要可以简化其他程序。

七、缺陷项目整改

（1）现场检查结束后，被检查单位应当在20个工作日内针对缺陷项目进行整改；无法按期完成整改的，应当制定切实可行的整改计划，并将对应缺陷的整改完成情况列入整改报告，整改报告应当提交给派出检查单位。

（2）整改报告应当至少包含缺陷描述、缺陷调查分析、风险评估、风险控制、整改审核、整改效果评价等内容，针对缺陷成因及风险评估情况，逐项描述风险控制措施及实施结果。

（3）被检查单位按照整改计划完成整改后，应当及时将整改情况形成补充整改报告并报送派出检查单位，必要时，派出检查单位可以对被检查单位整改落实情况进行现场检查。

第三节　药品检查方式

一、许可检查

（一）药品生产许可相关检查

药品监督管理部门或者药品检查机构实施现场检查前，应当制定现场检查工作方案，并组织实施现场检查。制定工作方案及实施现场检查工作时限为30个工作日。

（1）首次申请药品生产许可证的，按照GMP有关内容开展现场检查。

（2）申请药品生产许可证重新发放的，结合企业遵守药品管理法律、法规、GMP和质量体系运行情况，根据风险管理原则进行审查，必要时可以开展GMP符合性检查。

（3）原址或者异地新建、改建、扩建车间或者生产线的，应当开展GMP符合性检查。

（4）申请药品上市的，按照《药品生产监督管理办法》第五十二条的规定，根据需要开展上市前的GMP符合性检查。

综合评定应当在收到现场检查报告后20个工作日内完成。

（二）药品经营许可相关检查

省级药品监督管理部门或者药品检查机构实施药品批发企业、药品零售连锁总部现场检查前，应当制定现场检查工作方案，并组织实施现场检查。制定工作方案及实施现场检查工作时限为15个工作日。

市县级药品监督管理部门实施药品零售企业现场检查前，应当制定现场检查工作方案，并组织实施现场检查。制定工作方案及实施现场检查工作时限为10个工作日。

（1）首次申请药品经营许可证和申请药品经营许可证许可事项变更且需进行现场检查的，依据GSP及其现场检查指导原则、许可检查细则等相关标准要求开展现场检查。

（2）申请药品经营许可证重新发放的，结合企业遵守药品管理法律、法规、GSP和质量体系运行情况，根据风险管理原则进行审查，必要时可以开展GSP符合性检查。

（3）药品零售连锁企业的许可检查，药品零售连锁企业门店数量小于或者等于30家的，按照20%的比例抽查，但不得少于3家；大于30家的，按10%比例抽查，但不得少于6家。门店所在地市县级药品监督管理部门应当配合组织许可检查的省级药品监督管理部门或者药品检查机构开展检查。被抽查的药品零售连锁企业门店如属于跨省（自治区、直辖市）设立的，必要时，组织许可检查的省级药品监督管理部门可以开展联合检查。

药品批发企业、药品零售连锁总部的许可检查综合评定应当在收到现场检查报告后10个工作日内完成；药品零售企业的许可检查综合评定应当在收到现场检查报告后5个工作日内完成。

二、常规检查

药品监督管理部门依据风险原则制定药品检查计划，确定被检查单位名单、检查内容、检查重点、检查方式、检查要求等，实施风险分级管理，年度检查计划中应当确定对一定比例的被检查单位开展质量管理规范符合性检查。

（一）风险评估重点考虑因素

（1）药品特性以及药品本身存在的固有风险；

（2）药品上市许可持有人、药品生产企业、药品经营企业、药品使用单位药品抽检情况；

（3）药品上市许可持有人、药品生产企业、药品经营企业、药品使用单位违法、违规情况；

（4）药品不良反应监测、探索性研究、投诉举报或者其他线索提示可能存在质量安全风险的。

（二）常规检查包含内容

（1）遵守药品管理法律、法规的合法性；

（2）执行相关药品质量管理规范和技术标准的规范性；

（3）药品生产、经营、使用资料和数据的真实性、完整性；

（4）药品上市许可持有人质量管理、风险防控能力；

（5）药品监督管理部门认为需要检查的其他内容。

药品监督管理部门或者药品检查机构进行常规检查时可以采取不预先告知的检查方式，可以对某一环节或者依据检查方案规定的内容进行检查，必要时开展全面检查。

（三）常规检查频次

检查频次按照药品生产经营相关规章要求执行。

对麻醉药品、精神药品、药品类易制毒化学品、放射性药品和医疗用毒性药品生产经营企业，还应当对企业保障药品管理安全、防止流入非法渠道等有关规定的执行情况进行检查：

（1）麻醉药品、第一类精神药品和药品类易制毒化学品生产企业每季度检查不少于一次；

（2）第二类精神药品生产企业、麻醉药品和第一类精神药品全国性批发企业、麻醉药品和第一类精神药品区域性批发企业以及药品类易制毒化学品原料药批发企业每半年检查不少于一次；

（3）放射性药品、医疗用毒性药品生产经营企业每年检查不少于一次。

市县级药品监督管理部门结合本行政区域内实际情况制定本单位的检查频次。

三、有因检查

（一）开展有因检查情形

有下列情形之一的，药品监督管理部门经风险评估，可以开展有因检查：

（1）投诉举报或者其他来源的线索表明可能存在质量安全风险的；

（2）检验发现存在质量安全风险的；

（3）药品不良反应监测提示可能存在质量安全风险的；

（4）对申报资料真实性有疑问的；

（5）涉嫌严重违反相关质量管理规范要求的；

（6）企业有严重不守信记录的；

（7）企业频繁变更管理人员登记事项的；

（8）生物制品批签发中发现可能存在安全隐患的；

（9）检查发现存在特殊药品安全管理隐患的；

（10）特殊药品涉嫌流入非法渠道的；

（11）其他需要开展有因检查的情形。

（二）开展有因检查程序

1. 检查方案

开展有因检查应当制定检查方案，明确检查事项、时间、人员构成和方式等。必要时，药品监督管理部门可以联合有关部门共同开展有因检查。检查方案应当针对具体的问题或者线索明确检查内容，必要时开展全面检查。

2. 检查人员

检查组成员不得事先告知被检查单位检查行程和检查内容。检查组在指定地点集中后，应当第一时间直接进入检查现场，直接针对可能存在的问题开展检查。

检查组成员不得向被检查单位透露检查过程中的进展情况、发现的违法、违规线索等相关信息。

3. 检查时间

现场检查时间原则上按照检查方案要求执行。检查组根据检查情况，以能够查清、查实问题为原则，认为有必要对检查时间进行调整的，报经组织有因检查的药品监督管理部门同意后予以调整。

4. 部门调配

上级药品监督管理部门组织实施有因检查的，可以适时通知被检查单位所在地药品监督管理部门。被检查单位所在地药品监督管理部门应当派员协助检查，协助检查的人员应当服从检查组的安排。

组织实施有因检查的药品监督管理部门应当加强对检查组的指挥，根据现场检查反馈的情况及时调整检查策略，必要时启动协调机制，并可以派相关人员赴现场协调和指挥。

5. 检查报告

检查结束后，检查组应当及时撰写现场检查报告，并于5个工作日内报送组织有因检查的药品监督管理部门。

现场检查报告的内容包括：①检查过程；②发现问题；③相关证据；④检查结论；⑤处理建议等。

相关案例

严格把关，不放过任何细节风险

王某某是国家药品监督管理局食品药品审核查验中心的一名药品检查员。2019年在参与检查过程中发现被检单位缺失部分申报资料，该被检单位在补充资料过程中又出现明显拖拉，王某某预感该单位可能存在问题，但单从提交的资料上并未发现明显异常。因此，在进行现场检查前，王某某向同组检查员介绍该项目基本情况并提出要重点关注该单位PK（pharmacokinetics，药物代谢动力学）试验的审计追踪。果不其然，检查组在现场进行审计追踪时发现一个问题：PK试验方法学验证和生物样本分析部分均存在分析批多次进样，而原始记录中并未记录任何异常情况，而且在源计算机上，检查组未查到相关图谱。针对这一问题，被检单位负责人未能现场给出合理解释。检查组当即在源计算机上查看了其他审计追踪文件，结果又发现另一个问题：文件的打包时间为2015年2月11日，但其中却有2015年5月6-8日的记录，造成这种现象的原因只有一个，即被检单位修改电脑时间后重新进样。这两个问题都属于特别明确的数据造假行为，检查组立刻打印、截屏，保留了证据。

药品质量事关患者安全健康。检查员是产品质量的把关人，要担起守护群众用药安全的责任，要严把质量关，在检查工作中不能放过任何细节风险。

第四节　药品检查管理概述

一、检查与稽查的衔接

在违法案件查处过程中，负责案件查办、药品检查及检验检测等部门应当各司其职，各负其责，同时加强相互之间的协作衔接。

检查中发现被检查单位涉嫌违法的，执法人员应当立即开展相关调查、取证工作，检查组应当将发现的违法线索和处理建议立即通报负责该被检查单位监管工作的药品监督管理部门和派出检查单位。负责被检查单位监管工作的药品监督管理部门应当立即派出案件查办人员到达检查现场，交接与违法行为相关的实物、资料、票据、数据存储介质等证据材料，全面负责后续案件查办工作；对需要检验的，应当立即组织监督抽检，并将样品及有关资料等寄送至相关药品检验机构检验或者进行补充检验方法和项目研究。

涉嫌违法行为可能存在药品质量安全风险的，负责被检查单位监管工作的药品监督管理部门应当在接收证据材料后，按照相关规定进行风险评估，做出风险控制决定，责令被检查单位或者药品上市许可持有人对已上市药品采取相应风险控制措施。

案件查办过程中发现被检查单位涉嫌犯罪的，药品监督管理部门应当按照相关规定，依法及时移送或通报公安机关。

二、跨区域检查的协作

药品上市许可持有人、批发企业、零售连锁总部（以下简称委托方）所在地省级药品监督管理部门对其跨区域委托生产、委托销售、委托储存、委托运输、药物警戒等质量管理责任落实情况开展联合检查或者延伸检查。跨区域受托企业（以下简称受托方）所在地省级药品监督管理部门应当履行属地监管责任，对受托方遵守相关法律、法规、规章和执行质量管理规范、技术标准情况开展检查，配合委托方所在地省级药品监督管理部门开展联合检查。

监督检查中发现可能属于委托方问题的，应当函告委托方所在地省级药品监督管理部门，委托方所在地省级药品监督管理部门决定是否开展检查。

（一）省级药品监督管理部门跨区域联合检查

委托方和受托方所在地省级药品监督管理部门应当建立工作协调、联合检查、行政执法等工作机制。

开展联合检查的，委托方所在地省级药品监督管理部门应当向受托方所在地省级药品监督管理部门发出书面联系函，成立联合检查组。联合检查组应当由双方各选派不少于2名检查人员组成，联合检查组的组长由委托方所在地省级药品监督管理部门选派。

检查过程中发现责任认定尚不清晰的，联合检查组应当立即先行共同开展调查、取证工作，受托方所在地省级药品监督管理部门应当就近提供行政执法和技术支撑，待责任认定清楚后移送相应省级药品监督管理部门组织处理。对存在管辖权争议的问题，报请国家药品监督管理局指定管辖。对跨省检查发现具有系统性、区域性风险等重大问题的，及时报国家药品监督管理局。

委托方和受托方所在地省级药品监督管理部门按照有关规定受理及办理药品相关投诉举报。

省级药品监督管理部门应当登录国家药品监督管理局建立的监管信息系统，依职责采集被检查单位基本信息和品种信息，以及药品上市许可持有人提交的年度报告信息、药品监督管理部门的监管信息，方便本行政区域内各级药品监督管理部门查询使用。

省级药品监督管理部门在依法查处委托方或者受托方的违法违规行为时，需要赴外省市进行调查、取证的，可以会同相关同级药品监督管理部门开展联合检查，也可出具协助调查函请相关同级药品监督管理部门协助调查、取证。协助调查取证时，协助单位应当在接到协助调查函之日起15个工作日内完成协查工作、函复调查结果；紧急情况下，承办单位应当在接到协助调查函之日起7个工作日或者根据办案期限要求，完成协查工作并复函；需要延期完成的，协助单位应当及时告知提出协查请求的部门并说明理由。

（二）市县级药品监督管理部门跨区域联合检查

市县级药品监督管理部门需要开展跨区域联合检查的，参照相关规定实施。发现重大问题的，及时报上一级药品监督管理部门。

三、检查结果的处理

1）药品监督管理部门根据药品检查综合评定报告书或者综合评定结论，做出相应处理。

（1）综合评定结论为符合要求的，药品监督管理部门或者药品检查机构应当将现场检查报告、药品检查综合评定报告书及相关证据材料、整改报告等进行整理归档保存。

（2）综合评定结论为基本符合要求的，药品监督管理部门应当按照《药品管理法》第九十九条的规定采取相应的行政处理和风险控制措施，并将现场检查报告、药品检查综合评定报告书及相关证据材料、整改报告、行政处理和风险控制措施相关资料等进行整理归档保存。

（3）综合评定结论为不符合要求的，药品监督管理部门应当第一时间采取暂停生产、销售、使用、进口等风险控制措施，消除安全隐患。除首次申请相关许可证的情形外，药品监督管理部门应当按照《药品管理法》第一百二十六条等相关规定进行处理，并将现场检查报告、药品检查综合评定报告书及相关证据材料、行政处理相关案卷资料等进行整理归档保存。

2）被检查单位拒绝、逃避监督检查，伪造、销毁、隐匿有关证据材料的，视为其产品可能存在安全隐患，药品监督管理部门应当按照《药品管理法》第九十九条的规定进行处理。

3）被检查单位有下列情形之一的，应当视为拒绝、逃避监督检查，伪造、销毁、隐匿记录、数据、信息等相关资料：

（1）拒绝、限制检查员进入被检查场所或者区域，限制检查时间，或者检查结束时限制检查员离开的；

（2）无正当理由不如实提供或者延迟提供与检查相关的文件、记录、票据、凭证、电子数据等材料的；

（3）拒绝或者限制拍摄、复印、抽样等取证工作的；

（4）以声称工作人员不在或者冒名顶替应付检查、故意停止生产经营活动等方式欺骗、误导、逃避检查的；

（5）其他不配合检查的情形。

4）安全隐患排除后，被检查单位可以向做出风险控制措施决定的药品监督管理部门提出解除风险控制措施的申请，并提交整改报告，药品监督管理部门对整改情况组织评估，必要时可以开展现场检查，确认整改符合要求后解除相关风险控制措施，并向社会及时公布结果。

5）药品监督管理部门发现药品上市许可持有人、药品生产、经营企业和使用单位违反法律、法规情节严重，所生产、经营、使用的产品足以或者已经造成严重危害或者造成重大影响的，及时向上一级药品监督管理部门和本级地方人民政府报告。上级药品监督管理部门应当监督指导下级药品监督管理部门开展相应的风险处置工作。

6）派出检查单位和检查人员有下列行为之一的，对直接负责的主管人员、其他直接责任人员、检查人员给予党纪、政纪处分：

（1）检查人员未及时上报发现的重大风险隐患的；

（2）派出检查单位未及时对检查人员上报的重大风险隐患做出相应处置措施的；

（3）检查人员未及时移交涉嫌违法案件线索的；

（4）派出检查单位未及时协调案件查办部门开展收集线索、固定证据、调查和处理相关工作的。

7）药品监督管理部门应当依法公开监督检查结果。药品监督管理部门应当按照《国务院办公厅关于进一步完善失信约束制度构建诚信建设长效机制的指导意见》，依法依规做好失信行为的认定、记录、归集、共享、公开、惩戒和信用修复等工作。

思政元素

无信不立

诚实守信是中华民族传统美德中最重要的行为规范之一，是社会主义市场经济条件下，企业在生产、经营、管理活动中处理各种关系的基本准则。药品质量和安全直接关系人民群众身体健康和生命安全，是严肃的政治问题、基本的民生问题、重大的经济问题、严谨的技术问题。对于一个品牌、一家企业来讲，诚信是灵魂，是生命，是企业生存和发展的永恒动力。北京同仁堂是中药行业闻名遐迩的老字号，"品味虽贵必不敢减物力，炮制虽繁必不敢省人工"，是北京同仁堂历代继承者们恪守的祖训。正是靠这份承诺，同仁堂始终选最好的道地药材投料，按最严苛的工艺制药，以最高的质量标准验药，用最高的诚信卖药，从而历经300余年风雨成为国药第一品牌。

无信不立。正如习近平总书记2016年接见参加政协会议的中国民主建国会和中华全国工商业联合会委员们所说，各类企业都要把守法诚信作为安身立命之本，依法经营，依法治企，依法维权。法律底线不能破，偷税漏税、走私贩私、制假贩假等违法的事情坚决不做，偷工减料、缺斤短两、质次价高的亏心事坚决不做。

复习思考题

1. 简述《药品检查管理办法（试行）》适用范围。
2. 检查组应满足哪些要求？
3. 简述药品生产企业现场检查结论和综合评定结论的评定标准。
4. 简述药品经营企业现场检查结论和综合评定结论的评定标准。
5. 简述常规检查主要内容及检查频次。
6. 药品监督管理部门开展有因检查的情形有哪些？

（刘亚男）

第十五章 药品信息管理

加强药品信息管理，监督管理药品说明书、药品广告等，对于合理用药起到至关重要的作用。随着药品信息化体系不断完善，药品信息化管理水平也逐步提高。

第一节 药品信息管理概述

一、信息

（一）信息的概念

信息通常是指音讯、消息、通信系统传输和处理的对象。人类社会传播的一切内容均可称为信息。从哲学角度描述，信息是对客观世界中各种事物的运动状态和变化的反映，是客观事物之间相互联系和相互作用的表征，表现的是客观事物运动状态和变化的实质内容。我国国家标准《情报与文献工作词汇基本术语》对信息的定义是"信息是物质存在的一种方式、形态或运动状态，也是事物的一种普遍属性，一般指数据、消息中所包含的意义，它可以使消息中所描述事件的不确定性减少。"

（二）信息的特点

人类通过获得、识别自然界和社会的不同信息来区别不同事物，以此认识和改造世界。在一切通信和控制系统中，信息是一种普遍联系的形式，信息是一种对客观事物态势的反映，因此，信息既有客观性也有主观性。

1. 可传递

信息通过各种媒介进行传递，在人类活动中发挥重要的作用。无论什么表现、表达形式的信息均可传递。比如打电话，人类的语音信息得以传递。

2. 可量化

信息可以根据不同分类，以不同的计量单位进行量化。比如数据存储是以"字节"（byte）为单位，数据传输大多是以"位"（bit，又名"比特"）为单位。

3. 可加工

信息的结构既有单一型的，也有复杂型的，不同信息可以根据需要进行组合处理，也可将较大量的信息进行拆分处理，以便进一步获取有用的资源。比如计算机的每个字所包含的位数称为字长，计算的字长是指它一次可处理的二进制数字的数目。大型计算机的字长为32～64位，小型计算机为12～32位，微型计算机为4～16位。

4. 多样化

信息种类繁多，可以根据不同分类方式进行分类。比如语言信息和非语言信息（意会信息）；有记录信息和无记录信息；精确信息和模糊信息；未知信息和冗余信息；有害信息和无害信息等。

（三）药品信息

药品信息，广义上包括与药品直接相关的信息，如药物作用机制、药代动力学、不良反应、药物相互作用、妊娠用药危险度、药物经济学等；也包括与药品间接相关的信息，如疾病变化、耐药性、生理病理状态、健康保健等信息。狭义上特指具体的表现药品信息的形式，比如药品说明书包含有关药品的安全性、有效性等基本科学信息。

二、信息服务

（一）信息服务

信息服务是指信息服务机构为满足用户的信息需求，通过计算机网络提供经过加工、整理的信息产品和服务的总称，它包括信息内容的加工处理、信息内容的提供、信息内容的存储与获取、网络增值服务、信息咨询服务等方面。

（二）药品信息服务

药品信息服务是药品信息内容的服务，包括了药品现实世界信息表现形式的服务和药品网络信息的服务。

不同企业的药品信息服务有不同的侧重点。比如，在药品零售企业中，药品信息服务主要集中在个性化用药安排，多系统、多层次智能复购提醒和购药引导，提升顾客复购率等；在医疗机构中，药品信息服务主要集中在提高医疗服务质量，提升医院管理效率，处方评价，药品的使用和管理等。

三、药品信息管理

药品信息管理是对药品信息的收集、处理、传递以及利用这些信息提供相应服务的监督管理过程。为了保证药品信息的真实性、准确性、及时性和全面性，保障人民用药安全，各国都十分重视药品信息的管理。

（一）我国对药品信息的监督管理

在我国第一部《药品管理法》出台前，有关药品包装标签或说明书的管理内容在相关的药品管理法规中是分散表述的。1984年9月20日，第六届全国人民代表大会常务委员会第七次会议通过了我国第一部《药品管理法》，其中第三十六至三十八条规定了药品标签和药品说明书的管理内容，第一次将药品信息管理纳入我国药品监督管理法制体系的范畴。随后修订的《药品管理法》都规定了药品信息管理的相应条款。为进一步规范药品说明书和标签的管理，2006年3月15日公布了《药品说明书和标签管理规定》（国家食品药品监督管理局第24号局令），2006年6月1日起施行。2019年4月28日，国家药品监督管理局发布《药品信息化追溯体系建设原则》《药品追溯码编码要求》，药品信息化追溯体系和药品追溯码正在不断完善，这些都为保障人民用药安全、保护人民健康权益提供了法律依据。

1. 药品信息化追溯体系

药品信息化追溯体系是指药品上市许可持有人、生产企业、经营企业、使用单位及监管部门等药品追溯参与方通过信息化手段对药品生产、流通、使用等各环节的信息进行追踪、溯源的有机整体。我国的药品信息化追溯体系建设，采取政府引导、企业为主、第三方参与、全社会共建共享的模式，借助已有工作基础，尽快整合共享药品追溯信息资源。以国家药品追溯协调服务平台为中心节点，串联企业自建和第三方追溯系统的信息，辅助追溯系统最终形成完整的追溯数据链，在此基础上，应用大数据分析，人工智能算法等技术手段构建药品追溯监管系统。

药品追溯监管系统是药品监督管理部门，根据自身的药品追溯监管需求而建设的信息系统。药品追溯系统应包含药品在生产、流通及使用等全过程的追溯信息，可分为企业自建追溯系统和第三方机构提供的追溯系统两大类。药品追溯协同服务平台，通过提供不同药品追溯系统的访问地址解析、药品追溯码编码规则的备案和管理，以及药品、企业基础数据分发等服务，辅助实现与药品追溯相关信息系统互联互通的信息服务系统。

2. 药品追溯码

药品追溯码，如同药品的电子身份证号码，是建立药品及其追溯数据的钥匙，是实现"一物一码、物码同追"药品追溯的必要前提和重要基础。药品追溯码可被设备和人眼识读，根据实际需要，药品追溯码的载体可以选择一维条码、二维码或RFID标签等。药品上市许可持有人和生产企业负责对其生产的药品赋以唯一的药品追溯码。药品上市许可持有人、生产企业、经营企业及使用单位可以通过扫码自动识别并获取药品追溯码关联的追溯数据，以此串联供应链上追溯参与方提供的追溯数据。

药品追溯码由一系列数字、字母和（或）符号组成，包括药品标识码、生产标识码和校验位。其中，药品标识码为识别药品上市许可持有人、生产企业、药品名称、剂型、制剂规格、包装规格和包装级别的唯一代码。生产标识码则是由药品生产过程相关信息的代码组成，至少应包含药品单品序列号，根据监管和实际应用需求，还可包含药品生产批次号、生产日期、有效期等。校验位用以验证药品追溯码的正确性。

（二）国外对药品信息的监督管理

为使人们获取正确药品信息，保障人们用药安全，保护消费者权益，各国采取多种方式和措施管理药品信息。例如美国的《食品、药品和化妆品法》《正确包装和标签法》《人用处方药及生物制品说明书格式及内容管理条例》等；英国的《药品法》、欧盟的《欧盟人用兽用药注册管理法》以及日本的《药事法》等，这些法律、法规都在药品包装、标签、说明书以及药品广告、药品注册商标等方面的监督管理做出明确规定。目前，世界各国通过制定药品标准、制定颁布有关药品信息管理法律法规、侧重药学教育中信息化培训、利用大数据信息化管理系统等方式逐步完善药品信息监督管理。

思政元素

清理网络药品信息

在网络平台或者一些自媒体上，常见类似于"欧美禁止6岁以下儿童吃感冒药""药品将由保健品代替"等药品谣言，这些虚假信息极易引起公众恐慌，甚至影响公众用药安全。对于此类社会高度关注的话题，国家药品监督管理部门应积极与多家网络平台加强联系，加大科普宣传力度、提高公众药品安全素养，引导公众科学理性用药、用械、用妆，开设谣言批驳"绿色通道"等，及时组织专家正确解读用药知识，引导公众"不信谣，不传谣"，清理网络药品信息。

此外，作为网络使用者，很多网络药品信息，可以在国家药品监督管理局官网、政务微信、微博等权威平台查询求证。对于未经查证的互联网药品安全谣言，应当做到不转发、不传播，最大范围地减少不正确药品信息的传播，做一个"批驳谣言、引导药品安全社会舆论"的合格网络公民，力所能及地保护人民群众身体健康和生命安全。

第二节　药品说明书和标签管理

一、药品说明书和标签概述

药品作为一类特殊的商品，在生产、流通和使用的全过程中，需要强化特有的包装并附以一定的特殊标识或要求，确保此类商品的有关信息传递准确无误，以此来保障人民群众用药安全。2019年修订版《药品管理法》第四十九条规定："药品包装应当按照规定印有或者贴有标签并附有说明书"。因此，规范化使用药品说明书和标签对于安全监管药品至关重要。

（一）药品说明书的概念

说明书是一种对某事或物进行相对的详细描述，帮助人们认识和了解某事或物的工具，例如产品说明书、使用说明书、安装说明书等。

药品说明书是指较全面介绍药物并清楚地说明该药物在使用过程中应注意的事项和可能产生的问题的一种应用文体表述形式。药品说明书是载明药品的重要信息的法定文件，是选用药品的法定指南。

（二）药品标签的概念

标签是一种用来标志产品分类或内容的、给特定的目标明确关键字词、便于查找和定位的工具，例如瓶装饮料瓶体上印有的相关描述。

药品标签是指药品包装上印有或者贴有的内容。根据相关法律、法规，药品标签必须规范化地标记有关内容。药品标签分为内标签和外标签。药品内标签是指直接接触药品的包装的标签，外标签是指内标签以外的其他包装的标签。

（三）药品说明书和标签的管理原则

1．审批原则

在我国境内上市销售的药品，其说明书和标签须由国务院药品监督管理部门核准后方可使用，且药品的标签应当以说明书为依据，其内容不得超出说明书的范围，不得印有暗示疗效、误导使用和不适当宣传产品的文字和标识。

2．规范原则

（1）药品包装必须按照规定印有或者贴有标签，不得夹带其他任何介绍或者宣传产品、企业的文字、音像及其他资料。药品生产企业生产供上市销售的最小包装必须附有说明书。

（2）药品说明书和标签的文字表述应当科学、规范、准确。非处方药说明书还应当使用容易理解的文字表述，以便患者自行判断、选择和使用。

（3）药品说明书和标签中的文字应当清晰易辨，标识应当清楚醒目，不得有印字脱落或者粘贴不牢等现象，不得以粘贴、剪切、涂改等方式进行修改或者补充。

（4）药品说明书和标签应当使用国家语言文字工作委员会公布的规范化汉字，增加其他文字对照的，应当以汉字表述为准。

3．谨慎原则

出于保护公众健康和指导正确合理用药的目的，药品生产企业可以主动提出在药品说明书或者标签上加注警示语，国务院药品监督管理部门也可以要求药品生产企业在说明书或者标签上加注警示语。

二、药品说明书的管理

药品说明书作为用药指南，应当包含药品安全性、有效性的重要科学数据、结论和信息，用以指导安全、合理使用药品。

（一）药品说明书内容要求

药品说明书的具体格式、内容和书写要求由国务院药品监督管理部门制定并发布。

（1）药品说明书对疾病名称、药学专业名词、药品名称、临床检验名称和结果的表述，应当采用国家统一颁布或规范的专用词汇，度量衡单位应当符合国家标准的规定。

（2）药品说明书应当列出全部活性成分或者组方中的全部中药药味。注射剂和非处方药还应当列出所用的全部辅料名称。

（3）药品说明书应当充分包含药品不良反应信息，详细注明药品不良反应。药品生产企业未根据药品上市后的安全性、有效性情况及时修改说明书或者未将药品不良反应在说明书中充分说明的，由此引起的不良后果由该生产企业承担。

（4）药品说明书核准日期和修改日期应当在说明书中醒目标示。

（二）药品说明书注意事项

（1）药品处方中含有可能引起严重不良反应的成分或者辅料的，应当予以说明。

（2）药品生产企业应当主动跟踪药品上市后的安全性、有效性情况，需要对药品说明书进行修改的，应当及时提出申请。

（3）根据药品不良反应监测、药品再评价结果等信息，国务院药品监督管理部门也可以要求药品生产企业修改药品说明书。

（4）药品说明书获准修改后，药品生产企业应当将修改的内容立即通知相关药品经营企业、使用单位及其他部门，并按要求及时使用修改后的说明书和标签。

（三）药品说明书格式规定

根据《药品说明书和标签管理规定》（国家食品药品监督管理局令第24号），规范药品说明书的书写和印制，国务院药品监督管理部门根据药品不同分类，制定了不同的撰写指导原则，对化学药品和治疗用生物制品、预防用生物制品、中药、天然药物处方药、化学药品非处方药、中成药非处方药等分别出台了相应的说明书规范细则。国务院药品监督管理部门在实践中重点审核说明书中的以下内容：【药品名称】【成分】【性状】【功能主治】【适应证】【规格】【用法用量】【贮藏】【有效期】【执行标准】及【批准文号】。药品生产企业应对说明书内容的真实性、准确性和完整性负责，并密切关注药品使用的安全性问题，及时完善安全性信息。

（四）药品说明书书写内容规定

药品生产企业在实践中，依据《药品说明书和标签管理规定》（原国家食品药品监督管理局令第24号）《关于印发化学药品和生物制品说明书规范细则的通知》《中药、天然药物处方药说明书撰写指导原则》《化学药品非处方药说明书规范细则》和《中成药非处方药说明书规范细则》等规定撰写和印制有关药品说明书的内容。

药品说明书根据不同的药品分类，项目有所区别（详见图15-1、15-2、15-3、15-4、15-5），但须包括安全和有效用药所需的重要信息，并尽可能完善。说明书的文字表述应客观、科学、规范、准确、简练，不能带有暗示性、误导性和不适当宣传的文字。因为临床试验不可能完全暴露与药品临床应用相关的所有安全性和有效性信息，所以药品说明书具有不完善的特征，因此，药品说明书的完善、修订以及维护应成为经常性的工作。书写具体要求根据不同药品选择撰写。

图15-1　化学药品和治疗用生物制品说明书格式

图15-2　预防用生物制品说明书格式

图15-3　中药、天然药物处方药说明书格式

三、药品标签管理

（一）药品标签内容

1. 药品内标签

药品的内标签应当包含药品通用名称、适应证或者功能主治、规格、用法、用量、生产日期、产品批号、有效期、生产企业等内容。包装尺寸过小无法全部标明上述内容的，至少应当标注药品通用名称、规格、产品批号、有效期等内容。

非处方药、外用药品标识位置

×××说明书
请仔细阅读说明书并按说明使用或在药师指导下购买和使用
警示语位置

【药品名称】
【成分】
【性状】
【作用类别】
【适应证】
【规格】
【用法用量】
【不良反应】
【禁忌】
【注意事项】
【药物相互作用】
【贮藏】
【包装】
【有效期】
【执行标准】
【批准文号】
【说明书修订日期】
【生产企业】
如有问题可与生产企业联系

图 15-4　化学药品非处方药说明书格式

非处方药、外用药品标识位置

×××说明书
请仔细阅读说明书并按说明使用或在药师指导下购买和使用
警示语位置

【药品名称】
【成分】
【性状】
【功能主治】
【规格】
【用法用量】
【不良反应】
【禁忌】
【注意事项】
【药物相互作用】
【贮藏】
【包装】
【有效期】
【执行标准】
【批准文号】
【说明书修订日期】
【生产企业】
如有问题可与生产企业联系

图 15-5　中成药非处方药说明书格式

2. 药品外标签

药品外标签应当注明药品通用名称、成分、性状、适应证或者功能主治、规格、用法用量、不良反应、禁忌、注意事项、贮藏、生产日期、产品批号、有效期、批准文号、生产企业等内容。适应证或者功能主治、用法用量、不良反应、禁忌、注意事项不能全部注明的，应当标出主要内容并注明“详见说明书”字样。

3. 其他包装标签

用于运输、储藏的包装的标签，至少应当注明药品通用名称、规格、贮藏、生产日期、产品批号、有效期、批准文号、生产企业，也可以根据需要注明包装数量、运输注意事项或者其他标记等必要内容。

4. 原料药标签

原料药的标签应当注明药品名称、贮藏、生产日期、产品批号、有效期、执行标准、批准文号、生产企业，同时还需注明包装数量以及运输注意事项等必要内容。

5. 中药饮片标签

中药饮片包装必须印有或者贴有标签。中药饮片的标签必须注明品名、规格、产地、生产企业、产品批号、生产日期，实施批准文号管理的中药饮片还必须注明药品批准文号。

（二）药品标签注意事项

（1）药品适应证或者功能主治、用法用量、不良反应、禁忌、注意事项不能全部注明的，应当标出主要内容并注明"详见说明书"字样，不得仅注明"详见说明书"。注明的"主要内容"应当与说明书中的描述用语一致，不得修改和扩大范围。

（2）适应证或者功能主治等项目难以标出主要内容或者标出主要内容易引起误用的，可以仅注明"详见说明书"。

（3）药品标签印制的适应证（功能主治）的字体、字号和颜色应当一致，不得突出印制其中的部分内容。

（4）同一药品生产企业生产的同一药品，药品规格和包装规格均相同的，其标签的内容、格式及颜色必须一致；药品规格或者包装规格不同的，其标签应当明显区别或者在规格项明显标注。

同一药品生产企业生产的同一药品，分别按处方药与非处方药管理的，两者的包装颜色应当有明显区别。

（5）对贮藏有特殊要求的药品，应当在标签的醒目位置注明。

（三）药品标签格式要求

1. 有效期的标注

（1）药品标签中的有效期应当按照年、月、日的顺序标注，年份用四位数字表示，月、日用两位数表示。其具体标注格式为"有效期至XXXX年XX月"或者"有效期至XXXX年XX月XX日"；也可以用数字和其他符号表示为"有效期至XXXX.XX."或者"有效期至XXXX/XX/XX"等。有效期若标注到日，应当为起算日期对应年、月、日的前一天，若标注到月，应当为起算月份对应年、月的前一月。药品内标签应当标注有效期项。暂时由于包装尺寸或者技术设备等原因有效期确难以标注为"有效期至某年某月"的，可以标注有效期实际期限，如"有效期24个月"。

（2）预防用生物制品有效期的标注按照国务院药品监督管理部门批准的注册标准执行，治疗用生物制品有效期的标注自分装日期计算，其他药品有效期的标注自生产日期计算。

2. 原料药标签

（1）运输用的药品标签，包括原料药的标签，可以按照《药品说明书和标签管理规定》（国家食品药品监督管理局局令第24号）的要求自行印制。

（2）进口大包装制剂的标签按照原料药标签的要求管理。

3. 标签中有关文字和标识的使用

（1）药品标签不得超出说明书的范围，不得印制暗示疗效、误导使用和不适当宣传产品的文字和标识。因此，药品标签不得印制"xx省专销""原装正品""进口原料""驰名商标""专利药品""xx监制""xx总经销""xx总代理"等字样。

（2）"印刷企业""印刷批次"等与药品的使用无关的，不得在药品标签中标注。

（3）"企业防伪标识""企业识别码""企业形象标志"等不违背《药品说明书和标签管理规定》（国家食品药品监督管理局令第24号）的文字图案可以印制。

（4）以企业名称等作为标签底纹的，不得以突出显示某一名称来弱化药品通用名称。

（5）麻醉药品和精神药品的标签可以标注监管码。

（6）药品中含有兴奋剂目录所列禁用物质的，其说明书或者标签应当注明"运动员慎用"字样。

四、药品名称和注册商标管理

药品说明书和标签中标注的药品名称必须符合国务院药品监督管理部门要求的药品通用名称和商品名称的命名原则，并与药品批准证明文件的相应内容一致。

（一）药品通用名称

药品通用名称应当显著、突出，其字体、字号和颜色必须一致，并符合以下要求：

（1）对于横版标签，必须在上三分之一范围内显著位置标出；对于竖版标签，必须在右三分之一范围内显著位置标出；

（2）不得选用草书、篆书等不易识别的字体，不得使用斜体、中空、阴影等形式对字体进行修饰；

（3）字体颜色应当使用黑色或者白色，与相应的浅色或者深色背景形成强烈反差；不得使用其他颜色。浅黑、灰黑、亮白、乳白等黑、白色号均可使用，但要与其背景形成强烈反差。

（4）除因包装尺寸的限制而无法同行书写的，不得分行书写。

（二）药品商品名称

药品商品名称不得与通用名称同行书写，其字体和颜色不得比通用名称更突出和显著，其字体以单字面积计不得大于通用名称所用字体的二分之一。

（三）专用标识

麻醉药品、精神药品、医疗用毒性药品、放射性药品、外用药品和非处方药品等国家规定有专用标识的，其说明书和标签必须印有规定的标识，如图15-6所示。

（四）其他规定

（1）药品说明书和标签中禁止使用未经注册的商标以及其他未经国务院药品监督管理

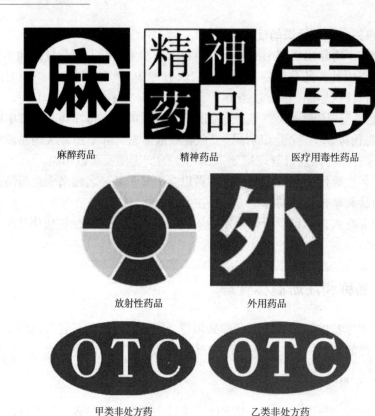

麻醉药品　　　　　精神药品　　　　　医疗用毒性药品

放射性药品　　　　　外用药品

甲类非处方药　　　　　乙类非处方药

图15-6　药品专用标识

部门批准的药品名称。

（2）药品标签使用注册商标的，应当印刷在药品标签的边角，含文字的，其字体以单字面积计不得大于通用名称所用字体的四分之一。

第三节　药品广告管理

药品是一种不同于一般商品的特殊商品。每一种药品都有自己特定的功能主治和特定的使用对象，药品广告是使用者较为敏感的宣传手段之一，其内容是否真实，对正确指导患者合理用药、安全用药十分重要，与患者的生命安全和身体健康关系极大。因此，国家对药品广告内容的审核和监督管理比其他产品更为严格。

一、药品广告概述

（一）广告

广告一般是指商品经营者或者服务提供者通过一定媒介和形式直接或者间接地介绍自己所推销的商品或者服务的活动。

广告通过广告主、广告经营者、广告发布者、广告代言人等得以实施或发布。

（1）广告主，是指为推销商品或者服务，自行或者委托他人设计、制作、发布广告的自然人、法人或者其他组织。

（2）广告经营者，是指接受委托提供广告设计、制作、代理服务的自然人、法人或者其他组织。

（3）广告发布者，是指为广告主或者广告主委托的广告经营者发布广告的自然人、法人或者其他组织。

（4）广告代言人，是指广告主以外的，在广告中以自己的名义或者形象对商品、服务作推荐、证明的自然人、法人或者其他组织。

（二）药品广告

药品广告是指药品上市许可持有人、药品生产企业、药品经营企业和医疗机构等通过一定媒介和其他形式，直接或者间接地介绍药品有关信息的活动。

（1）药品广告主包括药品上市许可持有人、药品生产企业、药品经营企业和医疗机构等。

（2）媒介包括电视、广播、互联网、报刊、专业刊物和户外广告等传播手段。传媒作为载体，在发布广告时承担了重要责任。

（3）其他形式，包括介绍药品性能为主要内容的各种形式的发布会、咨询会、推广会等。

二、药品广告审查

药品广告未经审查，不得发布。

（一）药品广告审查机关

国家市场监督管理总局负责组织、指导药品广告审查工作。省级药品监督管理部门（以下称广告审查机关）负责药品广告审查，依法可以委托其他行政机关具体实施广告审查。

（二）药品广告审查程序

1. 药品广告审查申请

药品注册证明文件或者备案凭证持有人及其授权同意的生产、经营企业为广告申请人。申请人可以委托代理人办理药品广告审查申请。药品广告审查申请应当依法向生产企业或者进口代理人等广告主所在地广告审查机关提出。

2. 药品广告审查过程

（1）申请药品广告审查，应当依法提交以下材料：广告审查表、与发布内容一致的广告样件；申请人的主体资质相关材料，或者合法有效的登记文件；产品注册证明文件或者备案凭证、注册或者备案的产品标签和说明书，以及生产许可文件；广告中涉及的知识产权相关有效证明材料。

（2）申请人可以到广告审查机关受理窗口提出申请，也可以通过信函、传真、电子邮件或者电子政务平台提交药品广告申请。广告审查机关收到申请人提交的申请后，应当在5个工作日内做出受理或者不予受理决定。申请材料齐全、符合法定形式的，应当予以受理，出具广告审查受理通知书。申请材料不齐全、不符合法定形式的，应当一次性告知申请人需要补正的全部内容。

3．药品广告批准

（1）广告审查机关应当对申请人提交的材料进行审查，自受理之日起10个工作日内完成审查工作：经审查，对符合规定的，做出审查批准的决定，发给药品广告批准文号；对不符合规定的，做出不予批准的决定，送达申请人并说明理由，同时告知其享有依法申请行政复议或者提起行政诉讼的权利。

（2）经审查批准的药品广告，广告审查机关应当通过本部门网站以及其他方便公众查询的方式，在10个工作日内向社会公开。

（3）药品广告批准文号的有效期应与产品注册证明文件、备案凭证或者生产许可文件最短的有效期一致。产品注册证明文件、备案凭证或者生产许可文件未规定有效期的，广告批准文号有效期为1年。

（4）有下列情形之一的，药品广告审查机关应当注销药品广告批准文号：①药品生产许可证、药品经营许可证被吊销的；②药品批准证明文件被撤销、注销的；③国家药品监督管理局或者省、自治区、直辖市药品监督管理部门责令停止生产、销售和使用的药品。

三、药品广告发布标准

（一）药品广告内容规定

1）药品广告的内容应当以国务院药品监督管理部门核准的药品说明书为准。药品广告涉及药品名称、药品适应证或者功能主治、药理作用等内容的，不得超出说明书范围。

2）药品广告不得包含以下内容：

（1）使用或者变相使用国家机关、国家机关工作人员、军队单位或者军队人员的名义或者形象，或者利用军队装备、设施等从事广告宣传；

（2）使用科研单位、学术机构、行业协会或者专家、学者、医师、药师、临床营养师、患者等的名义或形象作推荐、证明；

（3）违反科学规律，明示或者暗示可以治疗所有疾病、适应所有症状、适应所有人群，或者正常生活和治疗病症所必需等内容；

（4）引发公众对其健康状况和所患疾病产生不必要的担忧和恐惧，或者使公众误解不使用该产品会患某种疾病或者加重病情的内容；

（5）含有"安全""安全无毒副作用""毒副作用小"；明示或者暗示成分为"天然"，因而安全性有保证等内容；

（6）含有"热销、抢购、试用""家庭必备、免费治疗、免费赠送"等诱导性内容，"评比、排序、推荐、指定、选用、获奖"等综合性评价内容，"无效退款、保险公司保险"等保证性内容，怂恿消费者任意、过量使用药品的内容；

（7）法律、行政法规规定不得含有的其他内容。

（二）不得发布广告的药品

（1）麻醉药品、精神药品、医疗用毒性药品、放射性药品；

（2）医疗机构配制的制剂；

（3）军队特需药品；

（4）国家药品监督管理部门依法明令停止或者禁止生产、销售和使用的药品；

（5）批准试生产的药品。

（三）药品广告中功能疗效宣传不得出现的情形

（1）含有不科学的表示功效的断言或者保证的；

（2）说明治愈率或者有效率的；

（3）与其他药品的功效和安全性进行比较的；

（4）违反科学规律，明示或者暗示包治百病、适应所有症状的；

（5）含有"安全无毒副作用""毒副作用小"等内容；含有明示或者暗示中成药为"天然"药品，因而安全性有保证等内容的；

（6）含有明示或者暗示该药品为正常生活和治疗病症所必需等内容的；

（7）含有明示或暗示服用该药能应付现代紧张生活和升学、考试等需要，能够帮助提高成绩、使精力旺盛、增强竞争力、增高、益智等内容的；

（8）其他不科学的用语或者表示，如"最新技术""最高科学""最先进治法"等。

（四）处方药广告

处方药可以在国家卫生健康委员会和国家药品监督管理局共同指定的医学、药学专业刊物上发布广告，但不得在大众传播媒介发布广告或者以其他方式进行以公众为对象的广告宣传。不得以赠送医学、药学专业刊物等形式向公众发布处方药广告。

四、药品广告的法律责任

违反《药品管理法》《广告法》等有关法律、法规规定的药品广告，应承担以下法律责任：

（1）违反药品广告相关管理规定，未显著、清晰表示广告中应当显著标明内容的，由市场监督管理部门责令停止发布广告，对广告主处10万元人民币以下的罚款。

（2）违反药品广告相关管理规定，未经审查发布药品广告、广告批准文号已超过有效期，仍继续发布药品广告、未按照审查通过的内容发布药品广告的，由市场监督管理部门责令停止发布广告，责令广告主在相应范围内消除影响，处广告费用1~3倍罚款，广告费用无法计算或者明显偏低的，处10万元~20万元人民币罚款；情节严重的，处广告费用3~5倍罚款，广告费用无法计算或者明显偏低的，处20万元~100万元人民币罚款，可以吊销营业执照，并由广告审查机关撤销广告审查批准文件、1年内不受理其广告审查申请。医疗机构相关违法行为，情节严重的，除由市场监督管理部门依照本法处罚外，卫生行政部门可以吊销诊疗科目或者吊销医疗机构执业许可证。

（3）违反药品广告相关管理规定，发布药品广告构成虚假广告的，由市场监督管理部门责令停止发布广告，责令广告主在相应范围内消除影响，处广告费用3～5倍罚款，广告费用无法计算或者明显偏低的，处20万元～100万元人民币罚款；2年内有3次以上违法行为或者有其他严重情节的，处广告费用5～10倍罚款，广告费用无法计算或者明显偏低的，处100万元～200万元人民币罚款，可以吊销营业执照，并由广告审查机关撤销广告审查批准文件、1年内不受理其广告审查申请。

（4）违反药品广告相关管理规定发布药品广告的，《广告法》及其他法律、法规有规定的，依照相关规定处罚，没有规定的，由县级以上市场监督管理部门责令改正；对负有责任的广告主、广告经营者、广告发布者处以违法所得3倍以下罚款，但最高不超过3万元人民币；没有违法所得的，可处1万元人民币以下罚款。

（5）发布有禁止情形的广告的；违反规定发布处方药广告、药品类易制毒化学品广告的；违反规定，利用广告推销禁止生产、销售的产品或者提供的服务，或者禁止发布广告的商品或者服务的；违反规定，在针对未成年人的大众传播媒介上发布药品广告的，由市场监督管理部门责令停止发布广告，对广告主、广告经营者、广告发布者处20万元～100万元人民币罚款，情节严重的，并可以吊销营业执照，由广告审查机关撤销广告审查批准文件、1年内不受理其广告审查申请、吊销广告发布登记证件等。

（6）隐瞒真实情况或者提供虚假材料申请药品广告审查的；以欺骗、贿赂等不正当手段取得药品广告批准文号的，广告审查机关不予受理或者不予批准，予以警告，一年内不受理该申请人的广告审查申请；以欺骗、贿赂等不正当手段取得广告审查批准的，广告审查机关予以撤销，处10万元～20万元人民币罚款，3年内不受理该申请人的广告审查申请。

（7）市场监督管理部门对违反药品广告相关管理规定的行为作出行政处罚决定后，应当依法通过国家企业信用信息公示系统向社会公示。

（8）广告审查机关的工作人员玩忽职守、滥用职权、徇私舞弊的，依法给予处分。

广告主、广告经营者、广告发布者、广告审查机关的工作人员有相关违法行为，构成犯罪的，依法追究刑事责任。

相关案例

处方药违法广告案

广东某某大药房连锁有限公司在其"1药网"平台上销售处方药万艾可（枸橼酸西地那非片）时，发布了含有"大多数人在服用万艾可、30分钟内可起效，超过1/3的人在14分钟内即可起效，有效时间可维持4小时"的处方药广告；在销售特殊化妆品名露腋臭露的页面上，使用"彻底根治狐臭，有效彻底"等广告语进行宣传，上述行为违反了《广告法》第十五条、第十七条规定。2020年5月6日，广州市越秀区市场监督管理局对其做出行政处罚，责令停止发布违法广告，处罚款100万元人民币。

第四节 互联网药品信息服务管理

随着科学技术水平的提高和电子政务、商务的大规模应用，人们除了从传统的医疗机构、药品零售企业等获取药品信息、购买药品外，逐渐增加了利用互联网获取药品信息及服务的频率。为维护公众用药安全，做好互联网药品相关信息监管是保障人民生命利益的一项重要工作。

一、互联网药品信息服务概述

（一）互联网

互联网（internet），是指网络与网络之间串连形成的庞大网络，这些网络以通用协议相连，形成逻辑上的单一巨大国际网络。

互联网始于1969年美国的阿帕网。将计算机网络互相连接在一起的方法称作网络互联，在此基础上发展出覆盖全世界的全球性互联网络，即互联网。互联网可它是信息社会的基础。

（二）互联网药品信息服务

互联网药品信息服务是指通过互联网向上网用户提供药品（含医疗器械）信息的服务活动。它分为经营性和非经营性互联网药品信息服务两类：

经营性互联网药品信息服务是指通过互联网向上网用户有偿提供药品信息等服务的活动。非经营性互联网药品信息服务是指通过互联网向上网用户无偿提供公开的、共享性药品信息等服务的活动。

二、互联网药品信息服务的监督管理

（一）互联网药品信息服务主管部门

（1）国务院药品监督管理部门对全国提供互联网药品信息服务活动的网站实施监督管理。省级药品监督管理部门对本行政区域内提供互联网药品信息服务活动的网站实施监督管理。

（2）拟提供互联网药品信息服务的网站，在向国务院信息产业主管部门或者省级电信管理机构申请办理经营许可证或者备案手续之前，按照属地监督管理的原则，应当向该网站主办单位所在地省级药品监督管理部门提出申请，经审核同意后取得提供互联网药品信息服务的资格。

（二）互联网药品信息服务审批程序

1. 互联网药品信息服务的申请

省级药品监督管理部门对本辖区内申请提供互联网药品信息服务的互联网站进行审

核，符合条件的核发互联网药品信息服务资格证书。

互联网药品信息服务资格证书的格式由国务院药品监督管理部门统一制定。

提供互联网药品信息服务的网站应当在其网站主页显著位置标注互联网药品信息服务资格证书的编号。

2. 互联网药品信息服务的要求

（1）遵守相关法律、法规：提供互联网药品信息服务的网站所登载的药品信息必须科学、准确，必须符合国家的法律、法规和国家有关药品、医疗器械管理的规定。提供互联网药品信息服务的网站不得发布麻醉药品、精神药品、医疗用毒性药品、放射性药品、戒毒药品和医疗机构制剂的产品信息。

（2）注明广告审查批准文号：提供互联网药品信息服务的网站发布的药品（含医疗器械）广告，必须经过药品监督管理部门审查批准。提供互联网药品信息服务的网站发布的药品（含医疗器械）广告要注明广告审查批准文号。

（3）申请提供互联网药品信息服务，除应当符合《互联网信息服务管理办法》规定的要求外，还应当具备下列条件：①互联网药品信息服务的提供者应当是依法设立的企业事业单位或者其他组织；②具有与开展互联网药品信息服务活动相适应的专业人员、设施及相关制度；③有两名以上熟悉药品、医疗器械管理法律、法规和药品、医疗器械专业知识，或者依法经资格认定的药学、医疗器械技术人员。

（4）提供互联网药品信息服务的申请应当以一个网站为基本单元。

（5）申请提供互联网药品信息服务，应当填写国务院药品监督管理部门统一制发的互联网药品信息服务申请表，向网站主办单位所在地省级药品监督管理部门提出申请，同时提交以下材料：①企业营业执照复印件；②网站域名注册的相关证书或者证明文件。从事互联网药品信息服务网站的中文名称，除与主办单位名称相同的以外，不得以"中国""中华""全国"等冠名；除取得药品招标代理机构资格证书的单位开办的互联网站外，其他提供互联网药品信息服务的网站名称中不得出现"电子商务""药品招商""药品招标"等内容；③网站栏目设置说明（申请经营性互联网药品信息服务的网站需提供收费栏目及收费方式的说明）；④网站对历史发布信息进行备份，对供查阅的相关管理制度及执行情况进行说明；⑤药品监督管理部门在线浏览网站上所有栏目、内容的方法及操作说明；⑥药品及医疗器械相关专业技术人员学历证明或者其专业技术资格证书复印件、网站负责人身份证复印件及简历；⑦健全的网络与信息安全保障措施，包括网站安全保障措施、信息安全保密管理制度、用户信息安全管理制度；⑧保证药品信息来源合法、真实、安全的管理措施、情况说明及相关证明。

3. 互联网药品信息服务的审批管理

（1）受理环节：省级药品监督管理部门在收到申请材料之日起5日内做出受理与否的决定：受理的，发给受理通知书；不受理的，书面通知申请人并说明理由，同时告知申请人享有依法申请行政复议或者提起行政诉讼的权利。对于申请材料不规范、不完整的，省级药品监督管理部门自申请之日起5日内一次性告知申请人需要补正的全部内容；逾期不告知的，自收到材料之日起即为受理。

（2）审核环节：省级药品监督管理部门自受理之日起20日内对申请提供互联网药品

信息服务的材料进行审核，并做出同意或者不同意的决定：同意的，由省级药品监督管理部门核发互联网药品信息服务资格证书，同时报国务院药品监督管理部门备案并发布公告；不同意的，应当书面通知申请人并说明理由，同时告知申请人享有依法申请行政复议或者提起行政诉讼的权利。国务院药品监督管理部门对各省级药品监督管理部门的审核工作进行监督。

（3）发证环节：互联网药品信息服务资格证书有效期为5年。有效期届满，需要继续提供互联网药品信息服务的，持证单位应当在有效期届满前6个月内，向原发证机关申请换发互联网药品信息服务资格证书。原发证机关进行审核后，认为符合条件的，予以换发新证；认为不符合条件的，发送不予换发新证的通知并说明理由，原互联网药品信息服务资格证书由原发证机关收回并公告注销。省级药品监督管理部门根据申请人的申请，应当在互联网药品信息服务资格证书有效期届满前做出是否准予其换证的决定。逾期未做出决定的，视为准予换证。

（4）变更环节：互联网药品信息服务提供者变更下列事项之一的，应当向原发证机关申请办理变更手续，填写互联网药品信息服务项目变更申请表，同时提供下列相关证明文件：①互联网药品信息服务资格证书中审核批准的项目（互联网药品信息服务提供者单位名称、网站名称、IP地址等）；②互联网药品信息服务提供者的基本项目（地址、法定代表人、企业负责人等）；③网站提供互联网药品信息服务的基本情况（服务方式、服务项目等）。

省级药品监督管理部门自受理变更申请之日起20个工作日内做出是否同意变更的审核决定：同意变更的，将变更结果予以公告并报国务院药品监督管理部门备案；不同意变更的，以书面形式通知申请人并说明理由。

（三）互联网药品信息服务的法律责任

（1）无证或超期。未取得或者超出有效期使用互联网药品信息服务资格证书从事互联网药品信息服务的，由国务院药品监督管理部门或者省级药品监督管理部门给予警告，并责令其停止从事互联网药品信息服务；情节严重的，移送相关部门，依照有关法律、法规给予处罚。

（2）未按规定标注。提供互联网药品信息服务的网站不在其网站主页的显著位置标注互联网药品信息服务资格证书编号的，国务院药品监督管理部门或者省级药品监督管理部门给予警告，责令限期改正；在限定期限内拒不改正的，对提供非经营性互联网药品信息服务的网站处以500元人民币以下罚款，对提供经营性互联网药品信息服务的网站处以5000元人民币以上1万元人民币以下罚款。

（3）违反《互联网信息服务管理办法》，有下列情形之一的，由国务院药品监督管理部门或者省级药品监督管理部门给予警告，责令限期改正；情节严重的，对提供非经营性互联网药品信息服务的网站处以1000元人民币以下罚款，对提供经营性互联网药品信息服务的网站处以1～3万元人民币罚款；构成犯罪的，移送司法部门追究刑事责任：①已经获得互联网药品信息服务资格证书，但提供的药品信息直接撮合药品网上交易的；②已经获得互联网药品信息服务资格证书，但超出审核同意的范围提供互联网药品信息服务的；③提供不真实互联网药品信息服务并造成不良社会影响的；④擅自变更互联网药品信息服务项目的。

（4）互联网药品信息服务提供者在其业务活动中，违法使用互联网药品信息服务资格证书的，由国务院药品监督管理部门或者省级药品监督管理部门依照有关法律、法规的规定处罚。

（5）省级药品监督管理部门违法对互联网药品信息服务申请作出审核批准的，原发证机关应当撤销原批准的互联网药品信息服务资格证书，由此给申请人的合法权益造成损害的，由原发证机关依照《国家赔偿法》的规定给予赔偿；对直接负责的主管人员和其他直接责任人员，由其所在单位或者上级机关依法给予行政处分。

（6）省级药品监督管理部门应当对提供互联网药品信息服务的网站进行监督检查，并将检查情况向社会公告。

（四）互联网药品信息服务中其他相关法律保障措施

1）国家建立健全药品追溯制度。国务院药品监督管理部门制定统一的药品追溯标准和规范，推进药品追溯信息互通互享，实现药品可追溯。药品上市许可持有人、药品生产企业、药品经营企业和医疗机构应当建立并实施药品追溯制度，按照规定提供追溯信息，保证药品可追溯。

2）国家实行特殊药品互联网销售禁令。药品上市许可持有人、药品经营企业通过网络销售药品，应当遵守《药品管理法》药品经营的有关规定。疫苗、血液制品、麻醉药品、精神药品、医疗用毒性药品、放射性药品、药品类易制毒化学品等国家实行特殊管理的药品不得在网络上销售。

3）国家约束药品网络交易第三方平台提供者。药品网络交易第三方平台提供者须向所在地省级人民政府药品监督管理部门备案后方可提供服务。

（1）第三方平台提供者应当依法对申请进入平台经营的药品上市许可持有人、药品经营企业的资质等进行审核，保证其符合法定要求，并对发生在平台的药品经营行为进行管理。

（2）第三方平台提供者发现进入平台经营的药品上市许可持有人、药品经营企业有违法行为的，应当及时制止并立即报告所在地县级人民政府药品监督管理部门；发现严重违法行为的，应当立即停止提供网络交易平台服务。

复习思考题

1. 简述药品说明书和药品标签所包含的内容。
2. 哪些药品广告不允许发布？
3. 哪些药品不允许在互联网售卖？
4. 化学处方药品说明书有哪些项目是必须书写的？

（李果果）

参 考 文 献

［1］ 杨世民. 药事管理学［M］. 6版. 北京：人民卫生出版社，2016.

［2］ 翁开源，汤新强. 药事管理学［M］. 北京：科学出版社，2009.

［3］ 孟锐. 药事管理学［M］. 4版. 北京：科学出版社，2016.

［4］ 刘红宁. 药事管理学［M］. 10版. 北京：中国中医药出版社，2016.

［5］ 吴蓬，杨世民. 药事管理学［M］. 4版. 北京：人民卫生出版社，2007.

［6］ 张静，赵敏. 卫生法学［M］. 2版. 北京：清华大学出版社，2020.

［7］ 何宁，胡明. 药事管理学［M］. 2版. 北京：中国医药科技出版社，2017.

［8］ 田侃，吕雄文. 药事管理学［M］. 2版. 北京：中国医药科技出版社，2021.

［9］ 国家药品监督管理局执业药师资格认证中心. 药事管理与法规［M］. 8版. 北京：中国医药科技出
版社，2021.

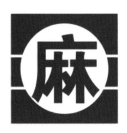 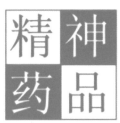 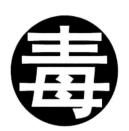

麻醉药品　　　　　　　精神药品　　　　　　医疗用毒性药品

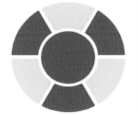 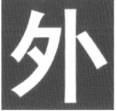

放射性药品　　　　　　外用药品

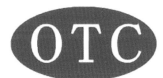 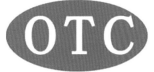

甲类非处方药　　　　　　　　乙类非处方药

图15-6　药品专用标识